新・社会福祉士シリーズ **13**

高齢者福祉

福祉臨床シリーズ編集委員会編
責任編集＝原　葉子・東　康祐

弘文堂

はじめに

　少子高齢化が進み、50年後には総人口の約4割が高齢者となると予測されている日本社会において、高齢者の生活を支える制度をどのように構築していくかは喫緊の課題となっています。確かに、日本老年学会・日本老年医学会が提唱するように、この数十年で高齢者像は大きく変容しました。しかし、「健康で活動的な高齢者」が注目される一方で、心身に支援ニーズをもつ高齢者、経済的困難を抱える高齢者、社会的関係から切り離され孤立する高齢者などの存在も明らかとなり、今後高齢者人口のさらなる増加および長寿化とともに、周囲の支えを必要とする人が増えていくことは避けられません。

　こうした増大するニーズに応えながら、一方では持続可能な仕組みを作っていくという課題の下で、高齢者福祉・医療制度構築は難しい舵取りを迫られています。2000（平成12）年にスタートした介護保険制度は、超高齢社会となる21世紀を見据えた5つ目の社会保険制度として設計され、「介護の社会化」、「自己選択・自己決定」などの高齢者福祉の新しいあり方を示しました。しかし、進行する高齢化と持続可能性の両面を視野にいれた改正を繰り返すことで、制度はかなり複雑な内容をもつようになっています。特に「地域包括ケア」が鍵概念となり、介護保険制度における「地域」の役割が大きくなることで、施策面では充実が見られる一方で、一般の人びとにとっては概要が捉えにくく、理解の難しいものになっているといえるでしょう。複雑化する高齢者福祉制度を把握していくことは、学習者にとっても大きな関門の1つだと言えます。

　本書は、弘文堂社会福祉士シリーズ『高齢者に対する支援と介護保険制度』の後継版であり、2024（令和6）年度の国家試験から適用される社会福祉士養成課程の教育内容に対応する教科書として編集されました。新しく「高齢者福祉」となったこの科目は、学習時間がこれまでの60時間から30時間へと半減し、新規のテーマが入る一方で、主にケア実践に関わる内容等の削減・再編成が行われました。本書では新しい内容に対応しつつ、旧カリキュラムの範囲もカバーして、2023（令和5）年度までの国家試験を受ける学生の学習にも使える仕様にするとともに、複雑化する高齢者福祉制度やそれを取り囲む環境の全体像を整理して提示できるように工夫しました。

　本書は大きく二部構成となっています。第I部「現代社会と高齢者福祉」には、高齢者福祉を理解するための背景や、高齢者の心身についての知識や配慮などについてのテーマを盛り込みました。第1章「高齢者福祉の理念と歴史」では、理念や高齢者像の変遷、高齢者福祉制度の歴史を扱

い、現在の高齢者福祉制度の土台となる考え方や経緯を整理します。第2章「高齢社会の動向と高齢者の生活実態」では、マクロな人口統計のほか、高齢者の家族形態や、家族介護に関連する課題、経済状況を示し、高齢者の生活実態への理解を深めます。第3章「加齢による心身の変化と福祉・医療ニーズ」では、加齢に伴って生じる身体的・精神的な特性やニーズ、また認知症の症状や看取りまで、旧カリキュラムに対応する内容も含めて解説しています。第4章「介護技法と住環境整備」でも、旧カリキュラムから一部継続して、介護の実践や生活への配慮のあり方を提示しました。

第Ⅱ部「高齢者福祉に関する法律・制度」では、介護保険法を中心に、高齢者福祉・医療の諸制度を整理しました。特に今版では、学習者にとっての理解が難しい地域支援事業を独立して取り上げ、その位置づけを明確にしたところに特徴があります。第5章「老人福祉法」では、高齢者福祉の土台となり、また現在でも重要性をもつ老人福祉法のこれまでの経緯と現在の機能を解説しています。第6章「介護保険法」では、これまで2章に分かれていた介護保険制度の説明を1章にし、介護保険制度の全体的な枠組みを提示しながら、制度の特徴や具体的規定を整理しています。第7章「地域支援事業と地域包括ケア」では、これまで介護保険法のなかで小さく扱ってきた地域支援事業を独立させるとともに、「地域包括ケア」という概念との関連性をわかりやすくしました。第8章「高齢者に関連するその他の法律・施策」では、介護保険法や老人福祉法以外の高齢者に関連する法律を扱い、高齢者の生命と生活を守る「高齢者虐待防止法」（第1節）、「高齢者医療確保法」（第2節）、「高齢者住まい法」（第3節）、「バリアフリー法」（第4節）のほか、経済的側面を支援する「高年齢者雇用安定法」（第5節）、ケアを行う家族への支援を図る「育児・介護休業法」（第6節）、そして高齢者福祉政策全体と大きく関わる「認知症施策」（第7節）を解説しています。

今回の版では、各執筆者の研究や教育実践の経験を反映させた、正確でわかりやすい記述を心がけるとともに、重要語句の太字化や表のフォーム改善などを行いました。本書での学習を通して高齢者福祉への理解を深めていただくとともに、習得した知識を実践の現場でも役立てていただくことを、執筆者一同願っております。

2021年3月

編著者　原　葉子　東　康祐

目次

高齢者福祉 (30時間)〈2021年度からのシラバスと本書との対応表〉

シラバスの内容　ねらい
①高齢者の定義と特性を踏まえ、高齢者とその家族の生活とこれを取り巻く社会環境について理解する。 ②高齢者福祉の歴史と高齢者観の変遷、制度の発展過程について理解する。 ③高齢者に対する法制度と支援の仕組みについて理解する。 ④高齢期における生活課題を踏まえて、社会福祉士としての適切な支援のあり方を理解する。

含まれるべき事項	想定される教育内容の例		本書との対応
大項目	中項目	小項目（例示）	
①高齢者の定義と特性	1 高齢者の定義		第1章2節
	2 高齢者の特性	●社会的理解、身体的理解、精神的理解	第1章2節、第3章
②高齢者の生活実態とこれを取り巻く社会環境	1 高齢者の生活実態	●住居 ●所得 ●世帯 ●雇用、就労 ●介護需要、介護予防	第2章、第3章、第8章3節、第8章5節
	2 高齢者を取り巻く社会環境	●独居、老老介護、ダブルケア、8050問題 ●高齢者虐待 ●介護者の離職	第2章、第8章1節
③高齢者福祉の歴史	1 高齢者福祉の理念	●人権の尊重 ●尊厳の保持 ●老人福祉法、介護保険法における理念	第1章1節、第5章、第6章
	2 高齢者観の変遷	●敬老思想、エイジズム、社会的弱者、アクティブエイジング	第1章2節
	3 高齢者福祉制度の発展過程		第1章3節
④高齢者に対する法制度	1 介護保険法	●介護保険法と介護保険制度の概要 ●介護報酬の概要 ●介護保険制度における組織及び団体の役割 ●保険者と被保険者、保険料 ●要介護認定の仕組みとプロセス ●居宅サービス、施設サービスの種類	第6章、第7章
	2 老人福祉法	●老人福祉法の概要 ●老人福祉法に基づく措置	第5章
	3 高齢者の医療の確保に関する法律	●高齢者の医療の確保に関する法律の概要	第8章2節
	4 高齢者虐待の防止、高齢者の養護者に対する支援等に関する法律（高齢者虐待防止法）	●高齢者虐待防止法の概要 ●高齢者虐待の未然防止 ●通報義務、早期発見	第8章1節
	5 高齢者、障害者等の移動等の円滑化の促進に関する法律（バリアフリー法）	●バリアフリー法の概要 ●施設設置管理者等の責務	第8章4節
	6 高齢者の居住の安定確保に関する法律（高齢者住まい法）	●高齢者住まい法の概要	第8章3節

含まれるべき事項	想定される教育内容の例		本書との対応
大項目	中項目	小項目（例示）	
	7 高年齢者等の雇用の安定等に関する法律（高年齢者雇用安定法）	●高年齢者雇用安定法の概要	第8章5節
	8 育児・介護休業法	●育児・介護休業法の概要	第8章6節
⑤高齢者と家族等の支援における関係機関と専門職の役割	1 高齢者と家族等の支援における関係機関の役割	●国、都道府県、市町村 ●指定サービス事業者 ●国民健康保険団体連合会 ●地域包括支援センター ●ハローワーク、シルバー人材センター	第6章、第7章、第8章5節
	2 関連する専門職等の役割	●介護福祉士、医師、看護師、理学療法士、作業療法士 等 ●介護支援専門員、訪問介護員、介護職員、福祉用具専門相談員 等 ●認知症サポーター、介護相談員 ●家族、住民、ボランティア 等	第6章、第7章
⑥高齢者と家族等に対する支援の実際	1 高齢者領域における社会福祉士の役割		第6章
	2 高齢者と家族等に対する支援の実際（多職種連携を含む）	●高齢者、家族の就労に対する支援 ●地域包括ケアシステムにおける認知症高齢者支援 ●介護予防における支援	第2章、第3章、第7章、第8章5節、第8章7節

注）この対応表は、厚生労働省が発表したシラバスの内容が、本書のどの章・節で扱われているかを示しています。
　　全体に関わる項目については、「本書との対応」欄には挙げていません。
　　「想定される教育内容の例」で挙げられていない重要項目については、独自の視点で盛り込んであります。目次や索引でご確認ください。

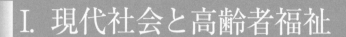

I. 現代社会と高齢者福祉

第1章 高齢者福祉の理念と歴史

高齢者支援のための制度や施策は多岐にわたっている。この章は、現代の日本社会において展開されている高齢者福祉政策の基盤となる理念を学ぶとともに、近代以降の歴史から現在の高齢者福祉・医療政策へ続くアウトラインを理解し、高齢者福祉全体の土台と枠組みを大きく理解するための章である。

1

老人福祉法、介護保険法の検討を中心に、高齢者福祉の基盤となる尊厳や自律の理念について理解するとともに、高齢者福祉に関わる国際的な普遍的理念のあり方について学ぶ。

2

欧米での高齢者観の変遷を学ぶとともに、日本における高齢者の定義や高齢者像を整理し、その課題を理解する。

3

主に明治以降の貧困者対策および戦後の高齢者福祉のはじまりから介護保険に至るまでの高齢者福祉制度の歴史を概観し、現在の制度に至るまでの経緯と背景を理解する。

1. 高齢者福祉の理念

A. 老人福祉法における高齢者福祉の理念

[1] 基本的理念に見られる業績主義的要素

世界で初めて「老人」を対象にした法律、「**老人福祉法**」が1963（昭和38）年に施行された。同法は43条から構成されており、2条には**基本的理念**が明記されている。すなわち、「老人は、多年にわたり社会の進展に寄与してきた者として、かつ、豊富な知識と経験を有する者として敬愛されるとともに、生きがいを持てる健全で安らかな生活を保障されるものとする」とある。2条には「多年にわたり社会の進展に寄与してきた者」という制約条件が設けられていることが確認できる。

社会学では、社会的地位の配分原則を属性主義と業績主義という2原則に分けて検討することが多い。前者は、性別や民族など生まれながらに備わっている属性が価値基準になり評価の対象となる原則である。後者は、学歴や職業など本人の努力により後天的に獲得する能力・業績が価値基準になり評価の対象となる原則である。

老人福祉法の理念が、上記の業績主義に基づいた高齢者観に立脚していることは明らかである。こうした業績主義・能力主義の価値観を根拠にしている点で老人福祉法2条の表現には課題が残る。本来は、高齢者が社会の進展に寄与していない場合でも、また豊富な知識と経験を有していなくても、一人ひとりの高齢者が敬愛され、高齢者の人権と尊厳が守られなければならない。

[2] 基本的理念と生きがい

同じく2条には、高齢者に対し、「生きがい」を持てる健全で安らかな生活を保障することが明示されている。この点は高く評価すべきである。**マズローの欲求階層説**で言えば、生きがいは5番目の自己実現欲求に対応するものであり、生きがいのある生活、自己実現のできる生活を社会が保障することを老人福祉法が明記した点で画期的である。

同法が保障する生きがいは、日本社会、日本文化に固有の概念であるが、生きがいに関する行き届いた定義は存在しない。ここでは、暫定的に「人間を生きることに向かわせる動機づけ・意味づけのこと」と定義する。そ

老人福祉法の基本的理念
1990（平成2）年に改正され、現在の形になっている。制定時の条文は以下の通りである。
2条 老人は、多年にわたり社会の進展に寄与してきた者として敬愛され、かつ、健全で安らかな生活を保障されるものとする。

マズロー
Maslow, Abraham Harold
1908〜1970

マズローの欲求階層説
人間の欲求は、生理的欲求、安全欲求、社会的欲求（所属と愛の欲求）、尊重欲求（承認欲求）、自己実現の欲求の5つの欲求からなり、この順序で低次から高次の欲求へと階層をなしている。低次の欲求が満たされた後に高次の欲求が求められるとしている。マズローは、晩年に、存在価値追求の欲求（自己超越の欲求）を提唱しているので、6つの欲求説を唱えたと解釈する場合もある[1]。

の生きがいを正しく理解するためには、生きがい対象と生きがい感の違いに注目することが肝要である。生きがい対象は、高齢者を生きることに向かわせる動機づけ・意味づけの源となる対象物を示す。一方、生きがい感は、そうした生きがい対象によって獲得された、生きることに前向きな心理的精神的状態を指す。

老年期の生きがい対象としては、配偶者、子ども、孫、親しい友人などが代表であるが、いずれもその対象が死に至ることによって関係が途絶し、激しい喪失感に苛まれることがある。その意味では、非人間関係的な生きがい対象として、たとえば、趣味・特技、学習活動、地域貢献（ボランティア）活動、就労などもう１つの生きがい対象を持つことが不可欠であろう。

B. 介護保険法と自立

介護保険法の１条（目的）では、「加齢に伴って生じる心身の変化に起因する疾病等により要介護状態となり、入浴、排せつ、食事等の介護、機能訓練並びに看護及び療養上の管理その他の医療を要する者等について、これらの者が尊厳を保持し、その有する能力に応じ自立した日常生活を営むことができるよう……」と、**要介護高齢者**の「自立した日常生活」の確保に向けて、保健医療および福祉の両面から支援することが明記されている。

このように介護保険法は、要介護高齢者に対する自立支援を保障しており、**高齢者福祉**の理念は、「**自立支援**」にあることは断るまでもない。高齢者は、ADL や IADL が比較的高く他者による手助けが不要な層と ADL や IADL が相対的に低く他者による介護が必要な層に大別できる。後者の層は、さらに認知症を罹患している層と要介護であるが認知症でない層に区別できよう。

高齢者の状況は多様であるが、いずれの層に関しても、自立に向けた支援が必要である。自立支援は、①身体的自立支援、②精神的自立支援、③社会的自立支援の３次元から構成されると考えてよい。①は、在宅介護においてまた施設介護において必要不可欠な最も基本的な支援である。②は、①の層だけでなく、ADL が高く他者による手助けが不要な層にとっても大きな意味を持つ支援である。③は、在宅であるいは施設で身体的自立や精神的自立がある程度獲得された場合に必要となる高次の支援ということができる。このように、高齢者福祉における自立支援の意味と課題は、当該高齢者の置かれた状況により異なるという意味で多元的である。

今後も増加する認知症高齢者の自立をどのように支援すべきかという課題が生じる。尊厳を持つ存在としてサービスを提供することは自明のこと

として、脳の諸機能が不可逆的に失われる中で重度化し、あわせて日常生活動作能力が衰える認知症高齢者に対しどのように「自立に向けての支援」ができるのか、重度化した認知症の高齢者が自立するとはどういうことを意味するのかが問われなければならない。2019（令和元）年に決定された認知症施策推進大綱や新オレンジプラン（2015〔平成27〕年）には、ここで指摘する本質的な課題に関しては、視点が明記されていないので、今後示されるであろう国家プランや指針の中で政府の方針を確認することが不可欠である。

C. 高齢者に関する普遍的理念のあり方

　日本の高齢者に関する**普遍的理念**は、1991年12月の国連総会で採択された「**高齢者のための国連原則**」に準拠すべきである。同原則は、**自立**（independence）、**参加**（participation）、**ケア**（care）、**自己実現**（self-fulfillment）、**尊厳**（dignity）の5つの原則から構成されており、このうち、5番目の尊厳の原則は、「高齢者は、……（中略）、年齢、性別、人種あるいは民族的背景、障害あるいはその他の地位に関わらず、公正な取扱を受け、その経済的貢献に関係なく評価されるべきである。」とされる[2]。同原則は、「年齢や地位や経済的な貢献などの実績や能力のいかんに関わらない」という意味で高齢者福祉の普遍的理念を示している。

2. 高齢者観の変遷

A. エイジング概念の変遷

[1] エイジズムの多義性

エイジズム
ageism

　アメリカでは、1960年代から**レイシズム**（人種差別）が社会問題化し、1970年代には**セクシズム**（性差別）が、1980年代には**エイジズム**（高齢者差別）が、さらに社会問題として重層化することとなった。エイジズムは、さしあたり「高齢者の状況を正確に把握しないことから生じる誤解」を意味する、と定義しておきたい。

バトラー
Butler, Robert N.
1927〜2010

　アメリカの国立加齢研究所初代所長（1975〜1982年）を務めた老年医学者**バトラー**が、1968年にエイジズムの概念を提起した。バトラーによ

れば、「エイジズム」とは、「年をとっているという理由だけで老人たちを組織的に１つの型にはめ差別をすること」である[3]。バトラーは、老年をめぐる固定観念や作り話が、高齢者（世代）に対する偏見から生じていること、こうした偏見を高齢者自身が受け入れてしまうことで一層社会の固定観念が強化されることを憂いた[3]。

その後、1990年にアメリカの社会老年学者である**パルモア**が、エイジズム概念の精緻化を行った。パルモアは、エイジズムを「ある年齢集団にたいする否定的もしくは肯定的偏見または差別」であると定義した。さらに、**ポジティブ**（positive）な局面と**ネガティブ**（negative）な局面に分け、それぞれの局面を「感情や態度の次元」と「行為の次元」に区別して論じることの重要性を指摘している。彼は、感情や態度の次元を「偏見」という概念で、行為の次元を「差別」という概念でまとめている。ポジティブな側面は高齢者優遇であり、ネガティブな側面は高齢者否定である[4]。

結局、パルモアは、エイジズムを①ポジティブな偏見、②ポジティブな差別、③ネガティブな偏見、④ネガティブな差別の４つに分類していることになる。４つのタイプとも客観的な状況や真実から乖離するという点で共通して誤解しているという問題を孕んでいるが、狭義のエイジズムとしての③および④が拡大してしまうことこそ現代社会の大きな歪みの１つである。

［2］ 社会的弱者としての高齢者

先のパルモアの分類のうち、④のネガティブな差別は、社会的弱者としての高齢者を生み出す大きな原因となる。高齢者を制度的な枠組みを通して、また具体的な仕組みや行動を通じて差別する社会こそ、**社会的弱者**としての高齢者を再生産する社会である。

社会的弱者とは、「社会を構成する成員でありながら相対的に著しく不利な状況に置かれその結果として不利益を被る個人や集団」のことを意味する。生産活動や家族の役割からリタイアした高齢者は社会的弱者に陥りやすいし、**社会的排除**の対象になりやすい。何故ならば、業績主義化、能力主義化した社会の中で、高齢者は、生産活動から離脱し親役割が縮小した能力や業績のない人間とラベリングされがちだからである。

憲法で保障されている基本的人権に基づきつつ、高齢者がその能力や資質の如何を問わず、尊厳のある存在として存在そのものが社会的に認められることが不可欠である。そうした老年観、高齢者観に裏打ちされた社会の構築が急務である。

パルモア
Palmore, Erdman B.
1930〜
パルモアは、1977年に25項目からなるエイジング・クイズ（FAQ：The Fact on Aging Quizzes）を開発した。エイジズムに関する自身の理論に基づき、高齢者に関する知識（15項目）、肯定的偏見を測定する項目（5項目）、否定的偏見を測定する項目（5項目）の合計25項目からFAQを作成した。

[3] アクティブ・エイジングと高齢者の社会参加

　アクティブ・エイジングは、WHO（世界保健機関）が、2002年の第2回**高齢者問題世界会議**で提唱した概念であり、「人々が歳を重ねても生活の質が向上するように健康、参加、安全の機会を最適化するプロセス」を意味する[5]。

　アクティブ・エイジングの3つのチャンス、健康、参加、安全のうち、最もそのアクティブ性が強いのが、**参加**である。

　高齢者の**社会参加**は、実は3つの異なる要素から構成される。（a）就労を通じての社会参加、（b）地域社会への社会参加、（c）地域社会を超えた人間関係のネットワークや団体・サークルへの社会参加である[6]。

　（a）就労を通じての社会参加は、前期高齢者の年齢層において、やや活発になってきている。総務省の労働力調査を2007（平成19）年と2017（平成29）年で比較すると、65歳から69歳層では、35.8％から44.3％に8.5ポイント増加している。70歳から74歳層では、21.7％から27.2％に5.5ポイント増加している。75歳以上層では、8.7％から9.0％とほぼ変化がない[7]。

　他方、（b）地域社会への社会参加、（c）地域社会を超えた人間関係のネットワークや団体・サークルへの社会参加に関しては、概して低調である。たとえば、内閣府が2018（平成30）年に実施した「高齢者の住宅と生活環境に関する調査」によれば、何らかの社会的活動を行っているかという質問に対して、1,870人の有効回答（対象者3,000人）のうち、60.1％が活動していないと答えている。回答者の活動のうち最も多かったのが、自治会・町内会の活動であり26.5％を占める[8]。これは、（b）地域社会への社会参加に対応する。次に趣味・スポーツを通じたボランティア・社会奉仕活動の17.5％であった。これは、（c）地域社会を超えた人間関係のネットワークや団体・サークルへの社会参加に対応している。就労に比べて他の2種類の一般的な社会参加活動は比較的低調ということができる。

[4] 役割変化とサクセスフル・エイジング

　アクティブ・エイジングに代表されるような高齢者の積極的な関わりについては、**老年社会学**の分野において研究されてきた。老年社会学では、**エイジング**（加齢）を**役割移行**（role transition）と捉えることが一般的であるが、その立場からすれば、加齢は、社会的喪失（social loss）の過程を経て、新たな社会的利得（social gain）の過程に至ることを意味する[9]。

　サクセスフル・エイジングは、役割移行の多様なあり方に注目し、老化への適応のありようを明らかにする概念である。サクセスフル・エイジン

グは、「老化への適応」に成功することを意味するが、適応は、老化とともに生活や状況に満足し、幸福感の高い状態を維持することを意味する。

　サクセスフル・エイジングのパターンは3つあり、①**離脱型**（disengagement type）、②**活動型**（activity type）、③**継続型**（continuity type）である。①は定年退職など老化に伴って役割を喪失することは社会と個人の双方にとって機能的であるとして、老年期は役割を失った状態が適応の形であるとするパターンである。②は、中年期・壮年期の社会的活動レベルを維持するために定年退職など役割喪失後、新しい役割で補うことで適応を得るパターンである。③は折衷型で、中年期・壮年期の社会的役割を維持しその活動水準を上げることで適応を果たすパターンである[(10)]。③は、新しく役割を増やすのではなく、手持ちの役割の活動水準を上げることで対処するタイプである。

　サクセスフル・エイジングは、3つのパターンのどれか1つが老年期のすべての人びとに当てはまるということではなく、個人のライフコースや環境の影響を受けつつ老化への適応を果たすという多様性を前提とする概念である。サクセスフル・エイジングは、個人間でも差があり、同一個人内でもライフステージにより変化する、と理解することが重要である。

B. 日本における高齢者観

[1] 高齢者の定義

　まず、**高齢者観**の議論に先立って、**高齢者の定義**を確認しておきたい。

　一般的に、日本において高齢者は**厚生行政**では65歳以上と定義されており、介護保険法上も、第1号被保険者は65歳以上となっている。しかし、**社会教育行政**上は、たとえば高齢者のための学習講座や体操教室の入学資格は60歳以上になっている場合が多い。つまり高齢者を主体的存在とみる行政サービスでは60歳を高齢者の入り口とし、社会の客体としてみる行政サービスでは65歳を起点としている。このことから、高齢者の定義は相対的な性格が強い。

　2017（平成29）年に、日本老年学会・日本老年医学会が高齢者の定義に関する提言を発表したが、その報告書では、75歳以上が高齢者であり、65歳から74歳までは**准高齢者**とされている[(11)]。これは厚生行政上の高齢者の定義に関する極端な変更を求めるものであるが、現在のところ、この提言が社会保障政策に直接影響を及ぼすような動きはない。しかし、将来の年金改革、介護保険制度改革に影響を及ぼす可能性がないとは言えない。

　現状では、65歳以上を高齢者とした上で、65歳から74歳までを**前期高**

厚生行政と社会教育行政
厚生行政は、医療、福祉、公衆衛生など、人の命や生活を生涯にわたって支援する行政分野であり、社会教育行政は、生涯学習が進む現代社会において、公民館や学習センター等を用い継続的な学習機会を整備する行政分野のことである。

齢者（young old）、75 歳以上を**後期高齢者**（old old）と分けるのが一般的である。そうした区分を用いた例として**後期高齢者医療制度**があり、同制度では被保険者を 75 歳以上としている。

[2] 高齢者観の整理

高齢者観は、「世代としての高齢者に対し、人々が抱くイメージやそうしたイメージにより構成される態度」と定義づけることができる。

しかし、**平均寿命**が伸長し**健康寿命**も長期化する中で、そして高齢化率が 30％に迫る社会状況の中では、高齢者を塊として一括りにすることはできない。また高齢者に対するイメージや態度を持つ主体に注目することが必要である。

たとえば、前期高齢者世代が後期高齢者世代にどのような高齢者観を持つかという視点、あるいはその逆に、後期高齢者世代が前期高齢者世代をどのように見ているのかといった視点を持つことで高齢者世代内のエイジズムを明らかにすることが可能である。

[3] 敬老思想と高齢者観

まず、人びとが高齢化する社会を、国民自身がどう意味づけしているか、評価しているかが問われなければならない。

人びとが高齢化することにより社会全体が高齢化する社会を「**長寿社会**」と呼ぶことがあるが、果たしてこの表現は現在の日本において適切であろうか。確かに**平均寿命**は、著しく長い。2019（令和元）年の男性の平均寿命が 81.41 歳、女性は 87.45 歳と世界的に見て長命である[12]。**健康寿命**としては、2016（平成 28）年のデータであるが、男性 72.14 歳、女性 74.79 歳と平均寿命に比べれば短くなっているものの、また平均寿命と健康寿命の年数差が性により異なっているが（男性は 8.84 歳、女性は 12.38 歳の差がある）、国際的には男女とも最も長い[7]。

確かに、日本は医療の発達の恩恵を受けて、命を長らえる長命社会であるといえるが、国民全体が長命を「寿ことほぐ」ような長寿社会になっているかというと甚だ心許ない。必ずしも断定することはできない。

その理由の 1 つは、副田義也のいうホンネとしての軽老意識が根強く残っているからである[13]。さまざまな世代の人びとが高齢者に対して抱くイメージを高齢者観とするならば、わが国の高齢者観は一様ではないと言える。

副田義也によれば、1960 年代以降の日本の高齢者観は、タテマエ（建前）としての敬老意識とホンネ（本音）としての高齢者を社会的弱者と見

平均寿命
0 歳時の平均余命のことであり、2019 年現在の平均寿命は、男性は、香港、スイスに次いで 3 位、女性は、香港に次いで 2 位である[12]。

健康寿命
2000（平成 12）年に当時の厚生省が発表した「健康日本 21」で注目された指標である。日常生活に支障がない状態、医療や介護の必要がない状態という意味で用いられてきたが、その状態を測定する方法は複数ある。
現在日本で用いられているのは、3 年に 1 度行われる「国民生活基礎調査」の質問項目「あなたは現在、健康上の問題で日常生活に何か影響がありますか」と「あなたの現在の健康状態いかがですか」の 2 問である。回答者の主観的判断に基づいて計算される点で課題がある。
他に、介護保険でいう自立、要支援 1、要支援 2、要介護 1 を日常生活に支障がない状態と見なす考え方があるが、この方法にも課題があり、当該のデータを得るためには全国の保険者の協力が不可欠である。介護保険サービスを申請していない高齢者は、除外されるという問題もある。
こうした問題点を改善するために厚生労働省内に健康寿命を再検討するプロジェクトチームが組織されている[12]。

るあるいは無視する軽老意識に分けられる。建前と本音という高齢者観の2重構造は、日本社会全体の価値構造の特異性を如実に反映している。

さらに、別章で詳しく示されているように、高齢者に対する虐待は、養護者による虐待も養介護施設従事者等による虐待も増加の一途を辿っている。国および地方自治体による虐待防止対策、あるいは地域包括支援センターでの虐待対応相談などを行っているにもかかわらず、虐待が減らない現状を踏まえれば、軽老社会であり、長命であることを寿げない社会であると言わざるを得ない。

注）
　　　　ネット検索によるデータの取得日は，いずれも 2020 年 9 月 8 日．
(1) 渡邊裕子ほか『保健・医療・福祉をつなぐ考える技術』医学書院，1997，pp.115-117.
(2) 国際連合広報センターウェブサイト「高齢化に関する国際行動計画および高齢者のための国連原則」1999.
(3) バトラー，R. 著／内薗耕二監訳『老後はなぜ悲劇なのか？―アメリカの老人たちの生活』メジカルフレンド社，1991，pp.14-17.
(4) パルモア，E. B. 著／奥山正司他訳『エイジズム』法政大学出版局，1995.
(5) WHO 編／日本生活協同組合連合会医療部会訳『WHO「アクティブ・エイジング」の提唱―政策的枠組みと高齢者にやさしい都市ガイド』萌文社，2007.
(6) 西下彰俊「高齢期における社会参加の保障」折茂肇他編『新老年学（第 2 版）』東京大学出版会，1999.
(7) 内閣府ウェブサイト「平成 30 年版　高齢社会白書」.
(8) 内閣府ウェブサイト「高齢者の住宅と生活環境に関する調査」2018.
(9) ジョージ，L. K. 著／西下彰俊・山本孝史共訳『老後―その時あなたは』思索社，1996.
(10) 古谷野亘・安藤孝敏編『改訂・新社会老年学』ワールドプランニング，2008，pp.143-147.
(11) 日本老年学会・日本老年医学会ウェブサイト「高齢者に関する定義検討ワーキンググループ報告書」2017.
(12) 内閣府ウェブサイト「令和 2 年版　高齢社会白書」.
(13) 副田義也「現代日本における老年観」伊藤光晴・河合隼雄・副田義也他編『老いの発見 2 ―老いのパラダイム』岩波書店，1986，pp.85-110.

▎理解を深めるための参考文献

●府川哲夫『日本の高齢化問題の実相』日本評論社，2020.
　　コンパクトな本であるが、数字のエビデンスが丁寧に示されており参考になる。
●古谷野亘・安藤孝敏編『改訂・新社会老年学』ワールドプランニング，2008.
　　老いや高齢者の問題を社会学の立場から論じた入門書であり、参考になる。

3. 高齢者福祉制度の発展過程

A. 明治から昭和初期まで

[1] 恤救規則の制定

日本の前近代社会において、高齢者に対する福祉を公的に行うという発想はなく、たとえば江戸時代においては介護や看取りは家族・親族を中心に行われたほか、単身者などについては五人組や村町などの地域共同体の扶助役割に任されていた[1]。

明治維新後、近代的統一国家の形成を急いだ明治政府は廃藩置県を行い、それまで藩に委ねられていた救貧行政の全国的な基準として「**恤救規則**」を定め、1874（明治7）年12月8日に公達した。ただし、内容はそれまで行われていた前時代的な救貧法規を継承したものにすぎず、高齢者に関しては原則として家族による扶養が前提であり、身寄りがなく、また老衰や疾病等で働くことができない場合にのみ、救済を行うものであった。

恤救規則は前文と5か条の本文からなる簡素なもので、その救済対象は、いずれも極貧かつ独身（家族がいないこと）であって、①廃疾で働けない者、②70歳以上で重病または老衰の状態にあって働けない者、③疾病により働けない者、④13歳以下の者、に限定され、それぞれ規定の分量の米の価格に相当する金額が支給された。

恤救規則の前文は、貧民の救済が本来は「人民相互の情誼」で行われるべきであることを明言し、制度適用の範囲を、自分で生きていくことのできない「無告の窮民」（苦しさを訴える先がない困窮者）に限定する制限主義的なものであった。こうした制度のあり方は、多少なりとも労働能力のある場合は救済の対象にならないこ

家族による扶養
1898（明治31）年施行の民法においては、直系家族制がとられ、通常は長男が財産継承権を得るとともに、戸主として家族の扶養義務を負った。「扶養ノ義務」（第8章）では、妻子よりも親、兄弟よりも舅・姑が優先的な扶養の対象者として定められていた。

独身
戸籍上の家を同じくする家族がいないこと。家族がいれば救済の対象にはならない。ただし、その家族が70歳以上か15歳以下の場合は例外とされている。なお、この規定の前提となる戸籍法は、恤救規則に先立つ1871（明治4）年に制定されている[2]。

規定の分量の米
廃疾者、老衰者：1年につき一石八斗
疾病で働けない者：1日につき男三合、女二合
13歳未満の者：1年につき七斗
石＝斗の十倍、升の百倍、合の千倍。約180リットルにあたる。

表1-3-1　老衰者の保護率（単位%）

1881年	0.19
1890年	0.25
1903年	0.28
1905年	0.29
1908年	0.19
1910年	0.06
1913年	0.19
1914年	0.17
1918年	0.14
1919年	0.17
1920年	0.17

資料：日本帝国統計年鑑
出典）仲村優一ほか編『講座社会福祉8 高齢化社会と社会福祉』有斐閣，1983，p.50，表2.

と、さらに、戸籍上の家を同じくする者（70歳以上と15歳以下を除く）については、続柄に関わりなく相互の扶養義務を免除されないこと、すなわち家が扶養共同体たるべきことを意味していた[2]。

　1875（明治8）年には、政府が、規則の適用には厳密な調査にかけることを通達して各府県の運用の統一を図ったことから、対象者の範囲も、その水準も非常に低いものとなっていた。明治10年代には日本社会の各階層で窮乏化が見られたにもかかわらず、恤救規則は実質的な救済策にはなっていなかったといえる（**表1-3-1**）[3]。

［2］救護法の制定

　1920年代は、第1次世界大戦後の好況から一転して不況期となり、関東大震災（1923〔大正12〕年）、金融恐慌（1927〔昭和2〕年）、世界恐慌（1929〔昭和4〕年）など、数々の危機が起こった。企業の合理化、生産制限、賃下げなどにより労働者は困窮化し、街には失業者があふれた。農村でも世界恐慌の影響から農作物価格が暴落したことにより、小作争議が深刻化した。こうしたなかで、従来の恤救規則では目下社会が直面する需要に対応しきれないことが認識され、新たな救貧立法が政府内外から要請された。新制度創設をめぐっては、財政危機下における国庫負担の重さが問題となったが、関係者からの要望や政治的配慮などにより、**救護法**が1929年4月に公布されるに至った。しかし、実施財源確保の問題から、実施は1932（昭和7）年1月へとずれ込んだ[4]。

　救護法は、他国の近代救貧法を参照し、**公的扶助義務**を明らかにした点では評価される。しかし一方で、依然として家族制度や「隣保相扶の情誼」を基調とした点において、恤救規則の延長とされる部分もある。救護法の適用範囲は、①65歳以上の老衰者、②13歳以下の幼者、③妊産婦、④廃疾・傷病・心身障害のため労務に故障がある者に限られ、貧困のため生活することができない場合に救護の対象となった（1条）。労働能力者を排除した理由は「濫救の弊・惰民養成の害」を防ぐためとされ、**制限扶助主義**をとるものであった。恤救規則と異なり「独身」（家族がいない）であることはもはや要求されなくなっていたが、扶養義務者が扶養をなすことができると認定された場合、実際に扶養が履行されるかどうかにかかわらず、救護対象からは除外された。また「性行が著しく不良なとき、または著しく怠惰なとき」にも救護の対象外とされた（29条）。救護は本人の居宅で行うことを基本としたが、居宅での救護が難しい場合には「**救護施設**」（**養老院**、孤児院、病院その他）に収容することも規定されていた（6条、13条）。

救護施設
救護施設の設置主体は市町村（任意）で、設備については地方長官の認可を受けることになっていたが、「私人」も地方長官の認可を受ければ設置することができた（7条）。

選挙権
1925（大正14）年にそれまでの納税要件が撤廃され、満25歳以上の男性全員に選挙権が与えられている（男子普通選挙）。しかし女性の選挙権獲得は1945（昭和20）年であり、救護法の制定時点ではそもそも権利をもたなかった。

方面委員
現在の民生委員の前身。1918（大正7）年、大阪府に設置され、全国に普及した。民間の篤志家の名誉職で、行政と連携して貧困世帯の保護・救済・指導にあたった。

　なお、要救護者は「法の反射的利益」として保護を受けるにすぎないとされ、要救護者の保護請求権は認められていなかった[5]。また、被救護者は選挙権を喪失した。救護事務の補助機関には、方面委員が位置づけられた。

[3] 施設における保護

　明治から昭和初期にかけて、高齢者を保護する施設として**養老院**が設立されている。最初に養老院の名称を用いたのは、1895（明治28）年にイギリス国教会に所属するイギリス人エリザベス・ソートンによって設立された「聖ヒルダ養老院」（東京府〔当時〕）である。その後、愛知県の帝国養老院（1898〔明治31〕年）、兵庫県の神戸養老院（1899〔明治32〕年）などが設立されていったが、量的には少なく、保護を要する高齢者は、窮民救護施設などに他の属性の被保護者とともに収容保護されていた。しかし、次第に収容者の属性（児童、病人など）に合わせた処遇展開が必要とされたことから収容者の分類が行われるようになり、高齢者に関しても専用の施設や部門などが形成されていくことになった[6]。また、救護法では養老院が救護施設として位置づけられ、65歳以上の老衰者で扶養者のいない高齢者を収容した。しかし、親族扶養が基盤とされるなかで、施設数や入所者数は少なく、その役割はあくまでも例外的ケースを対象とした補完的なものであった（**表1-3-2**）[7]。

表1-3-2　戦前における養老施設の状況

	養老施設（ヶ所）	入所者数（人）
1926年	48	1,674
1928年	60	2,259
1929年	61	2,525
1930年	66	2,753
1931年	72	2,861
1932年	79	3,190
1934年	89	3,657
1935年	90	3,920
1937年	99	4,090

資料：日本社会事業年鑑
出典）仲村優一ほか編『講座社会福祉8　高齢化社会と社会福祉』有斐閣，1983，p.52 表3.

B. 戦後から1960年代初頭まで

[1] 生活保護法の制定

　1945（昭和20）年、第2次世界大戦が日本の敗戦に終わり、戦争孤児や「戦争未亡人」、戦地からの引揚者や失業者が荒廃した街にあふれるなか、日本政府はGHQ（連合国軍最高司令官総司令部）の指揮のもと、社会の改革に取り組むことを余儀なくされた。困窮者に対しては、まず1945年12月15日に経過的な救済措置として、「生活困窮者緊急生活援護要綱」が決定され、世帯単位での宿泊施設・衣料・食糧品の給与、生業の指導斡旋が行われた。そして、GHQの**社会救済に関する覚書**（SCAPIN775号）に従い、翌1946（昭和21）年9月9日に**（旧）生活保護法**が公布された。旧生活保護法は政府責任・無差別平等・最低生活の維持の三原則を根本としていたが、怠惰や素行の不良をもって不適格とするモラル条項（2条）があり、方面委員を改変した民生委員を保護行政の補助機関とするなど（5条）、救護法体制の継続という側面ももっていた。

　こうした旧法の問題点については、1949（昭和24）年に社会保障制度審議会から改善の勧告が出され、1950（昭和25）年に**（新）生活保護法**が新たに制定されることになった。新法は、1947（昭和22）年に公布された憲法25条の生存権理念を反映したものとなり、モラル条項もなくなった。保護を受けることは権利となり、不服申立制度が設置された（64～68条）。しかし一方で、自助原理が優先され、自己資産や親戚による扶養などが利用された後の保護の補足性が明確にされた[4]。実施にあたる主体としては専門職（社会福祉主事）が置かれ（21条）、民生委員はこれに協力する立場となった（22条）。

　なお、生活保護法は「生活に困窮するすべての国民」に対し国が平等に保護することを目的としており、高齢者についての特別な規定はない。

[2] 施設における保護

　旧生活保護法では、救護施設が**保護施設**に名称変更されるとともに、種類が1つとなり、混合収容状態となったが、新生活保護法のなかで再度6種類に分かれた。養老院は**養老施設**として認可されることになり、1950（昭和25）年には全国で172施設が認可を受けた[6]。法のなかで「養老施設は、老衰のため独立して日常生活を営むことのできない要保護者を収容して、生活扶助を行うことを目的とする施設とする」と定められ（38条2項）[8]、居宅において生活扶助を受けても日常生活を営むことができない場合や被保護者が希望した場合に、施設での保護が受けられるとされ

社会救済に関する覚書（SCAPIN775号）
①無差別平等の原則、②国家責任（公私分離）の原則、③必要充足の原則の公的扶助原則を示したことで知られる。なお、SCAPINとはSupreme Commander for the Allied Powers Directives（to the Japanese Government）Index Number の略称で、GHQによる対日指令集の整理番号を指す。

不服申立制度
2条の無差別平等の原理において保護請求権が認められたことに伴い、生活保護法によって不服申立が制度化された。しかしその後、不服申立の一般法である行政不服審査法が制定されている。生活保護法には、審査請求の審査庁は都道府県知事であること、再審査請求ができること、などの行政不服審査法のいう「特別の定め」が64条～66条に規定されるようになった。

保護施設
保護施設の設置は、法制定時は都道府県、市町村のほか、公益法人に限定された。現在は、都道府県、市町村および地方独立行政法人のほか、社会福祉法人および日本赤十字社でなければ設置することができない（41条）。なお、養老施設は老人福祉法（1963〔昭和38〕年）において養護老人ホームとして位置づけ直され、生活保護法からは削除された。

た（30条）。

戦後は民法改正（1947〔昭和22〕年）により家制度が解体され、また工業化に伴い若年世代が都市へ移動するなど、高齢者扶養の意識や基盤は変貌しつつあった。養老施設の需要は増加し、1951（昭和26）年12月に250ヵ所だった養老施設は1962（昭和37）年12月には657ヵ所に増え、入所者数も1万3,226人から4万3,069人と約10年間で3倍以上となった（**表1-3-3**）。また、被保護者総数に占める65歳以上の割合は、1955（昭和30）年の8.9％から1970（昭和45）年の20.1％へ上昇した。この時代、1950年代以降の経済成長により国全体の貧困問題が解消される一方で、高齢者の貧困や福祉の問題が、高齢者人口の増加ともあいまって課題となってきたのである。ここから、高齢者の福祉向上を目的とした福祉立法へつながることになる[7]。

高齢者人口の増加
1950（昭和25）年の高齢化率は4.9％であったが、その後上昇を続け、1970年には「高齢化社会」（高齢化率7％以上）となった。

表1-3-3 　新生活保護法による養老施設の状況

	養老施設（ヶ所）	入所者数（人）
1951年12月	250	13,226
1953年3月	310	18,125
1954年12月	441	24,345
1955年12月	471	26,793
1956年12月	511	30,725
1957年12月	526	31,223
1958年12月	545	35,227
1959年12月	586	37,553
1960年12月	607	39,082
1961年12月	631	40,893
1962年12月	657	43,069

資料：厚生省報告例、社会福祉施設調査
出典）仲村優一ほか編『講座社会福祉8　高齢化社会と社会福祉』有斐閣，1983，p.54 表4.

［3］その他の動き

第2次世界大戦後、前述の生活保護法のほか、1947（昭和22）年には児童福祉法、1949（昭和24）年には身体障害者福祉法、そして1951（昭和26）年にはこれらの三法の共通的基本事項を定めた社会福祉事業法（現：社会福祉法）が成立し、いわゆる福祉三法体制が確立した。それから遅れること約10年、1960（昭和35）年には精神薄弱者福祉法（現：知的障害者福祉法）、1963（昭和38）年には老人福祉法、1964（昭和39）年

には母子福祉法（現：母子及び父子並びに寡婦福祉法）が制定され、いわゆる福祉六法体制となる。

　一般に、GHQ の占領下で制定された福祉三法は、それぞれ生活困窮者、戦傷病者、戦災孤児・浮浪児対策のために制定されたもので、総じて戦後処理の側面が強かったとされている。その後、神武景気となり高度経済成長に入った時期の 1956（昭和 31）年版の厚生白書の時点でも、「**もはや『戦後』ではない**、というのが一つの流行語になっているが、都市においては、いまだ戦前の生活状態までには及んでいないと推定する方が、われわれの日常生活の実感から考えてもぴったりとするように思われる」と述べられていた。福祉六法体制についても、依然として低所得との結びつきの強いカテゴリーの人びとが対象であり、経済的支援の色合いが濃いものであったとされている。

　また、高齢者の生活に大きな影響を与えた制度として、**国民年金法**と**国民健康保険法**がある。年金・医療保険に関して、民間被用者や公務員を対象とした制度は戦前から存在していたが、自営業者や農民については制度が整備されておらず、全国民を対象とした制度構築が課題となっていた。まず、1958（昭和 33）年に医療保険制度改革が実施されて、新しい国民健康保険法が公布され、1961（昭和 36）年 4 月までに全国の市町村で国民健康保険業務が開始されることになった。1959（昭和 34）年 4 月には国民年金法が公布され、1961 年 4 月から保険料納付が開始、拠出制国民年金が実施された。これにより、日本ではすべての国民が何らかの公的医療保険・年金に加入する国民皆年金・皆保険体制が確立されることになった。こうして戦後の経済復興と高度経済成長を背景に、福祉六法体制と国民皆年金・皆保険体制の確立などがあいまって、所得保障、医療保障、分野別の社会福祉制度といった社会保障制度が一応は整備されたのである。なお、国民年金の恩恵を受けられない人のために、無拠出制の老齢福祉年金の支給が 1959（昭和 34）年度から実施された。

　さらに、1950（昭和 25）年に兵庫県が敬老思想の普及と老人福祉増進を目的として 9 月 15 日を「**としよりの日**」と制定したのをきっかけに、翌年から中央社会福祉協議会が 9 月 15 日を「としよりの日」、およびその日から同月 21 日までを「としよりの福祉週間」として、行事を実施するように全国に呼びかけた。これらの日程は 1963（昭和 38）年制定の老人福祉法のなかで、「老人の日」「老人週間」として規定された[6]。

　在宅福祉に関しては、1956（昭和 31）年に長野県の家庭養護婦派遣事業、1958（昭和 33）年に大阪市の臨時家政婦派遣事業（翌年、家庭奉仕員派遣制度に改称）が始まり、ホームヘルプサービスの先駆けとなった。1962

もはや「戦後」ではない
同年度の経済企画庁の「年次経済報告」（経済白書）では、「もはや『戦後』ではない」「世界技術革新の波に乗って、日本の新しい国造りに出発することが当面喫緊の必要事」と述べられていた。

国民皆年金
国民年金法制定により農民や自営業者は包摂されたが、専業主婦などは任意加入とされたため、加入しない人も多かった。そのため 1985（昭和 60）年の第三号被保険者制度創設では、主婦の年金権の確立が強調された。学生は 1989（平成元）年に強制加入となった。

老齢福祉年金
国民年金は一定期間の加入を要件とするため、1961 年 4 月 1 日において 50 歳以上の人については、十分な加入期間がないことから、70 歳に達したときに支給される老齢福祉年金（無拠出）が創設された。1959 年 11 月 1 日にすでに 70 歳を超えている人は同日支給された[9]。

（昭和37）年には国庫補助が開始され、1963年に老人福祉法において**老人家庭奉仕員**として法的に位置づけられた。また1950年代には老人クラブが全国に誕生し、高齢者が集まって活動する形態がこの時期に始まった⁽¹⁰⁾。

C. 老人福祉法制定から介護保険法制定まで

［1］老人福祉法の制定

　1963（昭和38）年には老人福祉法が制定された。福祉三法から福祉六法への流れの中で制定された老人福祉法については生活保護法から高齢者分野を独立させたものであったとされている。生活保護法に保護施設の1つとして規定されていた養老施設は、老人福祉法に規定された養護老人ホームに移行していった。もっとも老人福祉法は、特別養護老人ホームについては経済的な状況を問わずに介護が必要であることなどを要件とするなど、高齢化社会の到来とそれに伴う介護問題を見据えてもいたのである。

［2］高齢化社会の到来と福祉元年

　1970（昭和45）年には、高齢化率が7.1％となり高齢化社会となった。同年11月には、中央社会福祉審議会は、「社会福祉施設の緊急整備について」を答申し、これに基づき、当時の厚生省は「社会福祉施設緊急整備5ヵ年計画」を策定した。同計画により、老人福祉施設を中心に、心身障害児（者）施設等が整備されていった。

　1973（昭和48）年は、前年の1972（昭和47）年に成立した「老人福祉法等の一部を改正する法律」により創設された**老人医療費支給制度**が導入された。また、年金の給付水準の引上げ、賃金スライドと物価スライドが導入されるなど、政府が福祉元年と呼んだ年である。しかし、同年10月には、第4次中東戦争が勃発したことに伴う第1次石油危機を契機として、高度経済成長は終焉を迎えることとなる。

［3］高度経済成長の終焉と福祉見直し

　高度経済成長の終焉により、社会保障施策、社会福祉政策に対する国の姿勢は、見直し、改革という流れとなっていく。日本の家族主義や企業福祉あるいは地域福祉などを特徴とする、いわゆる**日本型福祉社会論**が展開されたのはこの時期のことである。

　まず、国と地方の関係が変化していく。旧生活保護法における国の費用負担割合10分の8が、その後の社会福祉の分野一般におけるモデルとなり、高齢者福祉分野においても国の負担割合は10分の8が採用されてい

社会福祉施設緊急整備5ヵ年計画
これによって、老人福祉施設の計画的な整備が進んだ。ただし、1975（昭和50）年度末の整備目標数（定員）は、老人福祉施設が18万3,100人なのに対して、保育所が162万5,000人である。

老人医療費支給制度
いわゆる老人医療費無料化であり、老人保健制度が創設された1983（昭和58）年に終了した。

たが、暫定的に 1985（昭和 60）年に 10 分の 7、1986（昭和 61）年には 10 分の 5 へと引き下げられ、1989（平成元）年には 10 分の 5 で恒久化された。これと並行して、1986 年には、機関委任事務整理合理化法によって施設入所措置事務が機関委任事務から団体委任事務化され、高齢者福祉は実質的にも地方公共団体の事務となった。

　また、この時期は、費用負担のあり方や民間活力の活用・市場原理の一部導入が強調されていく時期でもあった。費用負担の面では、1980（昭和 55）年には、老人福祉施設の費用徴収において、入所者本人の収入に応じての徴収に加え、扶養義務者の納税額に応じて徴収する方式が導入された。1982（昭和 57）年には老人保健法が制定され、老人医療費に関しては各保険者間の不均衡を調整する仕組みが導入されるとともに、自己負担が復活することとなった。老人保健制度の各保険者間の不均衡を調整する機能は、老人医療費の一元化の側面を持つが、年金においても 1986 年には基礎年金制度が導入（一階部分として一元化）されており、職域で分立する社会保険制度が一元化へと進んだ。

　福祉公社等による有償福祉サービス、あるいは住民参加型福祉サービス、と呼ばれたサービス提供が行われ始めたのもこの時期のことである。住民参加型福祉サービスは、今日の介護保険の地域支援事業や子育て支援分野のファミリーサポートセンターによるサービス提供方法へとつながっている。また、現在では社会福祉協議会の事業として全国で実施されている日常生活自立支援事業やリバース・モーゲージのパブリックプランである不動産担保型生活福祉資金などの原型となった事業もこの時期に実施された。

　民間活力の活用の面では、1985 年に、当時の厚生省にシルバーサービス振興指導室が設置され、1987（昭和 62）年 3 月には、シルバーサービスの質の向上とその健全な発展を図ることを目的に、民間企業、団体が集結してシルバーサービス振興会が設立された。同年 12 月には、福祉関係三審議会合同企画分科会によって「今後のシルバーサービスのあり方について」が意見具申された。意見具申では「高齢者は自立した消費者としての購買力を有しつつある」という認識のもと、「これまでの公的施策の一層の推進とあいまって、民間部門の創意工夫を生かした多様なサービスの健全な育成が必要」であるとされた。具体的には、公的部門と民間部門による福祉サービスの関係について、公的部門は国民の切実なニードに対応するサービスであって、対象者が低所得者であるなど、民間によるサービスの提供が期待し難いもの、供給が十分でないものを確保提供するべきで、それ以外の多様なサービスについては、民間部門が積極的に対応していくことが望まれ、シルバーサービスの健全育成が必要であるとされた。

恒久化
暫定措置に対して恒久化という。生活保護等は 4 分の 3 で恒久化された。現在は、2003（平成 15）年の三位一体の改革により地方交付税化や税源移譲が進んでいる。

機関委任事務整理合理化法
正式名称は「地方公共団体の執行機関が国の機関として行う事務の整理及び合理化に関する法律」。

シルバーサービス振興指導室
1991（平成 3）年には老人福祉振興課に発展的に改組された。

シルバーサービス
民間部門により、利用者が高齢者であることを意識して、提供されるサービスおよび商品（1991〔平成 3〕年版厚生白書より）。

シルバーサービス振興会
1989 年より、認定基準を満たした良質なサービスに対してシルバーマークを交付する制度を実施している。

福祉関係三審議会合同企画分科会
1986 年設置。

また、長寿社会という言葉が使われたのもこの時期の特徴である。1986年には長寿社会対策大綱が閣議決定され、①経済社会の活性化を図り、活力ある長寿社会を築く、②社会連帯の精神に立脚した地域社会の形成を図り、包容力ある長寿社会を築く、③生涯を通じ健やかな充実した生活を過ごせるよう、豊かな長寿社会を築く、という3点が基本方針とされた。

［4］ 福祉見直しから福祉改革へ

　福祉見直しは、さらに福祉改革へと加速していく。民間活力を活用するということは、措置委託を中心とした社会福祉のあり方、すなわち社会福祉法人という事業の経営主体への規制では対応できないことを意味する。したがって、人のレベルで質を担保すべく**社会福祉士及び介護福祉士法**が1987（昭和62）年に制定され福祉専門職の国家資格が創設された。

　1989（平成元）年3月には、福祉関係三審議会合同企画分科会による「今後の社会福祉のあり方について」が意見具申された。意見具申では、新たな社会福祉の展開のための基本的考え方として、市町村の役割重視、在宅福祉の充実、民間福祉サービスの健全育成、福祉と保健・医療の連携強化・総合化、福祉の担い手の養成と確保、サービスの総合化・効率化を推進するための福祉情報提供体制の整備、が提言された。また、同年12月には、当時の大蔵、厚生、自治の3大臣合意に基づく1999（平成11）年度末までの整備目標を示した「**高齢者保健福祉推進10か年戦略（ゴールドプラン）**」が策定された。翌1990（平成2）年には、「老人福祉法等の一部を改正する法律」が成立し、在宅福祉サービスの積極的推進、老人・身体障害者福祉の市町村への一元化、都道府県および市町村に対する老人保健福祉計画の策定義務づけ等を柱とした、いわゆる福祉関係八法改正が行われた。老人福祉計画は、ゴールドプランを実現するために都道府県および市町村に策定が義務づけられたもので1993（平成5）年に施行された。しかし、策定されたものを集計するとゴールドプランの整備目標を大幅に上回るサービスの必要性が明らかとなったことなどにより、1994（平成6）年12月には「**新・高齢者保健福祉推進10か年戦略（新ゴールドプラン）**」が新たに策定されることとなった。なお、新・ゴールドプランの終了後の2000（平成12）年度（つまり、介護保険制度の全面施行時）からの5年間については、「**今後5か年間の高齢者保健福祉施策の方向（ゴールドプラン21）**」が1999年12月に策定され、2004（平成16）年度における介護サービス提供の見込量が示された（**表1-3-4**）。

老人保健福祉計画
老人保健法に規定されていた老人保健計画と老人福祉法に規定される老人福祉計画は、一体のものとして作成されなければならないとされていた。地方公共団体に義務化された（老人保健計画および老人福祉計画の場合定めるものとされた）最初の福祉計画である。また、介護保険制度創設時には、老人保健計画および老人福祉計画は、介護保険事業計画と調和が保たれなければならないとされていたが、2006（平成18）年度からは、老人保健計画および老人福祉計画と介護保険事業計画は一体で策定するものとされた。その後、老人保健計画は、2009（平成21）年度には法律の規定からはなくなった。

表1-3-4　ゴールドプラン・新ゴールドプランによる目標量およびゴールドプラン21による見込量

目標年度	1999（平成11）年度		2004（平成16）年度
区分	ゴールドプラン目標	新ゴールドプラン目標	ゴールドプラン21策定時におけるサービス提供の見込量
（訪問系サービス）			
訪問介護		—	225百万時間
（ホームヘルプサービス）	10万人	17万人	（35万人）注
訪問看護	—	—	44百万時間
訪問看護ステーション	—	5,000か所	（9,900か所）注
（通所系サービス）			
通所介護（デイサービス）／	1万か所	—	105百万回
通所リハビリテーション（デイ・ケア）		1.7万か所	（2.6万か所）注
（短期入所（ショートステイ）系サービス）			
短期入所生活介護／		—	4,785千週
短期入所療養介護	5万床	6万人分	9.6万人分
		（ショートステイ専用床）	（短期入所生活介護専用床）
（施設系サービス）			
介護老人福祉施設			36万人分
（特別養護老人ホーム）	24万床	29万人分	
介護老人保健施設	28万床	28万人分	29.7万人分
（生活支援系サービス）			
痴呆対応型共同生活介護		—	3,200か所
（痴呆性老人グループホーム）			
介護利用型軽費老人ホーム		10万人分	10.5万人分
（ケアハウス）	10万人分		
高齢者生活福祉センター		400か所	1,800か所

注：2004（平成16）年度（　）の数値については、一定の前提条件の下で試算した参考値。
出典）「今後5か年間の高齢者保健福祉施策の方向～ゴールドプラン21～」をもとに，「高齢者保健福祉推進十か年戦略」の数値を追加.

［5］高齢社会対策基本法

　1995（平成7）年には、「高齢社会対策の基本理念を明らかにしてその方向を示し、国を始め社会全体として高齢社会対策を総合的に推進していく」という目的のもと、**高齢社会対策基本法**が制定され、急速な人口構造の高齢化への対応が喫緊の課題であることが示された。この基本法は、国・地方公共団体の責務（3・4条）、国民の努力（5条）を定め、基本施策として、「就業及び所得」（9条）「健康及び福祉」（10条）「学習及び社会参加」（11条）「生活環境」（12条）「調査研究等の推進」（13条）「国民の意見の反映」（14条）を掲げている。また、この高齢社会対策基本法に

表1-3-5　高齢社会対策大綱（2018年2月16日閣議決定）の目的と考え方

1. 大綱策定の目的
・65歳以上を一律に「高齢者」と見る一般的な傾向はもはや現実的なものではなくなりつつあり、70歳やそれ以降でも、意欲・能力に応じた力を発揮できる時代が到来。
・高齢化に伴う社会的課題に対応し、全ての世代が満ち足りた人生を送ることのできる環境をつくる。
2. 基本的考え方
　(1) 年齢による画一化を見直し、全ての年代の人々が希望に応じて意欲・能力をいかして活躍できるエイジレス社会を目指す。
○年齢区分でライフステージを画一化することの見直し
○誰もが安心できる「全世代型の社会保障」も見据える
　(2) 地域における生活基盤を整備し、人生のどの段階でも高齢期の暮らしを具体的に描ける地域コミュニティを作る。
○多世代間の協力拡大や社会的孤立を防止
○高齢者が安全・安心かつ豊かに暮らせるコミュニティづくり
　(3) 技術革新の成果が可能にする新しい高齢社会対策を志向する。
○高齢期の能力発揮に向けて、新技術が新たな視点で、支障となる問題（身体・認知能力等）への解決策をもたらす可能性に留意

より、政府は高齢社会対策大綱を定め（6条）、年次報告を国会に提出しなければならない（8条）とされた。

　高齢社会対策基本法に規定される**高齢社会対策大綱**は、「政府が推進すべき高齢社会対策の指針」であり、今後の政策の中長期的な方向性を示したものである。高齢社会対策基本法制定の翌1996（平成8）年に最初の大綱が定められ、その後2001（平成13）年、2012（平成24）年、2018（平成30）年と3度にわたって見直しが行われている。最新の大綱（2018年）は、基本的にはこれまでのものを踏襲しつつ、高齢者概念の見直しや「エイジレス社会」というキーワードを強調し、高齢期の社会参加や就労を技術革新の成果を組み入れながら推進していくとともに、多世代間の協力を組み込んだ地域社会の再編を指向するものとなっている（**表1-3-5**）。

D. 介護保険法制定以降の展開

　福祉見直し、そして改革の流れの中で、高齢者分野の施策は、急速な少子化・高齢化の進展への対応の必要などから、社会福祉の先導的な役割を担ってきた。1997（平成9）年に**介護保険法**が成立し、2000（平成12）年度に全面施行された。介護保険制度は、**社会福祉基礎構造改革**に先駆けて、福祉サービスの提供方式を措置から利用制度に転換した。また、要介護等の認定の仕組みは、その後の障害者総合支援法の障害支援区分、子ども・子育て支援法の教育・保育給付認定へも影響を与えた。介護保険の第1号被保険者が個人単位であるという点は、地域包括ケアとも連なる**後期高齢**

社会福祉基礎構造改革
ある程度の幅はあるが、実質的には2000（平成12）年の「社会福祉の増進のための社会福祉事業法等の一部を改正する等の法律」による改正を指すことが多い。この改正により障害者分野では2003（平成15）年度に利用制度（支援費制度）となった。

障害者総合支援法
正式名称は「障害者の日常生活及び社会生活を総合的に支援するための法律」。

後期高齢者医療制度
「高齢者の医療の確保等に関する法律」に基づく制度。同法は、「健康保険法等の一部を改正する法律」（平成18年　法83号）により2008（平成20）年度に老人保健法から改正された。
➡ p.212 第8章2節参照。

者医療制度に影響を与えている[11]。

　2000年度は、介護保険制度、社会福祉基礎構造改革の他、**地方分権一括法**の施行、中央省庁の再編により厚生省と労働省が厚生労働省に統合されるなど、社会福祉分野にとっても大きな改正が多い年であり、その意味で1970年代後半以降の福祉見直し・改革の流れの1つの区切りと捉えることができる。同年にはまた、介護保険制度の全面実施と並行して、今日の**地域支援事業**に発展していく**介護予防・地域支援事業**が創設されている。2003年6月には、厚生労働省老健局長の私的研究会である高齢者介護研究会による「**2015年の高齢者介護～高齢者の尊厳を支えるケアの確立に向けて～**」が公表された（図1-3-1）。そこで打ち出された地域包括ケアシステム構想は、その後の展開で地域課題の解決力の強化、地域丸ごとのつながりの強化、専門人材の機能強化・最大活用とともに地域を基盤とする包括的支援の強化を目指すものとされ、地域共生社会の実現に向けた改革の骨格の1つに位置づけられるようになった。「必要な支援を包括的に確保する」という地域包括ケアの理念は、保健・医療分野を巻き込みつつ、障害者分野、子ども・子育て支援分野、生活困窮者支援分野へと普遍化が進められている。

　なお、介護保険制度制定以降の介護保険制度の改正の流れは**第6章**で説

地方分権一括法
正式名称は「地方分権の推進を図るための関係法律の整備等に関する法律」。地方公共団体の処理する事務を自治事務と法定受託事務に再編、などを行った。

介護予防・地域支援事業
一般財源による事業であった。2003（平成15）年度には「介護予防・地域支え合い事業」へ改正、2006（平成18）年度には、旧老人保健法による老人保健事業などと再編され、介護保険法に基づく「地域支援事業」へと発展した。

図1-3-1　高齢者の尊厳を支えるケアの確立

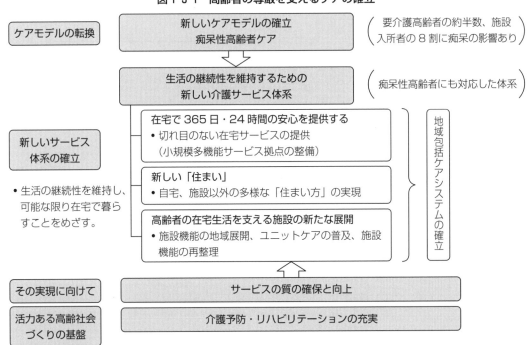

出典）厚生労働省ウェブサイト「『2015年の高齢者介護』の概念図」.

高齢者住まい法
正式名称は「高齢者の居住の安定確保に関する法律」。2011（平成23）年に大きな改正があり、サ高住（サービス付き高齢者向け住宅事業）が創設された。国土交通省と厚生労働省の所管である。

高齢者虐待防止法
正式名称は「高齢者虐待の防止、高齢者の養護者に対する支援等に関する法律」。

育児・介護休業法
正式名称は「育児休業、介護休業等育児又は家族介護を行う労働者の福祉に関する法律」。

高年齢者雇用安定法
正式名称は「高年齢者等の雇用の安定等に関する法律」。

バリアフリー法
正式名称は「高齢者、障害者等の移動等の円滑化の促進に関する法律」。制定当初は、「バリアフリー新法」と呼ばれていた。

ハートビル法
正式名称は「高齢者、身体障害者等が円滑に利用できる特定建築物の建築の促進に関する法律」。1994（平成6）年6月の制定である。

交通バリアフリー法
正式名称は、「高齢者、身体障害者等の公共交通機関を利用した移動の円滑化の促進に関する法律」。2000（平成12）年5月の制定である。
制定の時期、法律の内容や構成から考えて、旧運輸省が旧建設省との国土交通省への統合を控えて、ハートビル法の存在を強く意識したと考えるのが自然である。その意味では交通バリアフリー法が成立した時点ですでにハートビル法との一本化は既定路線だったと考えられる。

明されている。また、地域支援事業、地域包括ケアについては**第7章**で詳細に述べられている。

　この他、高齢者分野では、2001（平成13）年には、高齢者の居住の安定の確保を図ってその福祉の増進に寄与することを目的とする**高齢者住まい法**が制定された。また、2005（平成17）年には、介護保険制度の普及、活用が進む中、高齢者に対する身体的・心理的虐待、介護や世話の放棄・放任等が社会的な問題となったこと等から、**高齢者虐待防止法**が制定されている[12]。なお、1999（平成11）年に**育児休業法**が**育児・介護休業法**に改正され介護休業制度が創設されていることや、**高年齢者雇用安定法**の（数回に渡る）改正にも留意が必要である。

　中央省庁再編との関連では、2006（平成18）年、**バリアフリー法**の制定が挙げられる。同法は国土交通省所管の法律であるが、従来の**ハートビル法**（旧建設省所管）、**交通バリアフリー法**（旧運輸省所管）を一本化した法律であり、2001年1月の中央省庁再編が社会福祉分野に与えた効果の1つということができるだろう。これら高齢者住まい法、高齢者虐待防止法、バリアフリー法、育児・介護休業法、高年齢者雇用安定法については**第8章**で詳しく述べられているので参照されたい。

注)
(1) 柳谷慶子『江戸時代の老いと看取り』山川出版社，2011，p.107.
(2) 小川政亮「恤救規則の時代」『講座社会保障3　日本における社会保障制度の歴史』至誠堂，1959，p.31.
(3) 宇都栄子「恤救規則の成立と意義」右田紀久恵・高澤武司・古川孝順編『社会福祉の歴史—政策と運動の展開（新版）』有斐閣，2001，pp.210-218.
(4) 菊池正治・清水教惠・田中和男・永岡正己・室田保夫編『日本社会福祉の歴史付・史料—制度・実践・思想（改訂版）』ミネルヴァ書房，2014，pp.99-108，pp.156-159.
(5) 小川政亮「健康保険と救護法の時代」『講座社会保障3　日本における社会保障制度の歴史』至誠堂，1959，pp.68-71.
(6) 岡本多喜子『養老事業から高齢者福祉への変遷』青踏社，2004，pp.46-48，p.109，p.111-112.
(7) 仲村優一ほか編『講座社会福祉8　高齢化社会と社会福祉』有斐閣，1983，pp.51-52，pp.53-54.
(8) 衆議院ウェブサイト「生活保護法」.
(9) 厚生労働省ウェブサイト「国民年金法に基づく福祉年金の特別支給等について」.
(10) 岡本多喜子『養老事業から高齢者福祉への変遷』青踏社，2004，pp.111-112. および仲村優一ほか編『講座社会福祉8　高齢化社会と社会福祉』有斐閣，1983，p.56.
(11) 増田雅暢『逐条解説 介護保険法　2016改訂版』法研，2016，pp.25-26.
(12) 厚生労働省ウェブサイト「全国高齢者虐待防止・養護者支援担当者会議資料（平成18年4月）」.

第2章 高齢社会の動向と高齢者の生活実態

高齢者に関わる政策や福祉を理解するうえで、人口構造をめぐる統計的な知識の習得と、高齢者世帯の生活実態の把握は不可欠である。この章では、マクロな統計的側面から日本社会の人口動態や家族・世帯の変容を理解するとともに、高齢者世帯の抱える問題について学ぶ。

1

現在の日本社会の特徴である少子高齢化という状態について、近代以降の人口変動を踏まえて理解するとともに、基本的な統計的知識を習得し、少子高齢化の要因とその将来的な見通しについて学ぶ。

2

高齢者の居住形態、および家族介護の担い手の変容から、家族や介護に関する実態や規範の変容を理解するとともに、現代の高齢者や、高齢者を支える家族が直面している諸問題について考察する。

3

高齢者世帯の経済的状況や就労意欲に関して統計的に理解するとともに、高齢者の就労ニーズの背景について考察する。

1. 高齢化の要因

　人口高齢化の背景にあるのは、主に高齢者の死亡率の低下による 65 歳以上人口の増加および長寿化と、出生数の減少による少子化である。長寿化の要因には、医療技術のめざましい進歩や医療システムの整備、衛生状態や食生活の改善などが挙げられる[1]。一方、少子化は、産業構造の転換、効果的な出生抑制策の普及といった近代化に伴う変化の他に、結婚や出産をめぐる価値観の変容や、教育費用負担の重さ、就業と育児の両立環境の整備の遅れ、経済的不安定といった要因が働いているとされる[2]。

A. 人口転換

　かつての日本社会は、子どもがたくさん生まれる一方、亡くなる人も多い「**多産多死**」型と呼ばれる社会であった。しかし 1920 年代ごろから、人口の「近代化」が始まる。20 世紀初頭から都市部でみられた出生率の低下は、1920 年代には郡部でも明確になり、その後、第 2 次世界大戦直後の高出生率の時期を経て、1950 年代には低い水準で推移するようになる。一方、死亡率は 1920 年以降、特にそれまで平均寿命の低かった大都市を中心に改善していたが、1948（昭和 23）年以降にさらに急激に低下していく。こうして日本の人口構造は 1960 年代に「**少産少死**」型となり、「**人口転換**」が成就したとみられている[3]。なお現在は、高齢者の増加に伴って死亡者数が増加し、人口が減少する「**多死社会**」に入っていると言われる。

人口転換
社会の近代化に伴い、人口動態が多産多死から多産少死を経て、少産少死へ移行することを指す。

　多産多死社会から少産少死社会への人口構造の転換は、疾病構造の変化も伴っている[1]。1920（大正 9）年ごろの死因の 1 位は肺炎・気管支炎、2 位が胃腸炎、3 位が結核と感染によるものが上位を占めていた（**図 2-1-1**）。1930 年代半ばからは肺炎や胃腸炎が一段落し、結核が 1 位となっている。感染症で亡くなる人の多いこの時代、乳幼児期や青壮年期に死亡する人も多かった（**図 2-1-2**）。

　しかし、これらの感染症の割合は徐々に下降し、1950 年代からは脳血管疾患が 1 位、悪性新生物が 2 位、心疾患が 3 位を占めるようになる。同時に若年者の死亡が減少し、死亡時期が高齢期に集中するようになった。1980 年代には急速に増加してきた悪性新生物が脳血管疾患と入れ替わ

図 2-1-1　日本人の死因の変化（1910〜1999 年）

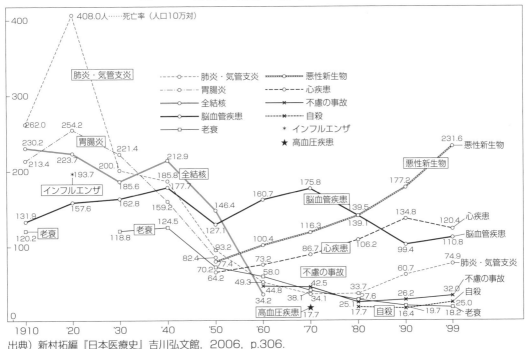

出典）新村拓編『日本医療史』吉川弘文館，2006，p.306.

図 2-1-2　死亡数および死亡率の年次推移（1899〜2019 年）

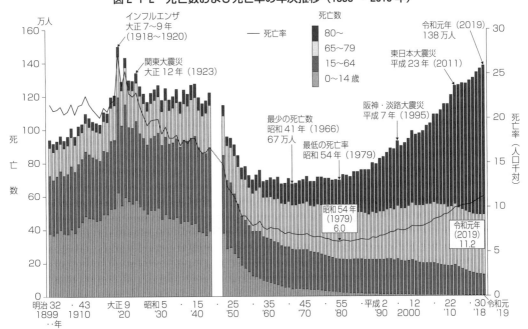

注）点線は数値なし.

出典）平成 26（2014）年までは厚生労働省ウェブサイト「平成 26 年我が国の人口動態」，p.15，平成 27
（2015）〜令和元（2019）年は各年の「人口動態統計月報年計（概数）の概況」をもとに作成.

り、今日に至るまで1位の座を占めている。2018（平成30）年現在、65歳以上の死因別の死亡率（65歳以上人口10万人当たりの死亡数）は、1位が「悪性新生物（がん）」(916.6)、次いで「心疾患（高血圧性を除く）」(546.1)、3位が「老衰」(309.3) となっている[4]。

B. 平均寿命の延び

1921（大正10）年から1925（大正14）年の間における日本社会の**平均寿命**（0歳時点の平均余命）は、男性が42.06年、女性が43.20年と、高い乳幼児死亡率などの影響もあって、男女ともに低い水準であった[5]。その後、社会の近代化とともに日本人の平均寿命は伸び、2018（平成30）年現在、男性81.25年、女性87.32年と、国際的にもトップクラスの水準を維持している（**図2-1-3**）。

C. 出生率低下の動向

第2次世界大戦直後の1947（昭和22）年〜1949（昭和24）年における**第1次ベビーブーム**の時代には、最も高い1949年の出生数が約270万人、女性の年齢階級ごとの出生率を合計した**合計特殊出生率**は4.32を記

第1次ベビーブーム
日本では第2次世界大戦後の1947〜1949年の間に、出生数が急激に増加するベビーブームが起こった。この期間に生まれた世代は「団塊の世代」と呼ばれ、その人数の多さから日本社会に大きな影響を及ぼしてきた。現在は、団塊の世代が全員後期高齢者となる2025年が、高齢者政策における1つの指標となっている。

合計特殊出生率
「15歳から49歳までの女性の年齢別出生率を合計したもの」であり、1人の女性が一生の間に生む子どもの数に相当するものとみなされる。

図2-1-3　平均寿命の推移と将来推計

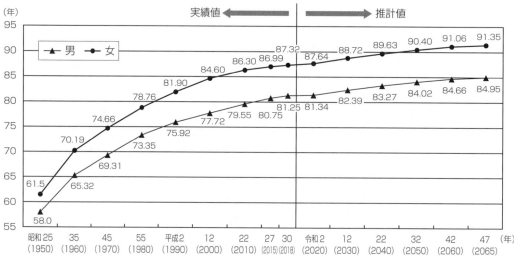

資料：1950年は厚生労働省「簡易生命表」、1960年から2015年までは厚生労働省「完全生命表」、2018年は厚生労働省「簡易生命表」、2020年以降は、国立社会保障・人口問題研究所「日本の将来推計人口（平成29年推計）」の出生中位・死亡中位仮定による推計結果
（注）1970年以前は沖縄県を除く値である。0歳の平均余命が「平均寿命」である。
出典）内閣府ウェブサイト「令和2年版高齢社会白書」図1-1-4をもとに作成.

録した。しかしその後、**優生保護法**（1948〔昭和 23〕年）による人工妊娠中絶の合法化や家族計画の普及などにより[6]、出生率は 1950 年代に急激に低下し、ほぼ 2 前後で推移するようになる。第 1 次ベビーブーム世代が出産する側になったことで生じた**第 2 次ベビーブーム**では、出生数は増加したが、1 人当たりの出生率に変化はみられなかった。その後、出生数、出生率ともに緩やかに低下を続け、1989（平成元）年には合計特殊出生率が戦後の最低記録であった「丙午」年（1966〔昭和 41〕年）の 1.58 を下回る 1.57 となった（「**1.57 ショック**」）。出生率はその後、2005（平成 17）年に最低の 1.26 を記録している。2019（令和元）年現在ではやや上昇し、1.36 となっているが、出生数は約 87 万人と戦後最低となった（**図 2-1-4**）。人口規模を維持するのに最低限必要とされる合計特殊出生率を**人口置換水準**（2018 年現在で 2.07[5]）といい、現在の合計特殊出生率はそれを大幅に下回っている。なお、合計特殊出生率は都道府県ごとに違いがあり、2019 年現在最も高いのは沖縄県（1.82）、最も低いのは、東京都（1.15）となっている[7]。

優生保護法
1948（昭和 23）年制定・施行。「優生上の見地から不良な子孫の出生を防止する」こと、および「母性の生命健康を保護する」ことを目的として、優生手術（不妊手術）、人工妊娠中絶、受胎調節などについて規定した法律。1996（平成 8）年に、「不良な子孫の出生を防止する」という目的や、優生思想に基づく条項を削除した「母体保護法」に改正された。

丙午
干支（えと）の 1 つ。江戸時代より、丙午の年に生まれた女性は夫を殺すなどという俗信があり、縁談を忌避する傾向もみられたことから、丙午年の 1906（明治 39）年、1966（昭和 41）年ともに、出生率の低下が起こっている。

人口置換水準
人口が静止するために必要な合計特殊出生率を指す。

図 2-1-4　出生数および合計特殊出生率の年次推移（1947 ～ 2019 年）

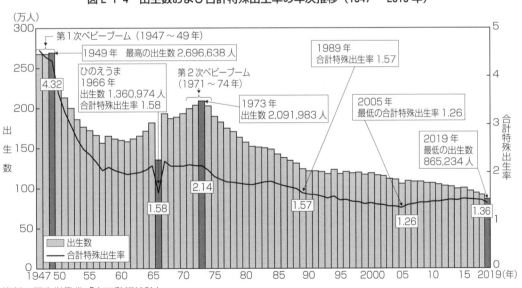

資料：厚生労働省「人口動態統計」
出典）内閣府ウェブサイト「令和 2 年版少子化社会対策白書」図 1-1-3 をもとに作成.

2. 高齢化の現状と今後の見通し

A. 高齢人口と高齢化率

高齢者の区分
65 〜 74 歳を「前期高齢者」、75 歳以上を「後期高齢者」と呼ぶ。

2019（令和元）年 10 月 1 日時点での 65 歳以上の高齢者人口は 3,589 万人となり、65 歳以上の人口が総人口に占める割合（**高齢化率**）は 28.4％となった。高齢者人口は女性のほうが多く 2,029 万人、男性は 1,560 万人で、性比（女性人口 100 人に対する男性人口）は 76.9 であった（**表 2-2-1**）。なお、従来、**前期高齢者**（65 〜 74 歳）は**後期高齢者**（75 歳以上）よりも人口比率が高かったが、2018（平成 30）年 3 月に前期高齢者 13.9％、後期高齢者 14.0％と逆転し、それ以降後期高齢者の比率が上昇している[8]（**表 2-2-1**）。

生産年齢人口
生産活動の中心をなす年齢層の人口をいい、15 〜 64 歳とされることが多い。ただし、15 〜 64 歳のなかには、非労働力人口（学生、家事従事者、病弱者など収入を伴う活動に従事しない人口）および労働の能力と意思はあるが失業している人も含まれる。

一方で、15 〜 64 歳の**生産年齢人口**は 7,507 万人となり、人口全体に占める割合は 59.5％となった。この生産年齢人口は、戦後一貫して増加して

表 2-2-1　高齢化の現状

単位：万人（人口）、%（構成比）

		令和元年 10 月 1 日		
		総数	男	女
人口 （万人）	総人口	12,617	6,141	6,476
	（性比）		9.48	
	65 歳以上人口	3,589	1,560	2,029
	（性比）		76.9	
	65 〜 74 歳人口	1,740	831	908
	（性比）		91.5	
	75 歳以上人口	1,849	729	1,120
	（性比）		65.1	
	15 〜 64 歳人口	7,507	3,802	3,705
	（性比）		102.6	
	15 歳未満人口	1,521	779	742
	（性比）		105.0	
構成比	総人口	100.0	100.0	100.0
	65 歳以上人口 (高齢化率)	28.4	25.4	31.3
	65 〜 74 歳人口	13.8	13.5	14.0
	75 歳以上人口	14.7	11.9	17.3
	15 〜 64 歳人口	59.5	61.9	57.2
	15 歳未満人口	12.1	12.7	11.5

出典）内閣府ウェブサイト「令和 2 年版高齢社会白書」表 1-1-1 をもとに作成.

いたが、1995（平成7）年の国勢調査での8,726万人をピークに減少局面に入っている。

生産年齢人口以外の人口を**従属人口**というが、従属人口が生産年齢人口に対してどの程度の割合を占め、生産年齢人口の扶養負担がどの程度あるかを示す指標として、「**従属人口指数**」がある。2015（平成27）年の従属人口指数は64.5であるが、そのうち**老年従属人口指数**は43.8、**年少従属人口指数**は20.6である。働き手2.3人で高齢者1人、また働き手4.8人で年少者1人を扶養するイメージとなる[9]。

今後の高齢化の傾向について、国立社会保障・人口問題研究所では、2015年国勢調査の確定数をもとに、2065年までの推計を出している。それによると、30〜40歳代の出生率実績の上昇などを受け、2065年時点の合計特殊出生率推計値は1.44と上方修正され、前回の国勢調査による推計と比較すると、人口減少の速度や高齢化の進行度合いはやや緩和される見通しとなった。総人口は、2065年には8,808万人と推計され、高齢化率は38.4%になる。平均寿命は、男性84.95年、女性91.35年に伸長する。

年少人口（0〜14歳）は2015年の1,595万人から、2065年の898万人に減少し、人口全体に占める割合は12.5%から10.2%へ低下する。生産年齢人口（15〜64歳）は、2015年の7,728万人から、2065年の4,529万人に減少し、人口全体に占める割合は、60.8%から51.4%となる。一方で、老年人口は、2015年の3,387万人から増加し、2042年に3,935万人でピークを迎え、その後2065年には3,381万人へと減少する。しかしながら、他の年齢層の減少率のほうが大きいため、老年人口が人口全体に占める割合は増加する。2065年の老年従属人口指数は74.6になるものと推計され、生産年齢人口1.3人で高齢者1人を支える比率となる[9]。

B. 地域による違い

高齢化率は都道府県によって異なる。2019（令和元）年現在で高齢化率が最も低いのは沖縄県（22.2%）であり、次いで東京都（23.1%）など都市部が続いている。逆に、高齢化率が最も高いのは秋田県（37.2%）、続いて高知県（35.2%）になっている[4]。

今後、地域別の高齢化率はどのように推移するのだろうか。これまでは、都市部ほど若年者が集まりやすく高齢化率が低い傾向があったが、今後は現在の住民が高齢化することによって、都市やその周辺の高齢化率も上昇するとみられる。国立社会保障・人口問題研究所の「日本の地域別将来推計人口」（2018〔平成30〕年推計）によると、2030年以降は全都道府

従属人口
年少人口（0〜14歳）と老年人口（65歳〜）を合わせたもの。実際には65歳以上で収入のある仕事についている人も多く、「従属人口」という概念はあくまで目安として捉えられる。

従属人口指数
生産年齢人口100に対する、従属人口の割合。従属人口の数を生産年齢人口の数で割り、100をかけて求める。年少従属人口指数（生産年齢人口100に対する年少人口の比）と老年従属人口指数（生産年齢人口100に対する老年人口の比）とがある。従属人口指数が低ければ、生産年齢人口1人が扶養する従属人口の割合は少なくなる。高齢者の多い社会だけでなく、子どもの多い社会も従属人口指数が高くなる。

県で総人口が減少し、2045 年には東京都を除いたすべての道府県で、2015（平成 27）年の人口を下回るとされている。一方で、高齢者の割合は増加し、なかでも 2015 年に全国で最も高齢化率が高かった秋田県では、2045 年には人口の半数が高齢者になるとみられている。これまで高齢化率が比較的低かった大都市圏と沖縄県でも、2045 年には 65 歳以上人口が現在の 1.3 倍以上となる。高齢化率が最も低い東京都でも、30.7％と 3 割を超える見込みである。

また、75 歳以上人口については、2045 年には 43 道府県で 20％を超えるものとみられる。大都市圏では、2015 年から 2045 年にかけて 75 歳以上人口が急増するものの、割合は相対的に低い[10]（**表 2-2-2**）。

表 2-2-2　都道府県別の高齢者人口割合（2015 年・2030 年・2045 年）

65 歳以上人口の割合 （%）

順位	2015 年		2030 年		2045 年	
	全国	26.6	全国	31.2	全国	36.8
1	秋田県	33.8	秋田県	43.0	秋田県	50.1
2	高知県	32.9	青森県	39.1	青森県	46.8
3	島根県	32.5	高知県	37.9	福島県	44.2
4	山口県	32.1	山形県	37.6	岩手県	43.2
5	徳島県	31.0	福島県	37.5	山形県	43.0
⋮	⋮	⋮	⋮	⋮	⋮	⋮
43	滋賀県	24.2	滋賀県	28.7	福岡県	35.2
44	神奈川県	23.9	神奈川県	28.3	滋賀県	34.3
45	愛知県	23.8	愛知県	27.3	愛知県	33.1
46	東京都	22.7	沖縄県	26.2	沖縄県	31.4
47	沖縄県	19.7	東京都	24.7	東京都	30.7

75 歳以上人口の割合 （%）

順位	2015 年		2030 年		2045 年	
	全国	12.8	全国	19.2	全国	21.4
1	秋田県	18.4	秋田県	27.0	秋田県	31.9
2	島根県	17.7	高知県	24.4	青森県	29.1
3	高知県	17.2	青森県	23.8	福島県	27.4
4	山形県	16.9	島根県	23.4	山梨県	26.7
5	岩手県	16.3	山口県	23.4	山形県	26.7
⋮	⋮	⋮	⋮	⋮	⋮	⋮
43	神奈川県	10.9	滋賀県	17.4	埼玉県	20.1
44	東京都	10.9	神奈川県	17.1	滋賀県	19.5
45	愛知県	10.8	愛知県	16.5	愛知県	18.5
46	埼玉県	10.6	沖縄県	14.7	沖縄県	17.8
47	沖縄県	10.1	東京都	14.3	東京都	16.7

出典）国立社会保障・人口問題研究所「日本の地域別将来推計人口—平成 27（2015）〜57（2045）年」（平成 30〔2018〕年推計）.

C. 国際比較

　国際的にみると、日本は世界で最も高齢化が進んだ国であり、かつ高齢化のスピードも速い。欧米諸国では日本より早い段階から高齢化が進んでいたが、2000年前後に日本が高齢化率で追い抜き、最も高い水準となった。高齢化の速度についても、高齢化率が7%を超えてからその倍の14%に達するまでの所要年数（**倍加年数**）の短さにおいて日本は欧米を上回っており、1970（昭和45）年に高齢化率が7%を超える「**高齢化社会**」となったのち、24年後の1994（平成6）年には14%を超える「**高齢社会**」となった。欧米における高齢化率7%から14%への倍加年数は、フランスの115年を筆頭にスウェーデン85年、比較的短いドイツでも40年と、日本より長い時間がかかっている。日本は他の先進国が経験したことのない、規模が大きく、かつ急速な高齢化に対応していかなければならない。一方で、アジア各国では、少子化が速いスピードで展開しており、一部の国では日本を上回るスピードで高齢化が進むものとみられている（**図2-2-1**）（**表2-2-3**）。

「高齢化社会」「高齢社会」
総人口に占める65歳以上の高齢者の割合（高齢化率）が7%を超えた社会を「高齢化社会」、14%を超えた社会を「高齢社会」という。さらに、高齢化率が21%を超えると「超高齢社会」となる。

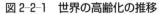

図2-2-1　世界の高齢化の推移

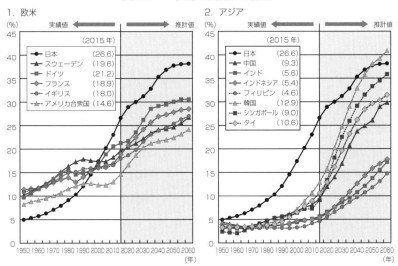

資料：UN. World Population Prospects：The 2019 Revision
　　　ただし日本は、2015年までは総務省「国勢調査」、2020年以降は国立社会保障・人口問題研究所「日本の将来推計人口（平成29年推計）」の出生中位・死亡中位仮定による推計結果による。
出典）内閣府ウェブサイト「令和2年版高齢社会白書」図1-1-6をもとに作成.

表 2-2-3　主要国の 65 歳以上人口割合別到達年次とその倍加年数

| 国 | 65 歳以上人口割合 (到達年次) | | | 倍加年数 (年間) |
	7%	14%	21%	7%→14%
シンガポール	2004	2021	2029	17
韓国	2000	2018	2026	18
中国	2002	2025	2036	23
日本	**1970**	**1994**	**2007**	24
ドイツ	1932	1972	2014	40
アメリカ	1942	2014	2034	72
スウェーデン	1887	1972	2025	85
フランス	1864	1990	2021	126

出典）国立社会保障・人口問題研究所「人口統計資料集（2020）」表 2-18 をもとに作成.

3. 世帯の状況

A. 高齢者のいる世帯の現状

家制度
1898（明治 31）年の民法で制定された家族制度。戸主が家族員に対する扶養義務と管理掌握権限を持ち、その継承を主に長男が担った。

　戦前までの日本社会では、**家制度**の下、主に長男が親と同居し扶養するという規範が存在していた。戦後、民法の規定が変わってからも長男同居の慣行は残り続けるが、1960 年代ごろから産業化によって子世代が農村から都市へ移住し、また子ども数が減って息子のいない高齢者も増えるなど、同居を困難にする状況が広がり始める[11]。1961（昭和 36）年には国民皆年金制度が確立され、老後の社会保障が家族内の私的扶養から社会的扶養に転換されたこと、また家族内での個人志向の高まりや高齢者の自立の強調などを背景に[12]、高齢者と子世代の同居割合は減少しつつある。

　内閣府が 1980（昭和 55）年から 5 年ごとに行っている「高齢者の生活と意識に関する国際比較調査」をみると、「老後における子供や孫とのつきあい方」について、「子供や孫とはいつも一緒に生活できるのがよい」と回答した高齢者の割合は、1980 年には 59.4％にのぼっていたが、2015（平成 27）年には 27.1％へ半減している。かわって「ときどき会って食事や会話をするのがよい」が過半数の 50.5％を占め、欧米に比べるとまだ同居志向が多いものの、比較的交流のとりやすい距離での別居が好まれるようになっている[13]。

世帯
住居および生計をともにする者の集まりまたは独立して住居を維持し、もしくは独立して生計を営む単身者をいう（国民生活基礎調査での定義による）。

　2018（平成 30）年現在、65 歳以上の高齢者のいる世帯は約 2,492 万 7 千世帯で、全世帯の 48.9％を占めている。その中で、1980 年に 50.1％を占めていた「三世代世帯」の割合は 10.0％と大きく後退した。現在では

「夫婦のみの世帯」が32.3%と最多であり、2位の「単独世帯」（27.4%）と合わせると6割に近い。なお、3位は「親と未婚の子のみの世帯」（20.5%）である（**図2-3-1**）。

　単独世帯の中では女性の割合が高く、2015年には男性約192万人、女性約400万人が一人暮らしであり、独居者が高齢者人口に占める割合は男性の場合で13.3%、女性は21.1%に及んでいる[4]。女性の一人暮らしが多い要因としては、子どもとの同居の減少に加え、男女の平均寿命差や夫婦の年齢差などにより、妻が残る場合が多いことが挙げられる。今後、核家族規範のさらなる強まりや、離婚者や非婚者の増加などにより、男女ともに独居の高齢者が増えることが予測される。

図2-3-1　65歳以上の者のいる世帯数および構成割合（世帯構造別）と全世帯に占める65歳以上の者がいる世帯の割合

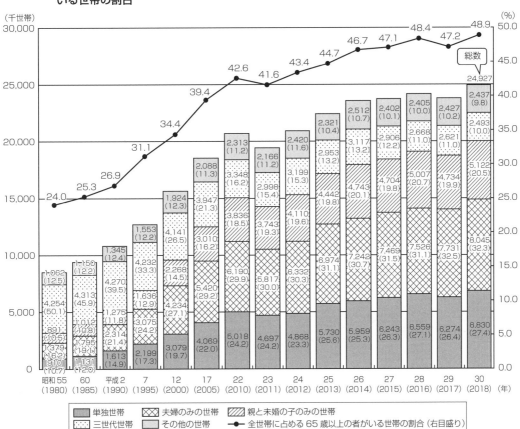

資料：昭和60年以前の数値は厚生省「厚生行政基礎調査」、昭和61年以降の数値は厚生労働省「国民生活基礎調査」による

（注1）平成7年の数値は兵庫県を除いたもの、平成23年の数値は岩手県、宮城県及び福島県を除いたもの、平成24年の数値は福島県を除いたもの、平成28年の数値は熊本県を除いたものである。

（注2）（　）内の数字は、65歳以上の者のいる世帯総数に占める割合（%）

（注3）四捨五入のため合計は必ずしも一致しない。

出典）内閣府ウェブサイト「令和2年版高齢社会白書」図1-1-8をもとに作成.

B. 今後の見通し

　世帯構造は今後どのように変化するのだろうか。人口減の現在でも、1世帯当たりの人数が減少しているため世帯数は増える傾向にあるが、国立社会保障・人口問題研究所によると、世帯数のピークは2023年（5,419万世帯）であり、その後減少するとみられている。世帯主の高齢化が進み、2015（平成27）年から2040年にかけて、全世帯主に占める65歳以上世帯主の割合は、36.0％から44.2％へ増加する見込みである。さらに、高齢者の独居率が上昇し、65歳以上男性の独居率は14.0％から20.8％へ、女性は21.8％から24.5％となると推測される[14]。

　高齢者の夫婦のみ世帯や単独世帯の増加は、次節でみるように、老老介護や家族介護者の不在、貧困、社会的孤立などの問題が増加する可能性を示唆している。

4. 介護と家族

A. 家族介護の担い手

　世帯形態の変容は、家族介護のあり方を変えることにもなっている。「2019年国民生活基礎調査の概況」によれば、在宅の要介護高齢者のうち、同居家族に介護されている人は全体の54.4％である。介護者の続柄で最も多いものは「配偶者」で23.8％、次いで「子」の20.7％、3番目が「子の配偶者」で7.5％であった（**図2-4-1**）[15]。それぞれの性別内訳は「概況」には記載されていないが、別途公表されている統計表から算出してみると、「配偶者」の内訳は夫が約3分の1で妻が約3分の2、「子」は娘がやや高いものの、息子も半数近くを占める。一方で、子の配偶者は9割以上が「息子の妻」である。全体として女性が介護者になる割合が多いが、総数でみると、男性介護者も35.0％と、家族介護者全体の約3分の1を占めるまでになった[16]。

　表2-4-1および**表2-4-2**は、同居介護者全体を100としたときの、介護者の続柄別・性別の比率の推移をみたものである。**表2-4-1**をみると、この18年間に「配偶者」「子」が増加する一方で、「子の配偶者」が31.7％から13.7％へと半分以下に減少している。また、**表2-4-2**をみると、この

図 2-4-1　要介護者等との続柄別主な介護者の構成割合

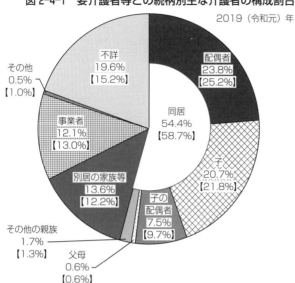

2019（令和元）年

配偶者
23.8%
【25.2%】

同居
54.4%
【58.7%】

子
20.7%
【21.8%】

子の
配偶者
7.5%
【9.7%】

父母
0.6%
【0.6%】

その他の親族
1.7%
【1.3%】

別居の家族等
13.6%
【12.2%】

事業者
12.1%
【13.0%】

その他
0.5%
【1.0%】

不詳
19.6%
【15.2%】

注：1)【　】は 2016（平成 28）年の数値である。
　　2) 2016（平成 28）年の数値は、熊本県を除いたものである。
出典）厚生労働省ウェブサイト「2019 年 国民生活基礎調査の概況」図 27 をもとに作成.

表 2-4-1　同居の主な介護者の続柄別割合の推移

(%)

	2001（平成 13）年	2004（平成 16）年	2007（平成 19）年	2010（平成 22）年	2013（平成 25）年	2016（平成 28）年	2019（令和元）年
配偶者	36.4	37.8	41.7	40.1	42.5	43.0	43.9
子	28.1	28.5	29.9	32.6	35.4	37.1	38.2
子の配偶者	31.7	30.6	23.8	23.7	18.2	16.6	13.7
その他	3.9	3.5	4.7	3.6	3.9	3.3	4.3

表 2-4-2　同居の主な介護者の続柄・性別割合の推移

(%)

	2001（平成 13）年	2004（平成 16）年	2007（平成 19）年	2010（平成 22）年	2013（平成 25）年	2016（平成 28）年	2019（令和元）年
男性総数	23.6	25.1	28	30.6	31.3	34.0	35.0
配偶者（夫）	11.5	12.5	13.3	13.8	13.9	15.6	15.6
子（息子）	10.7	11.6	13.3	15.5	16.3	17.2	17.8
子の配偶者（娘の夫）	0.6	0.6	0.4	0.3	0.4	0.3	0.5
その他	0.7	0.5	1.1	0.9	0.6	0.8	1.1
女性総数	76.4	74.9	71.9	69.4	68.7	66.0	65.0
配偶者（妻）	24.8	24.9	28.4	26.3	28.6	27.4	28.2
子（娘）	17.3	16.9	16.6	17.1	19.1	19.9	20.4
子の配偶者（息子の妻）	31.0	30.1	23.4	23.3	17.8	16.3	13.2
その他	3.2	2.9	3.6	2.7	3.3	2.5	3.1

出典）各年の国民生活基礎調査介護票の公表データより著者作成．同居介護者総数を 100 とした場合

18 年間に男性介護者の割合が 23.6％から 35.0％へと 10 ポイント以上上昇
したことがわかる。さらに続柄別に細かくみると、この 18 年間で、息子
介護者が全体の 10.7％から 17.8％へと大きく増加し、また夫介護者も全体

の11.5％から15.6％へと増えている。女性介護者は、妻介護者が全体の24.8％から28.2％へ、娘介護者が17.3％から20.4％へといずれも少し増加しているが、子の配偶者女性（息子の妻）は、31.0％から13.2％へと大きく減少している。

B. 家族介護をめぐる諸問題

　このような介護者の変容は、家族規範の変化などに伴い、「夫婦のみ」「一人暮らし」または「未婚の子と同居」という居住形態が増え、「三世代同居」の割合が減ってきたことと連関している。介護する人は、かつての「息子の配偶者」から「配偶者」や「子」に変わり、**老老介護**や、未婚子による**シングル介護**の増加、**男性介護者**割合の上昇の背景となっている。また、単身世帯や老夫婦のみの世帯が増えるなか、別居の家族等が「主な介護者」となる傾向も進んでいる。

　まず、介護者、要介護者等がともに65歳以上の高齢者であるいわゆる「老老介護」の状況を見てみよう。「2019年国民生活基礎調査の概況」において、介護する側とされる側とがどちらも65歳以上である場合は59.7％となり、前回調査（2016〔平成28〕年）よりも約4ポイント上昇した。どちらも75歳以上である割合は33.1％と、前回調査よりも約2ポイント上昇し、年代層の高い老老介護が増えていることがうかがえる。組み合わせを年齢階級別に見ると、60代、70代では同世代同士の組み合わせが多く、80代では、介護者が50～60代の子世代であることが多くなるものの、同世代の介護者の割合も約25％と一定の割合を占める（**表2-4-3**）。

表 2-4-3　要介護者等の年齢階級別にみた同居の主な介護者の年齢階級構成割合

(%)

同居の主な介護者の年齢階級	要介護者等の年齢階級						(再掲)65歳以上	(再掲)75歳以上
	総数	40～64	65～69	70～79	80～89	90歳以上		
総数	[100.0]	[4.1]	[4.2]	[23.7]	[42.7]	[25.3]	[95.9]	[83.6]
	100.0	100.0	100.0	100.0	100.0	100.0	100.0	100.0
40歳未満	1.5	1.8	7.4	1.8	1.1	0.6	1.4	1.1
40～49	5.6	16.0	4.4	9.5	4.3	2.5	5.1	4.8
50～59	19.6	24.4	5.7	9.6	31.6	10.3	19.4	21.7
60～69	30.6	29.5	59.3	12.7	21.6	58.2	30.7	29.1
70～79	26.5	18.8	21.6	56.0	16.2	18.4	26.8	24.8
80歳以上	16.2	9.5	1.6	10.2	25.1	10.1	16.4	18.5
（再掲）65歳以上	58.8	39.2	65.9	77.1	47.5	62.8	59.7	57.2
（再掲）75歳以上	30.2	18.5	7.7	40.2	38.6	12.4	30.5	33.1

出典）厚生労働省ウェブサイト「2019年 国民生活基礎調査の概況」表19をもとに作成．「総数」には主な介護者の年齢不詳分を含む．

また、子世代が65歳以上となれば、親子間の老老介護になる。さらに、認知症の要介護者等を認知症の介護者が介護するという「認認介護」の増加も指摘されている。老老介護、認認介護ともに、体力的、精神的負担が大きく、適切な支援なしでは共倒れになるリスクもある。

同じく「2019年国民生活基礎調査の概況」によれば、家族介護者が介護のために使う時間は、要支援1から要介護2までは「必要な時に手をかす程度」が最も多くなっているものの、要介護3以上では「ほとんど終日」が最多となり、要介護4では45.3%、要介護5では54.6%が「ほとんど終日」介護している。介護時間が「ほとんど終日」の同居の主な介護者は、「女」が約7割、「男」が約3割となっており、続柄別にみると、「妻」が最も多く、次いで「娘」「夫」の順となっている[15]。

一方で、介護をしている人の有業率は上昇しており、仕事との両立も大きな課題となっている。平成29年の「就業構造基本調査」では、介護をしている男性の有業率は65.3%、女性の有業率は49.3%となり、特に女性の有業率が上昇している[17]。同時に、介護等により離職・転職する、いわゆる**介護離職**も年間約10万人と膨大な数に上っており、そのうち約4分の3は女性である（**表2-4-4**）。家族介護に際して、女性のほうが離職したり、勤務形態を転換したりすることを余儀なくされる傾向を示している。

1995（平成7）年より**育児・介護休業法**で**介護休業**等が規定されているが、介護休業等制度の利用率は1割を下回っており[18]、積極的に活用されているとは言い難い。労働力の確保を目指す政府は、2015（平成27）年に「介護離職ゼロ」を目標として掲げたが、実態を目標に近づけるためには、職場の意識改革も含めた施策の推進に、より積極的に取り組む必要

育児・介護休業法（育児休業、介護休業等育児又は家族介護を行う労働者の福祉に関する法律）
1991（平成3）年に育児休業法として始まり、1995年に育児・介護休業法に改正された。
➡ p.231 第8章6節参照。

介護離職ゼロ
2015年の「新・三本の矢」で掲げられ、2016（平成28）年6月に閣議決定した「ニッポン一億総活躍プラン」に盛り込まれた目標。そのための施策として、介護の受け皿拡大／介護人材の処遇改善／多様な介護人材の確保・育成／仕事と介護の両立が可能な働き方の普及促進等が掲げられている。

表2-4-4 男女、就業状態別介護・看護のために過去1年間に前職を離職した者（平成19年、24年、29年）

（千人）

男女 就業状態	平成19年	平成24年	平成29年
総数	144.8	101.1	<u>99.1</u>
有業者	29.4	17.8	<u>24.6</u>
無業者	115.5	83.3	<u>74.5</u>
男	25.6	19.9	<u>24.0</u>
有業者	6.1	3.4	7.7
無業者	19.5	16.5	16.3
女	119.2	81.2	<u>75.1</u>
有業者	23.3	14.4	17.0
無業者	96.0	66.8	58.2

出典）総務省統計局「平成29年就業構造基本調査結果の概要」表Ⅰ-7より作成.

があるだろう。

　また、子世代において晩婚化・晩産化というライフコースの変化が生じ
ていることにより、まだ手のかかる子を抱えている段階で親の介護が発生
するという、育児と介護の「**ダブルケア**」の問題も指摘されるようになっ
てきた。内閣府男女共同参画局の調査では、就業構造基本調査からダブル
ケアを行う者の人口を約25万人と推定し、平均年齢は40歳前後、ダブル
ケアを行う女性の半数、男性の9割が有業者であるとしている[19]。育児
と介護だけでなく、就労との両立も考慮しなければならず、縦割りではな
い支援が必要となる。

　さらに、量的な規模としては小さいものの、若年の介護者（**ヤングケア
ラー**）も近年注目されている問題の1つである。家族のもつ介護力の弱ま
りや在宅介護の推進を背景に、子どもが家族内で年齢不相応なケアの分担
に組み込まれる場合、介護や家事、きょうだいの世話等に時間とエネルギ
ーをとられることで、学業や人間関係の形成、さらに将来の進路選択など
にも困難を抱えることが問題として指摘されている[20]。

　また近年、高齢の親と同居する子が、いわゆる「ひきこもり」や、無
業・低収入の状態にあるケースが注目され、親子の年代（80代と50代）
をとって「８０５０問題」と呼ばれるようになった。こうした同居子の存
在は、高齢の親が対応に苦慮して外部へ相談したり、親が介護保険を利用
するようになったことをきっかけに顕在化することが多い。子が親の年金
や家事労働等を頼りに生活している場合、親が要介護になったり死亡した
りした際に、子本人の生活困窮につながったり、高齢者虐待につながるケ
ースも危惧される。また子本人に疾患がある場合もみられ、高齢者福祉の
枠組みを超えた支援が必要になることも多い[22]。

　最後に、孤立の問題について触れておきたい。60歳以上を対象とした
内閣府「高齢者の住宅と生活環境に関する調査」（平成30年）によれば、
孤立死を身近な問題と感じる人の割合（「とても感じる」「まあ感じる」の
合計）は34％と比較的高く、特に一人暮らしの場合には50.7％と、半数
の人が不安を抱く状態となっている[4]。一方で、孤立は単独世帯だけの問
題ではなく、昼間独居や、同居家族のなかで高齢者が孤立している場
合[23]、また上述のような老老介護や8050問題など、問題を抱えた夫婦・
親子が地域のなかで孤立している場合なども存在する。

　家族形態やライフコースの変容に伴い発生してきた問題、あるいは従来
家族のなかに潜在していた問題の顕在化をうけて、高齢者福祉のあり方は
模索を余儀なくされている。介護を社会全体の課題として捉え、社会で担
っていくという「**介護の社会化**」だけでなく、縦割りではない支援体制の

ヤングケアラー
young carer
「家族にケアを要する人
がいる場合に、大人が担
うようなケア責任を引き
受け、家事や家族の世話、
介護、感情面のサポート
などを行っている、18
歳未満の子ども」と定義
される。18歳以上の場
合（おおむね30代まで）
「若者ケアラー」（young
adult carer）と呼ばれ
る[21]。
→ p.66 第3章コラム参
照。

ひきこもり
内閣府は、「自室からほ
とんど出ない」「自室か
ら出るが家から出ない」
「ふだんは家にいるが近
所のコンビニなどには出
かける」状態を6ヵ月以
上続けている者を「狭義
のひきこもり」、趣味目
的なら外出する者を「準
引きこもり」とし、これ
らを合わせた「広義のひ
きこもり」が40～64歳
で約61万人いると推計
している[21]。

構築、地域におけるつながりや人びとの居場所の再編成、ワーク・ライフ・バランス、セーフティネットの見直しなど、さまざまな課題を早期に解決していく必要に迫られている。

5. 経済的状況

社会情勢の変化や、一方では高齢期の就業意欲の高まりもあり、65歳以上で就労している人の数は増加している。労働力人口に占める65歳以上の割合は、2019（令和元）年時点で13.2％となった[5]。

高齢者の所得全体に占める稼働所得の割合は上昇する傾向にあり、「2019年国民生活基礎調査の概況」では、高齢者世帯における稼働所得の割合が23.0％と、前回調査より約2ポイント上がっている。反対に、年金収入の占める割合は63.6％となり、割合としては減少傾向にある[15]（**表2-5-1**）。所得が年金・恩給収入のみとなっている世帯は48.4％に減少し、半数を割った（**図2-5-1**）。

同じ「2019年国民生活基礎調査の概況」で、世帯主の年齢階級別に1世帯当たりの平均所得金額をみると、所得のピークは世帯主が50代の世帯で、756万円となっている。世帯主が高齢者（65歳以上）の場合、世帯平均所得金額は、425万4千円であり、全世帯平均（552万3千円）の4分の3程度になる。その一方で、世帯人員1人当たりの平均所得金額をみると199万7千円となり、全世帯平均の222万3千円の9割程度まで上昇する。これは、現役世代に比べて高齢者世帯の世帯人員が少ないためである（**図2-5-2**）。

高齢者の就業意欲も高まっている。内閣府の「高齢者の経済生活に関する調査」（令和元年度）によると、70歳以上になっても収入を伴う仕事がしたいと答える人は全体の約6割にのぼる（**図2-5-3**）。

ただし、こうした積極的な就業意向の背景には、年金制度改革による就労ニーズの高まりや、またそもそも老後の備えが十分でない人がいることも考慮に入れる必要があるだろう。「2019年国民生活基礎調査の概況」で、生活が「苦しい」「やや苦しい」と答えた65歳以上の人が51.7％と全体（54.4％）を下回る一方で[15]、2017（平成29）年における、65歳以上高齢者の生活保護受給者は100万人と前年より増加しており、高齢期における格差の存在がうかがえる。65歳以上人口に占める生活保護受給者の

高齢者世帯
65歳以上の者のみで構成するか、またはこれに18歳未満の未婚の者が加わった世帯をいう。

世帯主の年齢階級別にみた平均所得金額
各世代のおよその所得傾向をみたものだが、世帯主以外の所得も含まれていることに注意が必要である。「世帯主が65歳以上」の世帯には、同居する65歳未満の人の所得が含まれている可能性があり、同じ調査における「高齢者世帯」の平均所得312万6千円（2018年）よりも高い金額となっている。

年金制度改革による就労ニーズ
➡ p.226 第8章5節参照。

表 2-5-1　各種世帯の所得の種類別 1 世帯当たり平均所得金額および構成割合

世帯の種類	総所得	稼働所得	(再掲)雇用者所得	公的年金・恩給	財産所得	年金以外の社会保障給付金	(再掲)児童手当等	仕送り・企業年金・個人年金・その他の所得
1 世帯当たり平均所得金額（単位：万円）								
2018（平成 30）年								
全世帯	552.3	410.3	383.9	105.5	15.8	6.2	3.1	14.5
高齢者世帯	312.6	72.1	60.1	199.0	20.4	1.8	—	19.4
高齢者世帯以外の世帯	659.3	561.3	528.4	63.8	13.7	8.2	4.4	12.3
児童のいる世帯	745.9	686.8	651.8	25.6	8.1	18.5	14.3	6.9
母子世帯	306.0	231.1	225.6	10.4	17.6	37.3	30.1	9.6
2015（平成 27）年								
全世帯	545.4	403.3	373.2	104.4	18.3	6.3	3.4	13.1
高齢者世帯	308.1	64.9	49.1	201.5	22.8	1.9	0.0	16.9
高齢者世帯以外の世帯	638.0	535.4	499.7	66.5	16.5	8.0	4.7	11.6
児童のいる世帯	707.6	646.7	609.5	27.2	9.6	17.4	14.1	6.7
母子世帯	270.1	213.9	209.3	7.6	0.5	42.5	31.7	5.7
1 世帯当たり平均所得金額の構成割合（単位：％）								
2018（平成 30）年								
全世帯	100.0	74.3	69.5	19.1	2.9	1.1	0.6	2.6
高齢者世帯	100.0	23.0	19.2	63.6	6.5	0.6	—	6.2
高齢者世帯以外の世帯	100.0	85.1	80.1	9.7	2.1	1.2	0.7	1.9
児童のいる世帯	100.0	92.1	87.4	3.4	1.1	2.5	1.9	0.9
母子世帯	100.0	75.5	73.7	3.4	5.8	12.2	9.8	3.2
2015（平成 27）年								
全世帯	100.0	74.0	68.4	19.1	3.4	1.2	0.6	2.4
高齢者世帯	100.0	21.1	15.9	65.4	7.4	0.6	0.0	5.5
高齢者世帯以外の世帯	100.0	83.9	78.3	10.4	2.6	1.3	0.7	1.8
児童のいる世帯	100.0	91.4	86.1	3.8	1.4	2.5	2.0	0.9
母子世帯	100.0	79.2	77.5	2.8	0.2	15.7	11.8	2.1

注：2015（平成 27）年の数値は、熊本県を除いたものである。
出典）厚生労働省ウェブサイト「2019 年 国民生活基礎調査の概況」表 8.

割合は 2.93％と前年（2.89％）より高く、また、全人口に占める生活保護受給者の割合（1.65％）より高くなっている[4]。さらに、内閣府「高齢者の経済生活に関する調査」（令和元年度）では、現在配偶者がいる人や死別した人に比べ、未婚者や離別者において家計への不安が高い傾向がみられた[4]。高年齢者の社会参加への積極性や就労意欲の高さは現代の特徴であり、また労働力確保の観点からも望ましいが、意欲のみを評価するのではなく、高齢期の格差問題や社会保障のあり方にも目を向けていく必要があるだろう。

図2-5-1 公的年金・恩給を受給している高齢者世帯における公的年金・恩給の総所得に占める割合別世帯数の構成割合

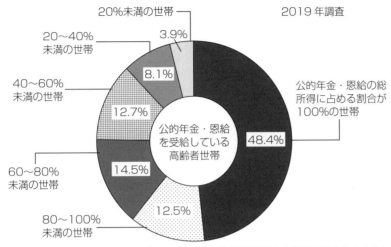

2019 年調査

- 20%未満の世帯　3.9%
- 20〜40%未満の世帯　8.1%
- 40〜60%未満の世帯　12.7%
- 60〜80%未満の世帯　14.5%
- 80〜100%未満の世帯　12.5%

公的年金・恩給を受給している高齢者世帯

公的年金・恩給の総所得に占める割合が100%の世帯　48.4%

出典）厚生労働省ウェブサイト「2019 年 国民生活基礎調査の概況」図 11 をもとに作成.

図2-5-2 世帯主の年齢階級別にみた1世帯当たり―世帯人員1人当たり平均所得金額

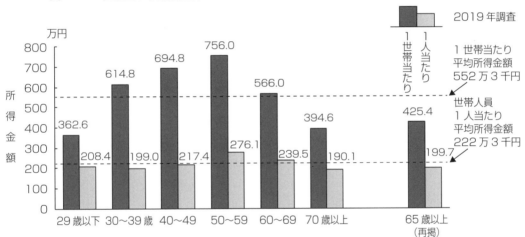

2019 年調査

1世帯当たり　1人当たり

1 世帯当たり平均所得金額 552 万 3 千円

世帯人員 1 人当たり平均所得金額 222 万 3 千円

	1世帯当たり	1人当たり
29 歳以下	362.6	208.4
30〜39 歳	614.8	199.0
40〜49	694.8	217.4
50〜59	756.0	276.1
60〜69	566.0	239.5
70 歳以上	394.6	190.1
65 歳以上（再掲）	425.4	199.7

出典）厚生労働省ウェブサイト「2019 年 国民生活基礎調査の概況」図 10 をもとに作成.

図2-5-3 あなたは、何歳ごろまで収入を伴う仕事をしたいですか

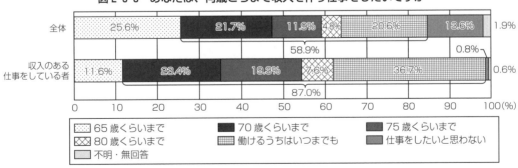

	65歳くらいまで	70歳くらいまで	75歳くらいまで	80歳くらいまで	働けるうちはいつまでも	仕事をしたいと思わない	不明・無回答
全体	25.6%	21.7%	11.9%	4.8%	20.6%	13.6%	1.9%
収入のある仕事をしている者	11.6%	23.4%	19.3%	7.6%	36.7%	0.6%	0.8%

58.9%　87.0%

資料：内閣府「高齢者の経済生活に関する調査」（令和元年度）
（注）調査対象は、全国の 60 歳以上の男女。
出典）内閣府ウェブサイト「令和 2 年版高齢社会白書」図 1-2-1-16 をもとに作成.

注）

(1) 新村拓編『日本医療史』吉川弘文館，2006, p. 301, pp. 304-305.

(2) 内閣府ウェブサイト「平成 16 年版少子化社会白書」図第 1- 補 -7.

(3) 鬼頭宏『人口から読む日本の歴史』講談社学術文庫，2000, pp. 223-224.

(4) 内閣府ウェブサイト「令和 2 年版高齢社会白書」図 1-1-2-7, 図 1-1-9, 図 1-2 -1-9, 図 1-2-1-10, 図 1-2-4-13, 図 1-3-1, 表 1-1-10.

(5) 国立社会保障・人口問題研究所ウェブサイト「人口統計資料集 2020 年版」表 4- 3, 表 5-12.

(6) 荻野美穂『「家族計画」への道—近代日本の生殖をめぐる政治』岩波書店，2008.

(7) 内閣府ウェブサイト「令和 2 年版少子化社会対策白書」図 1-1-39.

(8) 総務省統計局ウェブサイト「人口推計　平成 30 年 3 月報」.

(9) 国立社会保障・人口問題研究所ウェブサイト「日本の将来推計人口」（2017〔平成 29〕年推計），pp.2-4.

(10) 国立社会保障・人口問題研究所ウェブサイト「日本の地域別将来推計人口」（2018〔平成 30〕年推計），pp.9-14.

(11) 直井道子『幸福に老いるために—家族と福祉のサポート』勁草書房，2001, pp. 23-26.

(12) 杉井潤子「同居・扶養」神原文子・杉井潤子・竹田美知編『よくわかる現代家族』ミネルヴァ書房，2009, p. 149.

(13) 内閣府ウェブサイト「平成 27 年度　第 8 回高齢者の生活と意識に関する国際比較調査結果」.

(14) 国立社会保障・人口問題研究所ウェブサイト「日本の世帯数の将来推計」（2018〔平成 30〕年推計）pp.8-15.

(15) 厚生労働省ウェブサイト「2019 年 国民生活基礎調査の概況」図 16, 表 8.

(16) 「平成 28 年国民生活基礎調査　4 介護票（第 2 巻）」第 42 表.

(17) 総務省統計局ウェブサイト「平成 29 年就業構造基本調査結果の概要」（平成 30 年 7 月 30 日）p.5.

(18) 「平成 29 年就業構造基本調査」の「全国編　人口・就業に関する統計表」表番号 22800 より算出.

(19) 内閣府男女共同参画局ウェブサイト「育児と介護のダブルケアの実態に関する調査」（平成 28 年）.

(20) 澁谷智子『ヤングケアラー—介護を担う子ども・若者の現実』中公新書，2018, pp.1-25.

(21) 内閣府ウェブサイト「生活状況に関する調査」（平成 31 年 3 月）.

(22) 特定非営利活動法人 KHJ 全国ひきこもり家族会連合会「長期高年齢化する社会的孤立者（ひきこもり者）への対応と予防のための「ひきこもり地域支援体制を促進する家族支援」の在り方に関する研究」報告書（2019 年）.

(23) 春日キスヨ『変わる家族と介護』講談社現代新書，2010.

▌理解を深めるための参考文献

国家試験では、各種の統計から出題が行われる傾向がある。毎年刊行される高齢社会白書や国民生活基礎調査の統計他、国勢調査に基づく国立社会保障・人口問題研究所による将来推計なども、最新のものに当たり、傾向をつかんでおきたい。また、高齢者やその家族を支援するために、高齢期家族の問題についても理解を深めておきたい。

- ●内閣府「高齢社会白書」
- ●厚生労働省「国民生活基礎調査」
- ●国立社会保障・人口問題研究所「日本の将来推計人口（全国）」ほか、最新の将来推計人口・世帯数将来推計など
- ●内閣府「少子化社会対策白書」
- ●春日キスヨ『変わる家族と介護』講談社現代新書，2010.

高齢の親に依存する子、シングル介護、家庭内独居など、ライフコースや家族規範の変容に伴って浮上してきた高齢期家族の問題、また介護保険導入による変化について、興味深い事例をもとに考察している。

○コラム 孤立する高齢者

　2020（令和2）年、日本と世界は新型コロナウイルスによる感染拡大の激震に直面した。伝染病の世界的大流行は、過去にも、普通はなかなか記録に残されない日常生活のあり方やその問題点を浮き彫りにしてきた。

　今回のコロナをめぐる問題では、その影響を最も強く受ける社会的弱者が置かれている状況がさまざまな形で可視化された。たとえば、単身で子育てをする親が感染した時に居場所を失う子どもたち。ステイ・ホームしようにもその家のない人びと。そして自宅や施設で孤立を余儀なくされた高齢者や要介護者。新型コロナウイルス感染症をめぐる問題が改めて可視化したこれらの人びとの姿から、現代社会における家族の役割をめぐる日本の問題状況が浮かび上がったのである。

　国際比較が可能なデータの一例として、内閣府による2015（平成27）年の第8回「高齢者の生活と意識に関する国際比較調査」から日本とドイツの数値の一部を紹介しよう。それによれば、「60歳以上の男女」からなる回答者のうち、「家族との同居の状況」について「単身世帯」と答えた人の割合は日本15.5％、ドイツ40.6％であった。その一方で、「同居の家族以外に頼れる人」がいないと答えた高齢者の割合は日本16.1％、ドイツ5.8％、「近所の人たちとの付き合い方」として「病気の時に助け合う」ことを挙げている人の割合は、日本5.9％、ドイツでは31.9％とされている。

　家族と暮らす高齢者の割合が比較的高い日本の介護保険制度には、日本がモデルとしたといわれるドイツの介護保険制度と違い、介護を受ける高齢者自身が現金での給付を受け、介護を担う家族に渡すという選択肢はない。つまり日本では家族による介護に対する制度的な評価が欠如しているし、他方、高齢者自身と家族以外の人びととの社会的なつながりも弱い。高齢者の介護や普段の生活のサポートにおいて家族の役割が社会的に暗黙の前提とされながら、現実には日本の高齢者は家族からも社会からも孤立するリスクが高いのである。

　アフター・コロナの時代における「新しい生活様式」には、身体的なディスタンス（距離）を保つ「新しい」生活だけではなく、高齢者をはじめとする社会的弱者のソーシャルな隔離、つまりは家族と社会からの一層の孤立の契機とならないようにするための「新しい」仕組みこそが求められているのではなかろうか。

第3章 加齢による心身の変化と福祉・医療ニーズ

「高齢者福祉」について把握し実践していくうえでは、加齢による心身の変化に伴う福祉・医療ニーズを理解していくことが重要になる。本章では、加齢に伴う身体的・精神的変化、高齢期にかかりやすい疾病や認知症への理解、さらには、介護予防から看取りまでの高齢期における福祉・医療的ニーズについて学習する。

1

高齢者支援においては、加齢に伴う心身の変化の特性を、高齢期にかかりやすい疾病とともに理解することが大切である。

2

健康づくりの推進のための介護予防と生活習慣病対策・フレイル対策は、一体的に行われていることを学ぶ。

3

認知症の定義・種類・中核症状とBPSD（行動・心理症状）などについて学び、認知症をどう捉え支援するのかについての理解を深める。

4

終末期の捉え方と看取り介護についての基本的な考え方、リビングウィル・家族（遺族）支援等について学ぶ。

1. 高齢期の身体的・精神的特性

A. 老化とは

　老化（senescence）とは、**加齢**に伴う心身機能の低下（変化）であり加齢過程の一部である。したがって、老化は**老年期**（以下、高齢期）に限って起こるものではなく、20歳代から身体機能の低下は始まり、高齢期に入ると多くの人に老化による特性が顕著に現れる。

　以下は、老化に共通する主要な特徴に関する後藤による解説である[1]

　①老化は、加齢の全過程のうち生殖期（または成熟期）を過ぎてから起こり進行する。②老化は、**ホメオスタシス**（生命体の内部恒常性）維持能力および傷害を乗りこえる能力（復原力）を低下させる退行的変化である。③老化は、時間の経過とともに死亡確率を増加させる。

　これらから、老化は心身の何らかの低下を意味し、普遍性、内在性、進行性、退行性という4つの特徴を有していることがわかる（**表3-1-1**）。

表3-1-1　老化の4つの特徴

普遍性	すべての人間（動物も）が避けられない現象
内在性	個体が生まれもっているもの
進行性	時間の経過とともに進むもの
退行性	心身の機能を衰退させるもの

出典）十束支朗『発達と老化の理解』医学出版社，2009，p.79より作成.

　また、老化には、程度に差があってもすべての人に不可逆的に起こり、緩やかに変化する「**生理的老化**」と、何らかの疾病や若い頃からの食事や運動などの生活習慣（環境因子）の蓄積が大きく影響する「**病的老化**」に分類される。ただし、両者は相互に関係しあい、生活習慣をより良い状態に改善できれば「病的老化」の予防になり、「生理的老化」の進行も遅らせることができるなど、健康寿命を延ばすことにつながる。老化の現れ方には個人差があり、暦年齢や制度上での年齢によって決められるものではない。

B. 高齢期の身体的変化の特性

[1] 老化に伴う生理的機能の低下の特性

老化に伴う生理的機能の低下には、以下のような特性が付随する。それらは、**予備力、回復力、適応力、防衛力**の低下である[2]。

予備力とは、その人に備わっている体力や生理的機能の最大の能力と、日常的に使っている能力との差である。高齢期になり予備力（余力）が低下すると環境変化への適応能力が弱くなり、暑さ・寒さに耐えられない、普通に歩く時は何ともなくても階段を上ると息切れがする、などの症状が現れる。

回復力とは、何らかのストレスを受けたときに修復し戻そうとする能力のことである。加齢とともに、普段しないような無理をすると、回復に時間がかかり、病気が治りにくいなどの状態が起こる。

適応力とは、**ストレッサー**が身体のストレスにならないように順応していく能力のことである。入院や引っ越しなどの生活環境の変化により、不安感や精神的なストレスが高まり、新たな病気や症状が現れる。気づかないうちに病気が進行することなども、病気への適応力の低下が原因と考えられる。

防衛力とは、健康をおびやかすストレッサーを回避したり、たたかったりすることにより、身体の恒常性を保つ能力のことである。免疫機能の低下により、細菌やウイルスなどの病原体への抵抗力が弱くなる。

ストレッサー
ストレスを引き起こす物理的・精神的因子。

[2] 生理的老化に伴う高齢期の身体的変化

以下は、肉眼でわかる生理的老化に伴う高齢期の身体的変化である[3]。

体型は、椎骨の変形、椎間板の変性、背部・腰部筋の萎縮、膝関節の屈曲などにより、腕・足が細くなるほか、背中の曲がり、前屈姿勢などが現れる。

皮膚の変化では、乾燥、弾力性の低下、皮膚白斑などがみられ、顔では目尻の周り、額、眉間、鼻根部、口唇部などにしわなどが現れる。

毛髪は、額から禿げ上がる、後頭部が薄くなる、白髪などが挙げられる。

目は、水晶体の弾力低下や毛様体の筋力低下による老眼、水晶体の混濁による目のかすみ（白内障）などが挙げられる。

耳は、高音が聞き取りにくくなる難聴、語音弁別能力の低下により言葉を正しく聞き取れないなどの現象が起こる。

口腔・咽頭では、歯の欠損・脱落、咀嚼機能の低下、舌運動の機能の低下、反射神経の遅れ、嚥下能力の低下によるむせ込みや誤嚥が起こる。

各器官を構成する組織の細胞数は加齢とともに減少するが、70歳代に達すると、脳、腎臓、肺、筋肉などの細胞数は、その人の最盛期の60％になると言われている。また、人間の体の60％は水（体液〔細胞内液40％・細胞外液20％〕）であるが、加齢とともに体内の総水分量は減少する。体内の総水分量の不足は脱水状態につながりやすく、臓器に悪影響を及ぼすため、脱水症状には十分に留意する必要がある。

C. 高齢期の精神的変化の特性

高齢期の精神的変化については、脳細胞の老化を考慮する必要があるが、実際には、脳の老化が直ぐに精神的変化をもたらすわけではない。むしろ身体、心理、環境、社会面などのさまざまな要素が関連している。

その中で、最も重視したい点には**喪失体験**がある。喪失体験について井口は、①自己像の喪失、②感覚器の喪失、③社会的存在の喪失、④家庭における喪失、⑤人間関係の喪失、⑥精神資産の喪失の6つに分類している[2]。こうした高齢期に伴う喪失体験は、**図3-1-1**にあるように、配偶者・近親者などの死に対して、周囲のサポートがあれば受容、克服につながるが、強い喪失感は社会的孤立やうつ状態になる可能性がある。

その他に、高齢期に現れやすい精神症状には「**せん妄**」が挙げられる。入院などの環境の変化によって症状が現れることも多い。

せん妄
意識障害の1つ。程度の差はあるが、幻覚、不安、見当識障害などが加わった精神状態をいう。

図3-1-1　喪失体験などから生じる高齢者の孤立モデル

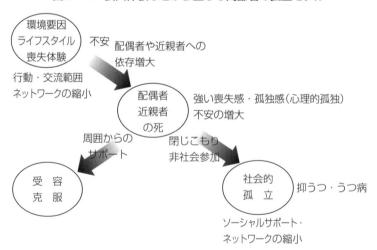

出典）藤田幸司「高齢者の自殺および自殺予防対策」日本老年社会科学会編『老年社会科学』37, 2015, pp.57-63より.

D. 高齢期の疾病

[1] 高齢期疾患の特徴

　高齢者に多く見られる疾患の総称は、**老年病**と呼ばれる。**高齢期疾患の**特徴には、①１人で多くの疾患を持っている、②個人差が大きい、③症状が非定型的、④臓器の機能不全が潜在的に存在する、⑤慢性疾患が多い、⑥薬剤に対する反応が成人と異なる、⑦生活防衛力が低下しており、疾患が治りにくい、⑧患者の予後が医療のみならず社会的環境により大きく影響される[4]などが挙げられる。

　また、傷病分類別にみると、高血圧などの循環器系の疾患や腰痛症が多くなっている。高齢期の病気は、寝込む時間が長くなると手足の運動能力が急速に落ち、日常生活において各種の介護を要する状態になりやすい上に、精神機能も低下し認知症になる恐れもある。高齢期の病気や疾患は、食生活や健康への配慮の度合いなど、これまでの長い間の生活態度が影響している面も多い。健康な老後生活を送るためには、各自が高齢期を迎える前から日常の健康管理や増進に留意する必要がある[5]。

[2] 統計からみえる高齢者の死因と疾患

　2019（令和元）年の「人口動態統計」によれば、2018（平成30）年の死亡数は136万2,482人（前年、134万397人）、死亡率（人口千対）は11.0（前年、10.8）であり、死亡数は前年より２万2,085人増加している。また、75歳以上の高齢者の死亡数は、1970年代後半から増加しており、2012（平成24）年からは全死亡数の７割をこえている。

　2018年の死亡数・死亡率を死因順位別にみると、総数では、第１位が**悪性新生物**〈腫瘍〉で37万3,547人（死亡率〔人口10万対〕は300.7）、第２位は**心疾患**（高血圧性を除く）で20万8,210人（同167.6）、第３位は**老衰**で10万9,606人（同88.2）、第４位は脳血管疾患で10万8,165人（同87.1）であった。死因順位を男女別でみると、男性は、第１位が悪性新生物〈腫瘍〉、第２位が心疾患、第３位が脳血管疾患、第４位が肺炎、第５位が老衰であり、女性は、第１、第２位は男性と同様であるが、第３位が老衰、第４位が脳血管疾患、第５位が肺炎であった。2017（平成29）年の死因順位は老衰が４位であり、老衰で亡くなる人が増加している。老衰は死亡原因がないと捉えられる自然死であるが、老衰の増加は、高齢化以外に治療方針の変化や死因の判断が変わってきたことの影響もあることがうかがえる[6]。男女比では女性に多い傾向にある（**表3-1-2**）。

　さらに、2019年の国民生活基礎調査によると、要介護度別にみた介護

老年病
動脈硬化、高血圧、痛風、貧血、更年期障害、悪性新生物（悪性腫瘍、がん）、心疾患など。壮年期に発症した生活習慣病などが老年期（高齢期）まで慢性的に進行することで、生体反応やホメオスタシスへの影響が指摘されている。

老衰の増加
肺炎は、「市中肺炎」「院内肺炎」「医療・介護関連肺炎」の３つに分けられていたが、日本呼吸器学会により「成人肺炎診療ガイドライン2017」が刊行され、成人肺炎診療ガイドラインが１つに統合された。同ガイドラインのフローチャートでは、疾患終末期や老衰状態の場合には、個人の意思やQOLを考慮した治療・ケアを行うこととし、患者の背景を考慮した上で、積極的な治療を行わないなど、高齢者肺炎への対応が検討されている。同ガイドラインの発行を契機に、死因を肺炎ではなく、老衰と記載する医師が増えていることが推測される。

51

表 3-1-2　性別でみた死因順位別死亡数・死亡率（人口 10 万対）

死因	死因順位[1]	総数		死因順位[1]	男		死因順位[1]	女		死因順位[1]	総数	
											平成29年	
		平成30年										
		死亡数（人）	死亡率		死亡数（人）	死亡率		死亡数（人）	死亡率		死亡数（人）	死亡率
全死因		1 362 482	1096.8		699 144	1156.5		663 338	1040.3		1 340 397	1075.3
悪性新生物〈腫瘍〉	(1)	373 547	300.7	(1)	218 605	361.6	(1)	151 942	243.0	(1)	373 334	299.5
心疾患（高血圧性を除く）	(2)	208 210	167.6	(2)	98 027	162.1	(2)	110 183	172.8	(2)	204 837	164.3
老衰	(3)	109 606	88.2	(5)	28 201	46.6	(3)	81 405	127.7	(4)	101 396	81.3
脳血管疾患	(4)	108 165	87.1	(3)	52 385	86.7	(4)	55 780	87.5	(3)	109 880	88.2
肺炎	(5)	94 654	76.2	(4)	52 149	85.3	(5)	42 505	66.7	(5)	96 841	77.7
不慮の事故	(6)	41 213	33.2	(6)	23 653	39.1	(6)	17 560	27.5	(6)	40 329	32.4
誤嚥性肺炎	(7)	38 462	31.0	(7)	21 654	35.8	(7)	16 808	26.4	(7)	35 788	28.7
腎不全	(8)	26 080	21.0	(10)	13 230	21.9	(9)	12 850	20.2	(8)	25 134	20.2
血管性及び詳細不明の認知症	(9)	20 526	16.5	(15)	7 378	12.2	(8)	13 148	20.5	(10)	19 546	15.7
自殺	(10)	20 032	16.1	(9)	13 854	22.9	(15)	6 178	9.7	(9)	20 465	16.4

注：1）（ ）内の数字は死因順位を示す。

　　2）男の 8 位は「慢性閉塞性肺疾患（COPD）」で死亡数は 15 319、死亡率は 25.3 である。

　　3）女の 10 位は「アルツハイマー病」で死亡数は 12 437、死亡率は 19.5 である。

　　4）「結核」は死亡数が 2 204、死亡率は 1.8 で第 30 位となっている。

　　5）「熱中症」は死亡数が 1 578、死亡率は 1.3 である。

出典）厚生労働省ウェブサイト「人口動態統計」2019.

表 3-1-3　要介護度別にみた介護が必要となった主な原因（上位 3 位）

（単位：%）　　　　　　　　　　　　　　　　　　　　　　　　　　　　　　　　2019（令和元）年

現在の要介護度	第 1 位		第 2 位		第 3 位	
総　　数	認知症	17.6	脳血管疾患（脳卒中）	16.1	高齢による衰弱	12.8
要支援者	関節疾患	18.9	高齢による衰弱	16.1	骨折・転倒	14.2
要支援 1	関節疾患	20.3	高齢による衰弱	17.9	骨折・転倒	13.5
要支援 2	関節疾患	17.5	骨折・転倒	14.9	高齢による衰弱	14.4
要介護者	認知症	24.3	脳血管疾患（脳卒中）	19.2	骨折・転倒	12.0
要介護 1	認知症	29.8	脳血管疾患（脳卒中）	14.5	高齢による衰弱	13.7
要介護 2	認知症	18.7	脳血管疾患（脳卒中）	17.8	骨折・転倒	13.5
要介護 3	認知症	27.0	脳血管疾患（脳卒中）	24.1	骨折・転倒	12.1
要介護 4	脳血管疾患（脳卒中）	23.6	認知症	20.2	骨折・転倒	15.1
要介護 5	脳血管疾患（脳卒中）	24.7	認知症	24.0	高齢による衰弱	8.9

注：「現在の要介護度」とは、2019（令和元）年 6 月の要介護度をいう。

出典）厚生労働省ウェブサイト「国民生活基礎調査」2019（令和元年）.

が必要になった主な原因では、要支援者では関節疾患が18.9％で第1位、次いで高齢による衰弱が16.1％であった。要介護者では、認知症が24.3％で最も多く、次いで脳血管疾患が19.2％である。総数では、認知症、脳血管疾患、高齢による衰弱の順となっている（**表3-1-3**）。

[3] 高齢期にかかりやすい疾患

(1) 悪性新生物（悪性腫瘍、がん）

悪性新生物（悪性腫瘍、がん）は、1981（昭和56）年に死因の第1位となりその後も増加し続けている。年齢階級別死亡率では、男女ともに60歳代から増加し、高齢になるほど高くなっている。2018（平成30）年の主な部位別の死亡率（人口10万対）は、男性では「肺」が最も高く、1993（平成5）年以降第1位となり、女性では「大腸」と「肺」が高く、「大腸」が2003（平成15）年以降第1位である[7]。

高齢者は合併症を併発しやすく、心肺をはじめ諸機能低下により切除や治療が行えない場合もあり、手術後の予後は良好とは言い難い面がある。

(2) 心疾患

心疾患も死亡率の高い疾患であり、**狭心症、心筋梗塞**などの**虚血性心疾患**が増加している。狭心症は、心臓に酸素や栄養素を運ぶ冠動脈の粥状硬化により一時的に血液の流れが途絶えた状態をいい、心筋梗塞は、冠動脈が血栓によって永久に閉塞し心筋が壊死に至ったものをいう。

両者に共通する症状には胸痛があるが、高齢者は、胸痛が現れない場合も多く、気づかないうちに狭心症、心筋梗塞になっていることもある。

(3) 脳血管疾患

脳血管疾患は、**脳梗塞**と**脳出血**に大別される。脳梗塞は、脳内の血管の閉塞によるもので、さらに**脳塞栓、脳血栓**に分けられる。脳出血は、血管の破綻により引き起こされるもので、**脳内出血、くも膜下出血**がある。

脳血管疾患は、介護が必要となる原因では第2位である（**表3-1-3**）。高齢者は、加齢とともに小さな血管の梗塞や出血が増え、介護度があがっていることが推測される。また、脳血管疾患は、死因としては第4位を占め、その中で年間死亡率が一番高いのは脳梗塞である[8]。

その他、高齢期にかかりやすい疾患では、骨格系・筋系では骨粗鬆症、大腿骨頸部骨折、変形性膝関節症、関節リウマチなどが挙げられる。それ以外に、脳・神経系疾患、消化器疾患、内分泌・代謝疾患、感覚器疾患などさまざまな疾患があり、合併症を伴うことも多い。また、高齢期は同じ疾患でも現れ方が異なる。

表3-1-3の表記
表3-1-3では、脳血管疾患（脳卒中）となっているが、本文では脳血管疾患のみで表記する。

虚血性心疾患になりやすい危険因子
高血圧、高コレステロール血症、糖尿病、喫煙、ストレスなど。

脳塞栓
脳以外の部位にできた血栓や塞栓が、脳動脈に流出し閉塞することで起こるものをいう。

脳血栓
動脈硬化等により生じた血液の塊が脳動脈に詰まることで起こるものをいう。

脳内出血
さまざまな原因により脳の血管が破綻し出血することをいう。

くも膜下出血
脳を覆う三層の膜（外側から硬膜・くも膜・軟膜）のうち、くも膜下腔内の出血をいう。

2. 介護ニーズと介護予防

A. 介護予防の考え方

介護予防の目的は、①高齢者が要介護状態になることを予防すること、また、②要介護状態等の軽減もしくは悪化の防止である[9]。

介護予防が重視される背景には、要介護認定者に占める要支援者の割合が、2000（平成12）年度の13.3%から2005（平成17）年度には16.4%へと徐々に増加し、要支援・要介護1レベルの高齢者が増加してきたこと、一般財源による介護予防事業が期待するような効果をあげなかったこと等がある。以降、**予防重視型システム**への転換が、持続可能な介護保険制度において重要な論点となり、要支援1・2の軽度者に対する予防給付（二次予防事業）や、要介護認定非該当の高齢者に対する介護予防事業を含む地域支援事業（一次予防事業）が2006（平成18）年に創設された[10]。

B. 介護予防における一次・二次・三次予防

保健・医療・介護等に関連する予防には、**生活習慣病**予防と介護予防がある。予防段階は、いずれも一次予防、二次予防、三次予防の三段階に整理されている。高齢者の健康寿命を延ばし、生活の質を高め、自立した生活を行っていくために、双方は密接な関係を持っている（**図3-2-1**参照）。

生活習慣病予防における一次予防は、健康づくり、疾病予防対策である。二次予防は、疾病の早期発見、早期治療である。そして、三次予防は、疾病の治癒、重度化防止、合併症の発症予防等の取組みである。

介護予防における一次予防は、活動的な状態にある人を対象に、要介護状態になることの予防、生活機能の維持・向上に向けた取組みである。二次予防は、要支援・要介護状態に陥るリスクが高い高齢者を対象に、生活機能低下の早期発見、早期対応により、要支援状態となることを遅らせる取組みである。そして三次予防は、要支援・要介護状態にある高齢者を対象に、要介護状態の改善や重度化を予防する取組みである。訪問、施設等での個別ケア、通所系サービス等でのグループケア等を通して、機能回復やQOLの向上を目指す。

予防事業の区分
現在は一次予防事業・二次予防事業という区分はなくなっており、介護予防・日常生活支援総合事業において、一般介護予防事業に改編（2014年改正）されている。

生活習慣病
糖尿病、脂質異常症、高血圧、高尿酸血症など、生活習慣が発症原因に深く関与していると考えられている疾患の総称。

図 3-2-1　生活習慣病予防および介護予防の「予防」の段階

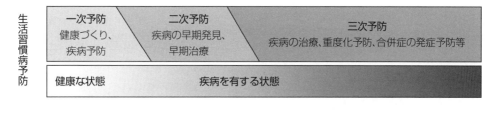

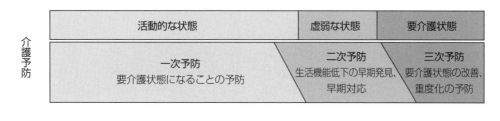

注）一般的なイメージであって、疾病の特性等に応じて上記に該当しない場合がある。
出典）厚生労働省ウェブサイト「介護予防マニュアル改訂版」図表 1-1 をもとに作成.

　生活習慣病予防および介護予防の「予防」段階は、対象者の捉え方に違いがあるが、一病息災といわれるように、何らかの疾患を有していても活動的で長命な人は多い。よって、自立した生活を維持・継続していくためには、生活習慣病予防と介護予防を総合的に展開することが大切になる。

C. 健康寿命

　健康寿命とは、2000 年に WHO（世界保健機関）が提唱した「日常生活に制限されることなく健康に生活できる期間」のことであり、「平均寿命から寝たきりや認知症などの介護状態の期間を差し引いた期間」を表す指標である[11]。近年は、自立した生活を維持していくためにも、今後の平均寿命の延伸を前提とした上で、**平均寿命**と健康寿命の差（「不健康期間」）が縮小されるような社会のあり方が検討されはじめている。

　図 3-2-2 は、「健康寿命のあり方に関する有識者研究会」による「健康寿命の延伸に向けたフロー」である。「何をすれば健康寿命が延伸するのか」という具体的な答えはこれからの課題ではあるが、厚生労働省は、2019（平成 31）年 3 月に「健康寿命のあり方に関する有識者研究会」の報告書を公表し、「2040 年までに男女ともに 3 年以上延伸する」ことを打ち出した。この目標が達成されると、健康寿命は男女ともに 75 歳以上となる。

平均寿命
0 歳時点で何歳まで生きられるかを統計から予測した「平均余命」のことである。2019 年の日本人の平均寿命は、女性が87.45 歳、男性が 81.41歳である。

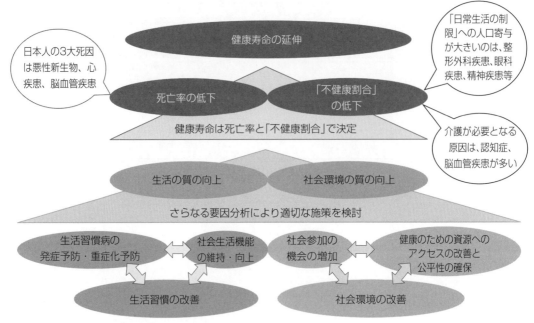

図 3-2-2　健康寿命の延伸に向けたフロー

健康寿命の延伸

日本人の3大死因は悪性新生物、心疾患、脳血管疾患

「日常生活の制限」への人口寄与が大きいのは、整形外科疾患、眼科疾患、精神疾患等

死亡率の低下

「不健康割合」の低下

健康寿命は死亡率と「不健康割合」で決定

介護が必要となる原因は、認知症、脳血管疾患が多い

生活の質の向上

社会環境の質の向上

さらなる要因分析により適切な施策を検討

生活習慣病の発症予防・重症化予防

社会生活機能の維持・向上

社会参加の機会の増加

健康のための資源へのアクセスの改善と公平性の確保

生活習慣の改善

社会環境の改善

出典）厚生労働省『健康寿命のあり方に関する有識者研究会報告書』2019, p.38 の「健康日本 21（第二次）」の概念図をもとに上記研究会が作成.
※近年、3 大死因の順位が変動している（pp.51-52、表 3-1-2 参照）。

D. フレイルとサルコペニア

フレイル
frailty
日本語訳は「虚弱」があてられてきたが、「老衰」「老弱」などの訳もあったため、2014 年から日本老年医学会では「フレイル」を提唱している。

　健康寿命を延伸する上での重要なキーワードとして、**フレイル**と**サルコペニア**という言葉や概念が使われるようになっている。

　フレイルとは、加齢に伴いさまざまな臓器機能の変化や予備能力の低下が起こり、外的ストレスに対する脆弱性が亢進した状態で、種々の障害（日常生活自立度の低下、転倒、独居困難、合併症増悪、入院、死亡など）に陥りやすくなった状態である[12]。これに対してサルコペニアは、ギリシャ語で筋肉を意味する「sarx」と喪失を意味する「penia」の造語で[12]、加齢に伴って筋肉量や筋肉が著しく減少し、転倒から寝たきりに至る危険性が高い状態をいう。

　現在は WHO が 65 歳以上を高齢者と定義しているが、フレイルは健康と要介護の中間状態を指し、適切な介入で健常状態に戻れる可逆的な状態と捉えられ、高齢者の定義を年齢ではなく「フレイルかどうか」で決める時代がくるという指摘もある[12]。

　健康づくりの推進のための介護予防、生活習慣病対策、フレイル対策などは一体的に行われており、近年では介護予防の観点から介護ニーズをどのように捉えなおしていくのかが、求められるようになっている。

3. 認知症の症状

A. 認知症の定義

認知症とは、一度獲得した知的機能が低下し、その結果、日常生活に支障が生じた状態をいう。介護保険法５条の２では、認知症は「脳血管疾患、アルツハイマー病その他の要因に基づく脳の器質的な変化により日常生活に支障が生じる程度までに記憶機能及びその他の認知機能が低下した状態をいう」と定義されている。

国際的な診断基準には、**WHO** による **ICD-10** やアメリカ精神医学会による DSM-Ⅲ-R および DSM-Ⅳ-TR がある。DSM-Ⅲ-R までは「脳の器質的疾患」によるという条件があったが、DSM-Ⅳ-TR には明記がない。また、いずれの判断基準も記憶障害を必須とするが、「社会的ルールを守れず、他者を思いやる行動がとれないなどの行動障害」を認知症と診断できない。さらには、認知機能の低下により日常生活に支障があっても、軽度の場合は認知症ではないなど、それぞれの定義にばらつきが見られていた。

そうしたなか 2013 年に **DSM-5** に改訂され、認知症は新たに名づけられた疾患単位である「精神認知障害」に包括された。つまりは、精神認知障害は認知症より広い概念であるとして、これまでは別概念とされていた**軽度認知障害**（MCI）も精神認知障害のもとで一括りになった。日本では、日本精神神経学会精神科病名検討連絡会において、病名・用語翻訳ガイドラインが出されている[13]。**表 3-3-1** は、DSM-5 の認知症の診断基準である。

表 3-3-1　DSM-5 の認知症の診断基準（A～D のすべてを満たす）

A	認知障害の領域	6 領域（複雑性注意、実行機能、学習および記憶、言語、知覚－運動、社会的認知）のうち 1 領域以上において、以前の行為水準から有意な認知の低下がある
B	認知障害による生活障害	毎日の活動において、認知欠損が自立を阻害する（すなわち、金銭管理・服薬管理などの複雑な IADL に援助を必要とする）
C	認知の欠損	せん妄の症状でのみ起こるものではない
D	精神疾患	他の精神疾患（うつ病や統合失調症等）によってうまく説明されない

出典）日本語版監修：日本精神神経学会『DSM-5 精神疾患の分類の診断の手引』医学書院，2014，pp.282-283 をもとに作成.

一度獲得した知的機能
記憶機能、言語機能、見当識、視空間機能、実行機能など。

WHO
World Health Organization
世界保健機関。

ICD-10
国際疾病分類第 10 版。死因や疾病の国際的な統計基準として WHO によって公表された分類。

DSM: Diagnostic and Statistical Manual of Mental Disorders
精神障害の診断と統計マニュアル
精神障害の分類のための共通言語と標準的基準を提示するもので、アメリカ精神医学会より出版された書籍である。1952 年に CSM-1 が出版され、以降改訂版が出されている。1987 年に DSM-Ⅲ-R、2000 年に DSM-Ⅳ-TR、2013 年に DSM-5 に改訂された。

軽度認知障害
MCI: mild cognitive impairment
健常と認知症の中間にあたる段階。認知機能に問題は生じているが、日常生活に問題はない状態のこと。

IADL
instrumental activities of daily living
手段的日常生活動作。買い物、家事、移動、外出、服薬の管理、金銭の管理など、日常生活動作よりも高い水準の動作能力をいう。

B. 認知症の種類

［1］認知症の原因となる疾患

　認知症を引き起こす原因疾患（病気）は多様であるが、高頻度で過半数を占めるのが**アルツハイマー型認知症**である。次いで、**血管性認知症**、**レビー小体型認知症**、**前頭側頭型認知症（ピック病）**がある[14]。他には、正常圧水頭症、頭部外傷などの外傷性疾患、内分泌・代謝疾患なども認知機能の低下を引き起こす原因になる場合もある（**表3-3-2**）。

　類似した症状があっても、認知症の原因疾患を正しく診断し、理解・認識しておくことが、治療上も生活支援の上でも重要である。

表3-3-2　認知症の原因となる疾患

原因疾患	診　断　名
神経変性疾患	アルツハイマー型認知症、レビー小体型認知症、前頭側頭型認知症（ピック病）、パーキンソン病、脊髄小脳変性症、ハンチントン舞踏病など
脳血管疾患（障害）	血管性認知症、脳梗塞（脳塞栓・脳血栓）、脳出血、くも膜下出血など
外傷性疾患	脳挫傷、頭部外傷後遺症、慢性硬膜下血腫など
腫瘍性疾患	脳腫瘍（原発性、移転性）、がん性髄膜炎など
内分泌疾患	甲状腺機能低下症、副腎皮質機能低下症など
代謝性疾患	ウェルニッケ脳症、ビタミンB12欠乏症、肝性脳症など
感染性疾患	髄膜炎、脳炎、クロイツフェルト・ヤコブ病、HIVなど
中毒性疾患	薬物中毒、アルコール依存、金属・有機化合物などの中毒
その他	正常圧水頭症、低酸素脳症など

出典）筆者作成.

［2］変性疾患による認知症と血管性認知症

　表3-3-2のように認知症の原因疾患は多様であるが、大きくは脳細胞が徐々に死んでいく変性疾患と脳血管疾患（障害）によるものに分けられる。ここでは、**4大認知症**の特徴について述べる。

（1）アルツハイマー型認知症（アルツハイマー病）

　アルツハイマー病は、1905年に**アルツハイマー**によって症例が報告されたことが、病名の由来である。大脳皮質の神経細胞の萎縮により、認知症状が示される。かつては、40歳代の女性から発見されたことから、若い年代に発症するものを「アルツハイマー病」、高齢期に現れる同様の症状を「アルツハイマー型認知症」と分類していた。近年では、病理学的に同じものとして認識され、「アルツハイマー病」と「アルツハイマー型認知症」は、同様の状態を示す言葉として使われている。進行には個人差が

4大認知症
アルツハイマー型認知症・血管性認知症・レビー小体型認知症・前頭側頭型認知症を4大認知症という。

アルツハイマー
Alzheimer, Aloysius
1864 〜 1915
ドイツの精神科医。

あり、徐々に緩やかに進行する。

　初期段階では、記憶障害（物忘れ、何度も同じことを聞く、人物や予定を忘れる）、実行機能障害（料理の手順がわからない、電車の乗り方がわからない）などの症状がみられる。中期は、失行、失認などの認知症状が目立つようになり、日常生活のさまざまな場面で介助が必要になる。昼夜逆転や外出して家に戻れない、徘徊行動なども目立ってくる。後期は、認知症状が進行し、生活全体に介助が必要になる。筋固縮や歩行障害も加わり、動けなくなり寝たきりとなる。

（2）血管性認知症

　血管性認知症は、脳血管の出血や梗塞などにより、神経細胞に栄養や酸素が行き渡らなくなり、その部分の神経細胞が死んだり、ネットワークが壊れたりして発症する認知症である。

　初期段階では、手足のしびれや麻痺、精神不安定、まだらな認知症症状が出現する。生活習慣病が、血管性認知症の主要な危険因子として知られており、高血圧や糖尿病などの予防や適切な治療が重視される。日本では、小さな梗塞が起こり徐々に認知症が悪化する例が多い。

（3）レビー小体型認知症

　レビー小体型認知症は、1976（昭和51）年に**小阪憲司**が症例を報告し、1996（平成8）年に病名が提唱された比較的新しい認知症である。主に初老期および老年（高齢）期において、中枢神経系や交感神経系にレビー小体が多数出現し神経細胞欠落によって発症する。

　初期段階では、幻視、妄想、抑うつなどの精神症状、起立性低血圧、睡眠障害、歩行障害や手足の震えなどのパーキンソン症状が出現する。アルツハイマー型認知症が、緩やかに進行するのに対して、進行は比較的早い。また、アルツハイマー型認知症が女性に多いのに対して、レビー小体型認知症は男性に多いと言われている。

小阪憲司
1939〜
日本の精神科医。レビー小体型認知症の診断、治療の発展に貢献。

（4）前頭側頭型認知症（ピック病）

　前頭側頭型認知症は、**ピック**が1892年から1905年にかけて、前頭葉や側頭葉に限局性萎縮がみられる7症例を報告し、1926年にピック病と名づけられたものである。

　初期段階では、自制力の低下（粗暴、悪ふざけ）、感情鈍麻、常同行動（同じ行動を繰り返す）、異常行動（浪費、窃盗）、人格変化（無欲、無関心）などの症状が現れる。症状が進行しても日常的には見た目の状態が変わらないことから、家族や職場の人間関係を悪化させたり、社会的に受け入れられない状況などを起こしやすい面がある。

ピック
Pick, Arnold
1851〜1924
チェコの精神科医。

C. 中核症状とBPSD（行動・心理症状）

認知症の症状は、「**中核症状**」と「**BPSD（行動・心理症状）**」の2つに分けられる。中核症状は認知症の人に必ず現れる症状である。それに対して、BPSDは認知症の人全員にみられるわけではないため、かつては、周辺症状や随伴症状の用語が使われてきた。一方で、BPSDは中核症状に環境因子が加わった二次的症状ではなく、多要因によって生じると考えられ、また、周辺症状には含まれることがあるせん妄（意識障害の一種）はBPSDには含まれないことなどから、近年では、「周辺症状」から「BPSD」へ用語が移行してきている[14]。

[1] 中核症状とは

認知症の人は、何もわからないわけではなく、さまざまな苦悩を抱えながら生活している。その原因は中核症状と呼ばれるものが背景にあることを理解しておくことが大切である。

中核症状とは、脳の細胞が壊れることにより、その細胞が担っていた機能が失われたために生じる症状である。もの忘れに代表される**記憶障害**のほか、**見当識障害**、**実行機能障害**、**失行**、**失認**、**失語**などがある。

[2] BPSD（行動・心理症状）

徘徊や妄想、攻撃的な行動、不潔行動など、認知症の人に現れるさまざまな症状は、かつては「問題行動」と呼ばれることも多かった[15]。これらの行動は、認知症の人なりの目的に沿った行動であったり、不適切なケアに対する反発としての現れであると考えられるようになり、近年ではこれらの一連の症状を認知症のBPSD（行動・心理症状）と呼ぶようになっている。BPSDは、徘徊や攻撃的な行為のように行動に現れる「行動症状」と、幻覚や妄想のように、話の中で明らかになる「心理症状」に分けられる。

認知症のBPSDは認知症のすべての段階で1つ以上の症状が現れることも多く、ケアする側（家族、介護・看護職員等）からすると、ケア負担の要因となり、介護放棄や身体拘束につながることもある[16]。

D. 若年性認知症の人の現状

65歳未満で発症する認知症を**若年性認知症**という。2017（平成29）年度から2019（令和元）年度にかけて、日本医療研究開発機構認知症研究

開発事業によって実施した若年性認知症の調査（東京都健康長寿医療センター発表〔2020.07.27〕）では、日本の若年性認知症有病率は 18 歳〜64 歳人口 10 万人当たり 50.9 人、若年性認知症者の総数は 3.57 万人と推計された。このうち、原因疾患はアルツハイマー型認知症が 52.6％で最も多く、次いで、血管性認知症 17.1％、前頭側頭型認知症 9.4％であった。また、生活実態調査から、①最初に気づいた症状は物忘れ（66.6％）とともに、職場や家事などでのミス（38.8％）が多く、②約 6 割は発症時点で就労していたが、そのうちの 7 割は調査時点では退職、③約 6 割が世帯収入の減少を感じており、主たる収入源は約 4 割が障害年金、約 1 割が生活保護であり、④約 3 割が介護保険の申請をしていないことが明らかになった。

認知症施策推進総合戦略（新オレンジプラン）の 2017 年改訂では、若年性認知症の特性に配慮した就労・社会参加支援が施策に含まれたが、高齢者とは異なる世代にあった社会的支援が求められ、経済的支援などの対策は不十分な状況にある。また、今回の調査では、若年性認知症者の多くが、**認知症疾患医療センター**で診断されていることも明らかにされた[17]。

E. 認知症ケアをどう捉えるか

認知症の人に対する支援のあり方は、「認知症ケア」と呼ばれることが多い。認知症ケアは、認知症に付随する行動を抑制するケアから、1980 年代の後半には「人権を大切にしたケアの実践」[18]が国外からも紹介され、認知症ケアのあり方が模索されるようになっていった。

そのなかで、認知症ケアのあり方を大きく変えた考え方には、「**パーソン・センタード・ケア**（その人を中心としたケア）」[19]がある。これはイギリスのキットウッドが、1990 年代前半に提唱した認知症ケアの理念と実践手法である。キットウッドは、認知症の人の安定した状態を**心理的ニーズの側面**から「愛」を中心に取り巻く 5 枚の花びらの絵で表現した（図 3-3-1）。そして、この 5 つの心理的ニーズが満たされているときは「よい状態」でいられるとし、満たされていないニーズは何なのか、その人の視点にたって考えるという実践手法を提唱した。

このほかには、「**バリデーション療法**」[20]や、「**ユマニチュード**」[21]などのケア技法がある。また、「**センター方式**」と呼ばれるケアプラン作成技法がある。これらは、名称や使われる場面などに違いはあるが、認知症の人を中心に据えたケアを基本にしており、共通する概念を有している。

若年性認知症調査の概要
本調査は、全国 12 地域（北海道、秋田県、山形県、福島県、茨城県、群馬県、東京都、新潟県、山梨県、愛知県、大阪府、愛媛県）において、1 万 6,848 ヵ所の医療機関、介護サービス事業所、障害福祉サービス事業所、相談機関等の協力を得て、全国の若年性認知症の標準化有病率と有病者数を推計したものである。

認知症疾患医療センター
認知症に関する詳しい診断、行動・心理症状（BPSD）や身体の合併症への対応、専門医療相談などを行う医療機関。かかりつけ医や介護・福祉施設、地方自治体とも連携し、地域の中で認知症の人やその家族に、適切な専門医療を提供する役割を担っている。一定の要件を満たした医療機関が「認知症疾患医療センター」として認定されており、もの忘れ相談から診断、治療、介護保険申請の相談まで、ワンストップで支援する役割を担い、地域に根づいた活動を行っている。

パーソン・センタード・ケア
person centered care
「年齢や健康状態にかかわらず、すべての人々に価値があることを認め尊重し、一人ひとりの個性に応じた取組みを行い、認知症をもつ人の視点を重視し、人間関係の重要性を強調したケア」をいう。

キットウッド
Kitwood, Tom
1937〜1998
イギリスの臨床心理学者。

バリデーション療法
アメリカのナオミ・フェ

図 3-3-1　認知症と共に生きる人々の心理的ニーズ

イルが提唱。認知症の高齢者と適切なコミュニケーションをとり、症状改善や尊厳回復を目指す療法。認知症の人の問題行動にも必ず意味があると捉え、個々人の経験や個性を重視して考え、共感し接していくことを基本とする。

ユマニチュード
ユマニチュードとはフランス語で「人間らしさ」の意味。フランスのロゼッタ・マレスコッティ、イヴ・ジネストにより開発。「見つめる」「話かける」「触れる」「立つ」の4つの方法を基本とする包括的なコミュニケーションに基づいたケア技法。

センター方式
正式名称は、「認知症の人のためのケアマネジメントセンター方式」。国が全国3ヵ所に設置した「認知症介護研究・研修センター（東京、愛知県・大府、仙台）」が開発。共通の5つの視点（尊厳、安心、リハビリテーション・自立、予防・健康づくり、継続・地域包括）に基づいた本人本位のチームケアの実現を目指している。

QOL（生命の質）
quality of life
一般には、生活の質と訳される。人間がどれだけ「人間らしさ」を保っているかを示す指標や概念である。

QOD（死の質）
quality of death
どのように死を迎えるかについての指標や概念である。近年では一時点の死ではなく、死にゆく過程や遺族ケアを含む「dying」を用いる場合もある。

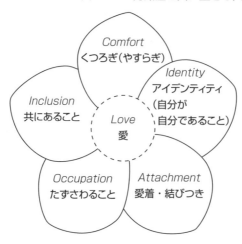

<ケアや支援の方法の考え方として>
認知症ケアに困ったら5つの花びら（心理的ニーズ）が満たされているか考えてみる。

出典）水野裕監訳『DCM（認知症ケアマッピング）理念と実践　第8版　日本語版第4版』認知症介護研究・研修大府センター（一部改変、加筆）.

4. 看取りを取り巻く諸問題

A. 終末期の捉え方

　終末期とは、一般には「医学的に治療不可能な状態と診断され、余命が6ヵ月以内の状態」とされている。また、**終末期ケア**は、**ターミナルケア**とも呼ばれ、「回復の見込みのない疾患の末期に、苦痛を軽減し、精神的な平安を与えるべく、施される医療、介護」[22]をいう。

　上記では、回復の見込みのない疾患であり、末期であることを終末期と捉えているが、実際には、回復の見込みのない疾患であっても、進行したがんのように数ヵ月で死に至る場合もあれば、慢性疾患のように必ずしも死に至ることがない場合もある。また、老化に加え疾病を抱えた高齢者は、医学上の問題だけではなく生活上の障害を抱えており、いつ何が惹起されるかわからず、高齢者の終末期は特定しにくい。

　「命あるものは必ず死ぬ」という事実は、医学が進歩しても避けられない。明確な時期が定まらないからこそ、日々の生き方が大切であり、よりよく生きるための **QOL（生命の質）** と、尊厳のある死のための **QOD（死の質）** が、終末期を考える上では重要になると考えられる。

B. 尊厳死とリビングウィル

　尊厳死とは、一般に「回復の見込みのない患者に対する延命治療をやめて、人間としての尊厳を保ちながら自然の死を迎えられるようにすること」である。この考え方は、消極的安楽死とも呼ばれ、作為的に安楽死をさせる積極的な安楽死とは、立場を異にする。

　日本安楽死協会から改称して 1983（昭和 58）年に設立された日本尊厳死協会（以下、協会）の設立目的は、「自分の病気が治る見込みがなく死期が迫ってきたときに、延命治療を断るという死のありかたを選ぶ権利を持ち、それを社会に認めてもらうこと」である[23]。

　協会では、**リビングウィル**（終末期医療における事前指示書）を発行し、それを書面に残す活動を行っている。2020（令和 2）年には**公益財団法人**となり、海外の各国とも連携し「死の権利協会世界連合」の運動も進めている。死を自分たちの手に取り戻そうとする人権確立運動の 1 つである。

C. 看取り介護

[1] 高齢者施設での看取りの考え方の変化

　「**看取り**」とは、「病人の世話をすること。死期まで見守り看病すること」であり、「死に行く人を見守る」という意味合いを持つ言葉である。

　特別養護老人ホームをはじめとした高齢者施設では、かつては、同室者であっても入居者の死を知らせず、正面玄関から入居された人が、臨終時には裏口からこっそりと去るという光景があった。近年では、死を隠す風潮に変化が見られ、正面玄関から送り出す光景や施設でのお別れの会が催されることが一般的になってきている。ある施設における入居者の、「こんなに楽しく逝けて、皆に見送られることがわかって、何の心配もなくなった」[24]という言葉にあるように、周囲から看取られて逝きたいと願う利用者の思いに沿った変化であると考えられる。

[2] 介護保険での看取り介護加算

　一方、介護保険制度が始まり 2006（平成 18）年の改正以降、介護報酬に**看取り介護加算**が付加され、生活の場としての介護施設等での制度として看取り介護が誕生した。人生の最期を、どの場所で、どのように迎えたいのかが、制度としても問われる時代になっている。

　よりよく生き続ける介護と安らかな最期の瞬間への看取り介護は、「看取り介護加算」の有無にかかわらず、より一層求められている課題である。

リビングウィル
人生の最終段階（終末期）を迎えたときの医療の選択について事前に意思表示しておく文書。2017（平成 29）年に「尊厳死の宣言書」から「終末期医療における事前指示書」に改訂。

公益財団法人
公益法人認定法により、公益を目的とする事業を行うと認定された法人をいう。

看取り介護加算
医師が回復の見込みがないと判断した利用者に対して、利用者と家族の意思を尊重し、同意を得て計画が立てられ、医師、看護職員、介護職員等と連携しながら看取りを行う場合に算定される加算である。入居時からの意向の確認が必要になる。
→p.130 第6章4節参照。

D. 家族（遺族）への支援

［1］家族会と取り組む「看取りを考える勉強会」

　ある特別養護老人ホームでは、**家族会**と取り組む「看取りを考える勉強会」を行っている。看取り介護の希望者が増えるなか、家族にとってはその時々が初めての看取り体験である。ある家族会の人が、「自分の親の終末期に後悔がある。これから終末期を迎えるご家族には後悔してほしくない」[25]と語った。看取りを経験した家族会から受ける支援には「共感力」があり、当事者である家族会の参加が勉強会に深みを持たせている。

［2］グリーフケア（悲嘆の癒しの作業）

　グリーフケアとは、おおむね死後2〜4週間後に遺族を訪ね、遺族の健康を気遣い、また個人の思い出を傾聴し、遺族の心理表現を助けることを通して、通常の生活を取り戻すようにするための援助である。

　高齢者の場合は、配偶者の死別を契機に心身が衰退し死期を早めることもあるため、細心の観察や暖かな見守りが必要である。この場合も、家族会や遺族会の支援が重要な役割を担う。

注）
(1)　後藤佐多良「老化制御研究の現状と課題」折茂肇編『新老年学』第2版，東京大学出版会，1999，pp.267-268.
(2)　井口昭久編『これからの老年学—サイエンスから介護まで』第2版，名古屋大学出版会，2008，pp.20-124.
(3)　十束支朗『発達と老化の理解』医学出版社，2009，p.89の表7-1を文章化.
(4)　仲村優一ほか監修／岡本民夫ほか編『エンサイクロペディア社会福祉学』中央法規出版，2007，p.994.
(5)　一般財団法人厚生労働統計協会編『国民の福祉と介護の動向』Vol.66 No10，2019，pp.174-175.
(6)　迎寛「新しい成人肺炎診療ガイドラインにおける患者背景アセスメント」日本内科学会『日本内科学会雑誌』107第6号，2018，pp.1035-1042.
(7)　厚生労働省『平成30年人口動態統計月報年計（概数）の概況』2018，p.13.
(8)　一般財団法人日本生活習慣病予防協会ウェブサイト（疾患で見る「脳梗塞」参照）（2020年8月17日取得）.
(9)　介護予防マニュアル改訂委員会編『介護予防マニュアル改訂版』厚生労働省（2012.3）.
(10)　森山千賀子「第2節　介護予防」介護職員関係養成研修テキスト作成委員会編『介護職員初任者研修テキスト　第1巻』長寿社会開発センター，2019，pp.65-67.
(11)　e-ヘルスネット「健康寿命」（2020年8月20日取得）.
(12)　吉村芳弘監修『最新知識フレイルサルコペニア』日総研，2019，p.14，pp.28-29，pp.13-17.
(13)　日本精神神経学会精神科病名検討連絡会「DSM-5病名・用語翻訳ガイドライン（初版）」『精神神経学雑誌』第116巻・第6号，2014，pp.429-457.

(14) 厚生労働省老健局，社会保障審議会 介護保険部会ウェブサイト（第78回）参考資料 2-1「認知症施策の総合的な推進について」令和元年6月20日.

(15) 日本認知症ケア学会編『認知症ケア基本テキスト BPSD の理解と対応』ワールドプランニング，2011-2018，pp.4-5，p.4.

(16) 「BPSD の解決につなげる各種評価法と、BPSD の包括的予防・治療指針の開発〜笑顔で穏やかな生活を支えるポジティブケア研究班」（代表：山口晴保）「BPSD の定義、その症状と発生要因」『認知症ケア研究誌』2．2018，pp.1-16

(17) 地方独立行政法人東京都健康長寿医療センター研究所ウェブサイト〈プレリリース〉「わが国の若年期認知症の有病率と有病者数」2020.07.27 発表（2020年8月20日取得）.

(18) ベック・フリス，バルブロー著／ホルム麻植佳子監訳『スウェーデンのグループホーム物語―ぼけても普通に生きられる』ふたば書房，1993.

(19) キットウッド，トム著／高橋誠一訳『認知症のパーソンセンタードケア―新しいケアの文化へ』クリエイツかもがわ，2017.

(20) フェイル，ナオミ著／藤沢嘉彦ほか訳『バリデーション―認知症の人との超コミュニケーション法』筒井書房，2001.

(21) 本田美和子・ジネスト，イヴ & マレスコッティ，ロゼッタ『ユマニチュード入門』医学書院，2014.

(22) 新村出編『広辞苑』第7版，岩波書店，2018.

(23) 公益財団法人 日本尊厳死協会ウェブサイト（2020年8月20日取得）.

(24) 鳥海房枝「特別養護老人ホームにおけるターミナルケアの実践」『月刊福祉』全国社会福祉協議会，2008.3，pp.35-36.

(25) 鈴木剛「ある特養ホームの家族会と取組む看取りケアが問いかけるもの」全国老人問題研究会編『ゆたかなくらし』No.436，本の泉社，2018，pp.14-18.

▌理解を深めるための参考文献

● 長谷川和夫『認知症でも心は豊かに生きている―認知症になった認知症専門医 長谷川和夫100の言葉』中央法規出版，2020.

1974（昭和49）年に「長谷川式簡易知能評価スケール」を開発（1991〔平成3〕年改訂）した長谷川和夫氏は、2017（平成29）年に自身が認知症であることを公言した。本書は、認知症研究の第一人者として、かつ当事者として語られた100の言葉が所収された文献である。

● 二ノ坂保喜・後藤勝彌『逝く人に学ぶ―在宅医が看取りを通して語る』木星舎，2017.

本書は、2人の在宅医が、これまで見送った人の闘病生活を振り返り、病が進行していった過程をたどり、彼らの最期の願いに思いを馳せ、語り合った記録であり、かけがえのない「いのちの教科書」である。

コラム 日本における「ヤングケアラー」と「若者ケアラー」

「ケアラー」とはもともとイギリス英語で、文字通り「ケアする人」を意味するが、なかでも無償で私的な関係にある人びとのケアを担っている人のことを指す。「**ヤングケアラー**」とはケアの必要な家族や近親者などを無償で世話する、18歳未満の子どものことである。また18歳以上の若者で同じく家族などをケアする者を指す「**若者ケアラー**」という語もある。これらの語は1980年代の終わり頃から家族をケアする子どもの存在が注目され、研究や支援活動、また法整備が進められてきたイギリスで生まれ、世界に広がっていった。日本においても2000年代にはすでに社会福祉等の研究者により紹介されていたが、新聞・雑誌、テレビといった一般的な媒体で取り上げられ始めたのは2014年頃と比較的近年である。しかしその後の数年間で研究者や自治体などによる実態把握に向けた調査研究が進み、2018年度には厚生労働省の子ども・子育て支援推進調査研究事業として、全国規模では最初となるヤングケアラーに関する調査が実施された。このように現在、ヤングケアラーや若者ケアラーというトピックは、さまざまなメディアで扱われるとともに、学校教育、行政レベルにおける関心を集め続けている。2010年代中盤以降は日本において「家族をケアする子どもや若者」の存在が可視化されると同時に、それが広く社会問題化される状況であり、それは今も続いていると言えるだろう。イギリスではヤングケアラーは「障害や疾患などのある親やきょうだいをケアする子ども」として理解されているが、日本にもそうした子どもや若者がいること、さらに、イギリスにおけるヤングケアラーという概念では一般的に想定されていない祖父母など高齢期の家族へのケアを担っている子どもや若者がいることが判明しつつある。

子どもや若者がケアを担っている場合、ケアによって知識や責任感、病気などに対する理解力が増すと言われる一方、学校生活や友人関係、子ども自身の身体的・精神的健康へのマイナスの影響があることが指摘されている。また、ケアを担う子どもが成長して自らの進学や就職を考える時期になると、家族へのケア責任と、自分自身の将来との間で悩むこともある。

日本における「ヤングケアラー」や「若者ケアラー」は、その有り様がまだ知られ始めたばかりであり、今後、こうした子どもや若者を支える仕組みを社会でどう構築するかが今まさに問われている。

第4章　介護技法と住環境整備

高齢期の尊厳と心身の安全を確保し、また生活の質を高めるために、支援者は適切な介護技法や住環境整備の知識を持っておく必要がある。この章では、施設と居宅に共通する介護の理念と技法、および住まいにおける環境整備のあり方について学ぶ。

1

自己選択、自己決定、生活の質を基本とした介護の理念について学習する。

2

日常生活のさまざまな場面において、介護を行う際の技術の基本的視点や留意点、対象者や障害に応じた介護の方法を理解する。

3

高齢者の室内での事故のきっかけを知るとともに、高齢者にとっての安全な居住生活を確保するための、基本的な住環境整備のポイントについて学ぶ。

1. 介護の理念と技法

A. 介護の理念

「2015年の高齢者介護」
厚生労働省の高齢者介護研究会が2003（平成15）年6月に発表した高齢者介護研究会報告書である。

「2015年の高齢者介護」によると、介護保険制度の基本理念は「尊厳（を支えるケア）」と「自立支援」である。高齢者の生活の継続を維持するための、新しいサービス提携、特に在宅、施設以外の新たな「住まい方の実現」と「地域包括ケアシステムの構築」が進められてきている[1]。高齢者が、加齢に伴って生じる心身の変化に起因する疾病や障害等による要介護（要支援）状態になっても、住み慣れた地域で自分らしく暮らすことが大切である。その暮らしを支えるための理念が「尊厳」と「自立支援」である。「尊厳」と「自立支援」の基礎となるのが自己選択・自己決定、生活の質（QOL）である。

私たちは自分の生活や生き方について、自己の意思や願いに基づき主体的に選択し決定している。高齢である、疾病や障害がある、要介護（要支援）状態である等、どのような状態であっても、人として生まれた以上、人間らしく生きる権利がある。その人が、日々の生活を、どこで過ごし、どのように暮らし、どのような人生を送りたいのか、自己選択・自己決定できることが大切である。

ロートン
Lawton, M. P.
手段的ADL評価尺を作成した（1983）。

もう1つ大事なことは、望む生活の質である。長期にわたる高齢期の生活が、心理的にも、社会的にも充実した「より良い」ものである必要がある。ロートンは、良い生活の構成要素を整理して、QOLの概念を包括的に捉えている。それによると①生活機能の行為・行動の健全性（ADL、手段的ADL、社会的活動等）、②生活の質への認知（健康自己評価、認知力等）、③居住環境（人的・社会的環境、都市工学、住居などの物的環境）、④主観的幸福感（生活満足度、抑うつ状態など）である。対象者にとってのより良い生活とは何か包括的に捉えていかなければならない[2]。

B. 技法

[1] 介護を受けている人の現状

厚生労働省老健局の調査（2018〔平成30〕年）によると、要支援者のうち、644万人が要介護（要支援）認定を受けている。そのうち336万人は在宅で、93万人は施設等でサービスを受けている[3]。「国民生活基礎調査」（2019年）によると要支援の原因疾患では「関節疾患」が最も多く、次いで、「高齢による衰弱」「骨折・転倒」となっている。要介護者では「認知症」が最も多く、次いで「脳血管疾患」「骨折・転倒」である[4]。

要支援、要介護の原因疾患により、また、どこで暮らすかによっても生活の仕方、生活のしづらさは異なってくる。どのような状況であっても介護の理念を基本とし、**日常の生活**に支障がある人たちに対して、食事、移動、排泄、衣類着脱、入浴などの介助を行っていく。その人が望む、安心で尊厳ある自立した生活を継続させるために、対象者や障害に応じた介護の基本的な技法や留意点について理解が必要である。

[2] 技法

(1) 食事介護

私たちが食事をするときは、①食事姿勢を保つ、②食事内容を目で確かめる、③食事に必要な道具を使う、④食事を口に運ぶ、⑤咀嚼する、⑥嚥下する、などの行動をとって食事をする。これらの行為に1つでも支障があれば介護が必要となってくる。

1）食事介護の基本的な留意点

食事介護の基本的な留意点は、以下の通りである。

①利用者の食事習慣を取り入れ、楽しい雰囲気づくりをする、②正しい食事姿勢、③**誤嚥防止**、④摂取しやすい工夫、⑤自助具や生活用具の工夫、⑥本人の希望やペースを尊重する、⑦水分補給。

2）食事介助の実践方法

食事の姿勢については**図4-1-1**、**図4-1-2**を参照のこと。

日常生活動作について
日常生活動作には、ADLとIADLがある。ADL（activities of daily living：日常生活動作）とは寝返り、起き上がり、移乗、歩行、着衣、入浴、排泄等をいう。IADL（instrumental activities of daily living：手段的日常生活動作）とは調理、掃除、買物、金銭管理、服薬管理等をいう。

食事姿勢
座位姿勢をとると解剖機能上、食物の通過が容易であり、誤嚥防止となる。ベッド上で食事をする場合でも、上体は起こし、少し前かがみの姿勢にする。

図4-1-2 誤嚥防止

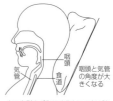

あごを引きぎみにすると口の中に貯めていやすくなるばかりでなく、咽頭に入りこんでも誤嚥しにくくなる

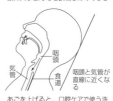

あごを上げると、口腔ケアで使う洗浄剤や唾液を誤嚥しやすくなる

図4-1-1 食事の姿勢

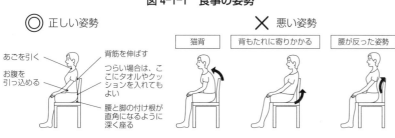

◎ 正しい姿勢

あごを引く
お腹を引っ込める
背筋を伸ばす
つらい場合は、ここにタオルやクッションを入れてもよい
腰と脚の付け根が直角になるように深く座る

✕ 悪い姿勢

猫背
背もたれに寄りかかる
腰が反った姿勢

●麻痺がある場合

　一度に食べ物を入れると、口腔内に食べ物がたまりやすくなるので、量を考え、麻痺のない健側の口の端から入れる。食事中および食事後に、嚥下の状況を確認し、食物残渣がないか口腔内の点検をすることも誤嚥防止となる。

●視覚障害がある場合

　食器の位置や並べ方など、言葉で声をかけながら、食べ物のイメージができるように支援していく。視覚障害の支障のある部分だけ援助する。

●認知症がある場合

　認知症がある場合、いつもと違うと不安になりやすいので、原則的には、規則正しく、また、場所や食器等を同じにするなど、環境づくりに配慮する。食べ物でないものは、誤食・誤飲してしまう可能性もあるので、手の届かないところへ置く。食べることを忘れているときには、食べることを納得してもらってから介助する。

（2）移動の介護

　すべての日常生活は、移動という行為が基本となって成り立っている。社会生活を維持し、社会に参加するためにも、移動の援助は必要である。利用者の心身機能、能力（残存能力・潜在能力）を理解し、それを活用した安全な自立支援となるよう支援していく。

1）移動介護の基本的留意点

　移動の際の介護における基本的な留意点は、以下の通りである。

①麻痺、障害、痛みの有無の把握、②認知機能の把握、③残存機能を最も活かせる方法であること、④福祉用具の活用、⑤住環境の把握。

2）移動介助の実践方法

●片麻痺がある場合

　片麻痺がある場合、移動の手順は以下の通りである。

①杖歩行（平地）：杖→患側→健側の順番で歩行する（**図4-1-3**）。
②杖歩行（階段上り）：杖→健側→患側の順番で上る
　　　　　　　　（階段下り）：杖→患側→健側の順番で下る。（**図4-1-4**）。
③車いす移乗：健側に車いすを配置する（**図4-1-5**）。

●視覚障害者の歩行介助

　視覚障害者の歩行介助の基本型は、以下の通りである。

　誘導者は半歩前に立ち、肘を直角に曲げて、視覚障害者に軽く誘導者の肘の少し上を握ってもらう。狭い通路を誘導する場合、誘導者は状況を説明し、視覚障害者が誘導者の真後ろに移動する。この位置関係を維持しな

クロックポジションによる食事支援
クロックポジションによる食事支援法とは、配膳を時計の文字盤に見立てて、主食・主菜・副菜・汁物を置き、視覚障害者にそれぞれの食器に触れてもらいながら、何時のところに、どの食べ物があるか、説明しながら食事の支援をすることである。この方法を取り入れることで、視覚障害者が、自力で食べやすくなる。

二動作歩行
健側（麻痺してない側）で杖をもち杖と患側（麻痺側）の足を一緒に出し、健側の足を出してそろえる方法をいう。

図 4-1-3　杖歩行（平地）

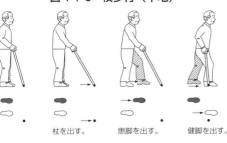

杖を出す。　　患脚を出す。　　健脚を出す。

図 4-1-4　杖歩行（階段）

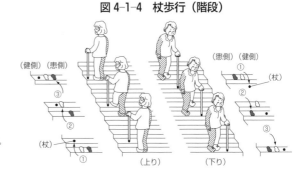

（健側）（患側）　　　　　　（患側）（健側）

（杖）

（上り）　　　　　（下り）

図 4-1-5　車いすへの移乗

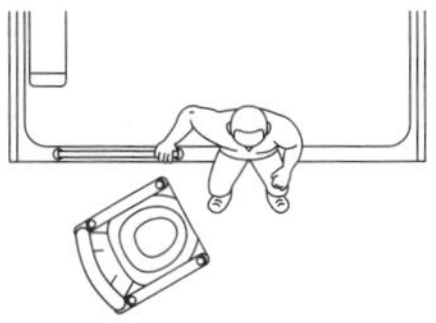

がらゆっくりと歩行する。

（3）排泄介護

　排泄は、日常生活の中で毎日繰り返される動作の１つである。体内に生じた不要な老廃物を排尿・排便の形で外に出すという、生命の維持には欠かせない行為であり、生きてゆくために必要不可欠な意味をもつ。排泄の意義・目的を踏まえた介護を実施することが重要である。

1）排泄介護の基本的な留意点

　排泄の介護を行う際の基本的な留意点は、以下の通りである。
①排尿状態の把握（尿失禁も含む）、②排泄動作、③排泄介護に関連する福祉用具の活用。

2）排泄介護の一般的な原則

　排泄介護を実践する場合、一般的原則は、①心理面・羞恥心、個々の排泄習慣へ配慮すること、②その利用者の能力に応じて、福祉用具を適切に使用し、できる限りトイレでの排泄を目指すこと、③排泄行動が自立できるような支援方法を考えること、さらに、④排泄支援に関しては、他職種（医師、看護師、リハビリテーション専門職等）と連携することである。

3）排泄介助の実践方法

●片麻痺のある場合

　健側でサイドレールにつかまり、自立支援できるよう環境を整える（**図4-1-6**）。

排泄の意義・目的
排泄は、①十分に排泄することにより、健康を維持する、②排泄により快適な状態を得る、という目的をもつとともに、③人間の尊厳に関わる極めてプライベートな営みである。
介護者は、排泄に社会的な意味があることを理解し、心理面・羞恥心への配慮を行わなければならない。

自立支援介護
2018（平成30）年度の介護報酬改定により、要介護者の生活向上と社会参加促進のため、水分摂取・食事摂取、褥瘡予防、機能訓練などを重視した自立支援介護が推奨されている。

図 4-1-6　排泄介護

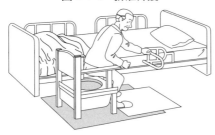

● **尿失禁**がある場合

排泄のコントロールができず、おむつ等を利用している場合は、トイレで排泄できず、身体的、心理的、社会的苦痛を伴っているため、清潔の保持や、羞恥心に配慮した、尊厳ある支援を実施する。その一方で、おむつを当てることを当然と考えず、尿失禁のアセスメントをしっかり行い、他職種と連携して排泄の自立を目指したケアを取り入れていく。

● **認知症**がある場合

認知症があると、尿意があっても、自ら訴えることが困難な場合が多い。尿意のサインを察知することが、尿失禁予防の基本である。介護する場合は、認知症高齢者の行動をよく観察し、何らかのサインを察知する必要がある。トイレを探している様子を確認できたら、トイレへの誘導を行う。認知症高齢者の排泄対応へのポイントは、以下の通りである。

①認知症高齢者が、認識しやすい「トイレ」「といれ」「便所」等の表示を工夫する、②文字認知も低下している場合は、トイレや便器の絵で示す、③トイレに行きやすい環境を整備しておく、④着脱しやすい服装にしておく、⑤排泄の失敗に対して自尊心を傷つけるような言葉は発しない、⑥排泄の自立を支援する。認知症高齢者は、知的機能は低下していても自尊心は保持しているため、排泄支援の仕方について十分に心得ておく必要がある。

認知症高齢者の排泄の観察のポイント
排尿前にどのような表情や行動をとっているのかを観察する。排尿前に落ち着きがなくなり、ソワソワしたり、奇声をあげる人もいる。

(4) 衣類着脱の介護

私たちは、日常生活の中で、季節や外気温、または TPO に応じて適切に衣類を選択し整えている。介護を行う際も、衣類着脱の意義・目的を踏

図 4-1-7　脱健着患

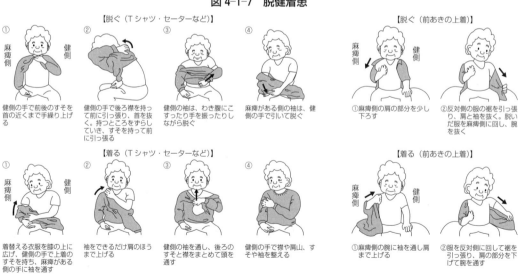

まえて介護することが必要である。

1)衣類着脱介護の基本的留意点

衣類着脱を介護する際の基本的な留意点は、以下の通りである。①衣類の選択は、本人の好みと同時に、吸湿性のよい素材や活動しやすい形のものを提案する、②日常生活動作に応じた介助方法を選択する、③着脱動作で自立できる衣類の工夫をする、④残存機能・潜在能力を活かして自立を促す。

2)衣類着脱介助の実践方法

●寝たきりの場合

仰臥位で行うため、衣類の生地は伸縮性に優れたものにするほか、前開きタイプでボタンではなくマジックテープやファスナーなどをつける等、着脱しやすい工夫をする。また、衣類のたるみやしわが褥瘡を発症する原因となるため、十分に注意する。

●片麻痺がある場合

「脱健着患」が基本となる。麻痺がある場合、患側（麻痺側）を保護するため、健側から脱ぎ、患側（麻痺側）から着るように介助する（図4-1-7）。その場合でも、利用者のできるところは声をかけて行ってもらい、利用者ができないところを介助するようにする。

(5) 入浴・清潔保持の介護

身体を清潔に保つことは、本来持っている皮膚の生理的機能を正常に保ち、健康を維持することにつながる。また皮膚に付着した微生物の繁殖を防ぎ、感染や褥瘡を予防する効果がある。さらに身体を清潔にすることは、身体面への影響だけでなく、爽快感などの心理的影響や、自尊心を維持し、生活意欲を高め、周囲とのコミュニケーションを活発にする社会的意義もある。

1)入浴・清潔保持の基本的留意点

入浴・清潔保持の介護をする際の基本的な留意点は、以下の通りである。①心身状況や障害に応じた方法の選択、②安全や自立支援へ向けての環境づくり、③入浴前・入浴中・入浴後の全身状態の観察、④羞恥心への配慮、⑤残存機能・潜在能力を活かして自立を促すこと、⑥水分補給。

2)入浴介助の実践方法

●安全な入浴環境を整備する（図4-1-8）

●片麻痺がある場合（右麻痺）

健側である左手、左足を使って入浴する[5]（図4-1-9）。

要介護（要支援）認定を受けている人は、さまざまな原因によって、日常生活動作に支障をきたしている。その人の日常生活を維持・向上させる

衣類着脱の意義・目的
①身体の保護や体温調整や清潔の保持、②ファッションを楽しむ自己実現の手段、③文化や社会習慣、④所属の表示、⑤生活リズムをつくること等が挙げられる。衣類着脱の介護の基本は、本人の運動機能や障害に応じて健康の維持や精神・心理的活動性を高め、社会性を維持できるよう支援することである。

褥瘡
長時間同じ姿勢を保持し続けることにより、圧迫されている身体の部位に血行不良が起こる状態をいう。初期は、周辺組織の発赤からはじまり、進行すると壊死してしまうことがある。

ズボンをはく場合
片麻痺がある場合、ズボンをはく際にも上衣と同じように「脱健着患」の原則で行う。

入浴介護に関連する福祉用具
滑り止めマット、シャワーチェア、浴槽内いす、手すり、バスボード（移乗台）などがある。

図4-1-8　入浴を支える福祉用具の例

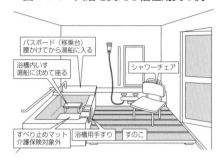

バスボード（移乗台）
腰かけてから湯船に入る

浴槽内いす
湯船に沈めて座る

シャワーチェア

すべり止めマット
介護保険対象外　浴槽用手すり　すのこ

図4-1-9　浴槽への出入り（座位）

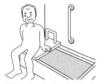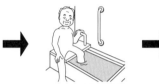

浴槽に渡したバスボード
（移乗台）に座る。

回転しながら片足を浴槽に
入れる。

介助者がバスボード（移乗台）
をはずす。手すりをつかんで
お尻を底につける。

ためには、介助の基本技術だけでなく、個々の能力を活かせる方法や住まいの環境をどのように整備していくか、考えていくことが重要である。

(6)　コミュニケーション技術

　介護の提供は、利用者との援助関係、信頼関係をもとに行われる。また、利用者を支えている家族との信頼関係を得ることも重要である。そのために、信頼関係を築くためのコミュニケーション技能を身につけておくことが必須である。また、その前提として、自分自身をよく知っておくこと（**自己覚知**）も重要である。

1）コミュニケーションの基本姿勢

　コミュニケーションにおいては、①受容（利用者や家族をありのままに受け入れる）、②傾聴（利用者や家族の話に耳を傾け、聞き上手になる）、③共感（利用者や家族の感情に寄り添う）、が基本姿勢となる。

2）コミュニケーション技法（その他）

　問いかけには、①閉じられた質問と、②開かれた質問がある。閉じられた質問とは、「はい」「いいえ」の単語で答えられるような質問の仕方である。たとえば、脳梗塞で、運動言語野（ブローカ中枢）に障害がある場合、閉じられた質問の仕方でコミュニケーションを図ると答えやすくなる。開かれた質問は、相手が自由に答えられる質問の仕方である[6]。

自己覚知
社会福祉援助における援助者は、自分自身、どのような能力、性格、個性を持っているのか自覚し（自己覚知）、対人関係において感情、態度を意識的にコントロールすることが必要である。自分の価値観や感情に左右されると、利用者への援助や問題状況を誤って判断することになる。

注)

(1) 二木立『介護保険制度の総合研究』勁草書房，2007，p.236.

(2) 柴田博・長田久雄・杉澤秀博『老年学要論─老いを理解する』建帛社，2019，pp.132-134.

(3) 厚生労働省老健局「公的介護保険制度の現状と今後の役割」.

(4) 厚生労働省「2019年　国民基礎調査」.

(5) 介護職員関係養成研修テキスト作成委員会『生活支援技術Ⅰ・Ⅱ（第2版）』一般財団法人　長寿社会開発センター，2016，pp.65-106.

(6) 川村匡由『介護福祉士スピードテキスト』TAC出版，2010，pp.476-482.

▌理解を深めるための参考文献

● **黒澤貞夫『介護は人間修行─一生かける価値ある仕事』日本医療企画，2016.**
介護を必要とする利用者が，人間に値する生活が保障され，その人らしい生涯を全うできること，同時に介護職が自己の仕事に生涯を尽くすことに関して，介護の本質や人間性と文化，介護の教育の3つの視点から論じている。

● **大川弥生『「よくする介護」を実践するためのICFの理解と活用─目標指向的介護に立って』中央法規出版，2009.**
「よくする介護」とは，その人ならではのよりよい生活機能の実現に向けた目標とプログラムを設定し，介護を行っていくことである。筆者はこれを「目標指向的介護」と名付け，ICFの臨床実践として論じている。

2. 住環境整備

A. 高齢者の住まいと事故

地域包括ケアシステム
地域包括ケアシステムでは、住まい・医療・介護・予防・生活支援の5つが一体的に提供されることが目指されている。住まいの整備は、他の4つのサービスの前提とされている。

生活圏の拡大、社会参加の促進
活動量が減ると寝たきり状態が助長されることがある。各部屋間の移動を容易にしたり、玄関周囲の環境整備を行うことで、屋外での活動へも結び付けていくことが有効である。

　地域包括ケアシステムでは、「生活の基盤として必要な住まいが整備され、本人の希望と経済力にかなった住まい方が確保されていること」が体制構築の前提として位置づけられている。この項では、生活基盤としての住環境の整備を見ていくことにしたい。住環境の整備は、「自立の支援」「介護負担の軽減」「生活圏の拡大、社会参加の促進」「生活の質的向上」などさまざまな効果につながることが期待される[1]。国民生活センターの報告によれば、医療機関から寄せられた事故情報のうち、「住宅」での事故は、65歳以上の場合、全体の77.1％（65歳未満では71.4％）を占める。また65歳以上の事故は、65歳未満に比べて重症化する傾向が見られた。高齢者の家庭内事故のきっかけで多いものは「転落」30.4％、「転倒」22.1％の順である。階段などの段差でつまずく、足がもつれて家具にぶつかる、バスマットやじゅうたんに足をとられるなど、ささいなことが事故につながっている[2]。高齢期の身体的な特徴に配慮しつつ、住環境を整備していく必要がある。

B. 住環境整備のポイント

　高齢者の住宅を整備する場合に留意すべき主な点を、具体的に確認していく[1][3][4]。

[1] 段差の解消

　高齢者は、筋力、瞬発力、敏捷性などが低下することから、ちょっとした段差などでもつまずきやすく、転倒して骨折などにつながることがある。床を滑りにくくすること、敷居などの段差をできるだけ解消することが必要である。なお、段差は実際の工事において完全になくすことは難しいため、仕上がり寸法5mm以下は許容範囲とされている。やむを得ず段差が残る部分については、材質や色などを違うものにし、段差があることを明確にする。また、カーペットのめくれ、電気コードなどの障害物も転倒につながる可能性があるため、注意する。

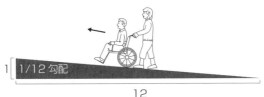

図 4-2-1　スロープの勾配

1/12 勾配

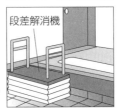

図 4-2-3　段差解消機

段差解消機

　屋外空間の段差については、スロープの設置による解消方法がある。スロープの勾配は 12 分の 1 以下とし、可能であれば 15 分の 1 以下にするのが望ましい（**図 4-2-1**）。

　玄関と居室の間の段差が大きいときは、式台の設置（**図 4-2-2**）、スロープの設置、段差解消機の設置（**図 4-2-3**）などの方法がある。

［2］ 手すりの取付け

　手すりの取付けは、段差の解消とともに基本的な住環境整備項目である。手すりには横手すりと縦手すりがあるが、横手すり（水平手すり）は、水平移動や座位保持の支えが目的で、床面や階段などの勾配に対して平行に取り付ける。階段にはできれば両側に手すりを設置することが望ましいが、難しい場合は少なくとも下りるときの利き手側に設置するとよい。

　縦手すり（垂直手すり）は床面に対して垂直に取り付け、便器からの立ち上がり動作など身体の上下移動があるときや、身体の向きを変えるとき、出入り口などに使用する。トイレや浴槽などでは、姿勢保持と上下移動の両方に対応する L 字型手すりも有効である（**図 4-2-4**）。

［3］ スペース・動線の確保

　スペースの確保は、特に車いす使用の場合や、介助が必要な場合には重要である。住宅の場合、車いすを通すためには通路幅を 850mm 以上とるのがよいとされる。歩行、排泄、入浴などに介助を要するときは、介助のためのスペースも確保することが望まれる。また、身体機能が低下すると移動が難しくなるため、動線はできるだけ短くとる。特にトイレは居室に近いほうがよい。

［4］ 照明・色彩

　高齢者は一般に視力が低下し、近くのものが見えにくくなる。また、加齢によってコントラストの認識や、光調整能力も低下する。室内はできるだけ明るめにし、視認できにくい部分では、コントラストをつけることに

式台
玄関の段差が大きいときに、上がり框（がまち）と床面の中間に設ける板敷の部分。

図 4-2-2　式台

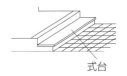

式台

図 4-2-4　手すりの種類

横手すり　　縦手すり

L 字型手すり

図4-2-5　戸の種類

引き戸

開き戸

折り戸

図4-2-6　取っ手の種類

ノブ式（握り玉）

レバー式

プッシュプル式

図4-2-7　入浴台（移乗台）

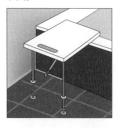

ヒートショック
暖かい場所から寒い場所へ移動して急激な温度変化にさらされ、血圧や脈拍に影響が出ることをいう。心筋梗塞や脳梗塞を引き起こすことがある。

よって転倒などを防ぐ。黄色や青系の色は色彩の微妙な区別がつきにくいので、危険を伴う箇所では使用しないほうがよい。

［5］建具

　戸には引き戸、開き戸、折り戸などがある（**図4-2-5**）が、一般的には引き戸にするのがよいとされている。引き戸は開閉のために必要な面積が少なく、また開閉操作に伴う動きの拘束も少ないほか、開き加減に融通性がある。

　取っ手は、ノブ式（握り玉）の場合、関節リウマチや麻痺などがあると操作しにくいため、レバー式や、軽い力で開閉できるプッシュプル式が望ましい（**図4-2-6**）。レバー式は、衣服のひっかかりを防ぐために取っ手の端を扉側に曲げる。

　また、高齢者は小さい音や高い音に対する聴覚の衰えがあり、周囲の騒音により電話やテレビが聞き取りにくくなることがある。騒音を少なくするために、壁面は音を吸収する素材にし、騒音が反響しないように障子やカーテンをつけることも効果的である。

［6］浴室・トイレ

　浴室は事故の危険が多い場所でもあり、上記の手すり設置などのほか、福祉用具などもうまく活用しながら安全を確保する。浴槽の出入りは入浴台（移乗台）などを使うと、腰かけた状態で入ることができる（**図4-2-7**）。また、温度の急激な変化による**ヒートショック**を避けるため、寒い季節は温度差に注意する。浴室の脱衣場、洗い場などは使用前に温めておくことが望ましく、トイレも暖房器具の使用が望まれる。

注）
(1)　浅沼由紀ほか『新版　福祉住環境』市ヶ谷出版社，2008，pp.44-56，pp.49-52，pp.148-169.
(2)　独立行政法人国民生活センター報道発表資料「医療機関ネットワーク事業からみた家庭内事故─高齢者編」（平成25年3月28日）.
(3)　高本明生「高齢期に適した住宅の条件をめぐって」嶺学編『高齢者の住まいとケア─自立した生活、その支援と住環境』法政大学大原社会問題研究所叢書，御茶の水書房，2008，pp.175-178.
(4)　大月敏雄「高齢者の住まい」東京大学高齢社会総合研究機構『東大がつくった高齢社会の教科書─長寿時代の人生設計と社会創造』ベネッセコーポレーション，2013，pp.98-103.

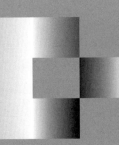

II. 高齢者福祉に関する法律・制度

第5章 老人福祉法

今日では、高齢者福祉サービス（事業・施設）の提供は介護保険制度が中心的役割を担っている。しかし、現在でも老人福祉法は高齢者福祉の基本法の性格であるばかりではなく、高齢者福祉サービス（事業・施設）を規定しており、また、「やむを得ない事由がある場合」における措置等も規定している。老人福祉法の規定内容とその役割と機能について学習する。

1

わが国において、世界に先がけて老人福祉法が制定された。老人福祉法制定に至る流れを把握して、法制定の背景、法制定の意義について理解する。

2

老人福祉法の制定時の内容から今日に至るまでの変遷について理解する。

3

老人福祉法の、目的や基本的理念、福祉の措置、老人居宅生活支援事業および老人福祉施設、老人福祉計画、有料老人ホームについて理解する。

4

介護保険制度の導入は、老人福祉法のあり方に大きな影響を与えた。介護保険法との関係を理解し、今日における老人福祉法の役割を理解する。

1. 老人福祉法制定とその後の展開

A. 老人福祉法の制定

［1］老人福祉法の制定の意義

　第1章3節で述べたように、戦後まもなくして制定された福祉三法は、総じて生活困窮・貧困者対策として制定された戦後の緊急援護、いわゆる救貧の施策であり、その後の福祉六法体制となっても、その六法は依然として低所得と関連のある経済的対策の側面が強かったとされている。老人福祉法についても、同法の制定により生活保護法による保護施設の1つであった**養老施設**が養護老人ホームに移行していったことに象徴されるように、生活保護法から高齢者分野を独立させたという側面が強調される。また、老人福祉法の制定に至る段階の諸案では、より守備範囲が広かったが、制定された老人福祉法は基本的には守備範囲が福祉にとどまったという限界が指摘されている[1]。一方で、世界初の老人福祉法であること、措置ではなく利用（契約）による軽費老人ホームや、経済的理由によらず心身の状態、健康度のみに着目した特別養護老人ホームが規定されたといったところに積極的評価も見出せる[2]。

［2］制定当初の老人福祉法

　制定当初の老人福祉法は、総則、福祉の措置、老人福祉施設、費用、雑則、からなる5章と附則で構成されていた。主な内容は、以下の通りであった。

①福祉の措置では、**健康診査**、老人ホームへの収容等、**老人家庭奉仕員**による世話、老人福祉の増進のための事業、が規定された。健康診査については、市町村長が65歳以上の者に対して、健康診査を行わなければならないなどと規定されていた。

②老人福祉施設は、**養護老人ホーム**、特別養護老人ホーム、**軽費老人ホーム**、老人福祉センターの4種類が規定された。養護老人ホームは、「65歳以上の者であって、身体上若しくは精神上又は環境上の理由及び経済的理由により居宅において養護を受けることが困難な者を収容し、養護することを目的とする施設」とされていた。特別養護老人ホームは、「65歳以上の者であって、身体上又は精神上著しい欠陥があるために

養老施設
救護法の養老院を源流とする生活保護法による保護施設の1つであった。老人福祉法の制定により、従来からの養老施設は養護老人ホームとみなされた。また、養老施設は、保護施設的性格を残す養護老人ホームと、心身の状態、健康度のみに着目した特別養護老人ホームに分化したとも説明される。

健康診査
1983（昭和58）年に老人保健法が施行され、老人福祉法からは削除された。

老人家庭奉仕員
1956（昭和31）年に長野県で家庭養護婦派遣事業が開始され、同様の事業が全国に広がる。1962（昭和37）年に国の補助事業となり、老人福祉法の制定に伴い法定化された。1965（昭和40）年度に対象が「低所得の家庭（所得非課税世帯）」に拡大、1982（昭和57）年10月には所得要件が撤廃された。

養護老人ホーム
2005（平成17）年の「介護保険法等の一部を改正する法律」による改正で、入所要件から「身体上若しくは精神上」が削除された。

軽費老人ホーム
1961（昭和36）年には、社会福祉事業法に基づく国庫補助事業とされていた。老人福祉法の制定に伴い法定化された。

常時の介護を必要とし、かつ、居宅においてこれを受けることが困難な者を収容し、養護することを目的とする施設」とされ、収容や欠陥という用語を除き現在と同様に規定された。

③費用に関しては、老人ホームへの収容について国が10分の8を負担する等が規定されていた。また、養護老人ホームおよび特別養護老人ホームの設備費については、国が2分の1を負担するとされていた。

④雑則において、有料老人ホームについて規定され、事業の開始の日から1ヵ月以内に都道府県知事に届け出なければならないとされた（事後届出制）。

B. 老人福祉法の改正

[1] 老人医療費支給制度の創設

1972（昭和47）年に成立した「老人福祉法等の一部を改正する法律」により、翌1973（昭和48）年に老人医療費支給制度が創設された。老人医療費支給制度は、70歳以上（寝たきり等の場合は65歳以上）の者が、医療保険の給付を受けた場合に、その一部自己負担分を公費で負担するもので、老人医療費無料化と呼ばれた。公費の負担は、国：都道府県：市町村が4：1：1の割合で負担した。この公費の負担割合は老人保健制度や今日の高齢者医療制度にも踏襲されている。しかし、制度創設以降は老人の受診率や1件当たり医療費等が著しく伸びたことにより、老人医療費の急増を招いた。また「社会的入院」を助長していると批判される結果となった。加えて医療保険各制度間の老人加入率の格差によって老人医療費の負担に著しい不均衡が生じていることなどから、制度創設から10年後の1983（昭和58）年には、老人保健制度が導入され、老人医療費支給制度は終了した。

[2] 国庫支出金の削減と入所事務の団体委任事務化

1985（昭和60）年には、「国の補助金等の整理及び合理化並びに臨時特例等に関する法律」（法第37号）により、10分の8であった施設入所の措置費について国の負担割合が暫定的に10分の7に引き下げられた。さらに翌1986（昭和61）年には、「国の補助金等の臨時特例等に関する法律」により、1988（昭和63）年までの特例措置として国の負担割合が10分の5に引き下げられた。そして1989（平成元）年には、「国の補助金等の整理及び合理化並びに臨時特例等に関する法律」（法第22号）により、国の負担割合は10分の5で恒久化された。

1973（昭和48）年
老人医療費無料化の他、年金の賃金スライド、物価スライドの導入などが行われ、政府は福祉元年と呼んだ。

また、この時期は国庫負担割合の引き下げと関連して、施設入所措置事務が**機関委任事務**から**団体委任事務**とされた時期でもあった。すなわち、1986年の「地方公共団体の執行機関が国の機関として行う事務の整理及び合理化に関する法律」によって、入所措置権が「都道府県知事、市長、福祉事務所を管理する町村長」から「都道府県、市、福祉事務所を設置する町村」となった。

[3] 福祉関係八法改正

1990（平成2）年に成立した「老人福祉法等の一部を改正する法律」による改正、いわゆる**福祉関係八法改正**では大幅な改正が行われた。老人福祉法に関係する要点は、以下の通りである。

①**在宅福祉三本柱**を中心に老人福祉法に位置づけが明確化されるとともに、社会福祉事業法に第二種社会福祉事業として明記された。施設サービスよりも在宅（居宅）の事業を前の条文で規定し、措置委託のみの規定であった老人家庭奉仕員について、市町村が直接派遣できる旨を明記するとともに老人居宅介護等事業に名称も改められた。

②老人福祉施設にデイサービスセンター、老人短期入所施設が追加された。

③老人福祉計画が、老人保健法による老人保健計画とともに規定された（施行は1993〔平成5〕年）。

④入所決定権が町村移譲（「都道府県、市、福祉事務所を設置する町村」から「市町村」へ改正）され、在宅サービスおよび施設サービスの事務が市町村に一元化された（施行は1993年）。

⑤有料老人ホームについて、従来の事後届出制が、あらかじめ届け出なければならないとする事前届出制へと改められた。

また、この時期には、1994（平成6）年法により老人福祉施設に老人介護支援センターが追加され、在宅介護支援センターとして整備が進んだ。

[4] 介護保険制度の導入とその後の改正

介護保険制度の創設に伴い、例外を除いた多くのサービス（事業・施設）が、措置の余地を残しながらも介護保険制度による提供を前提とした規定となった。

2005（平成17）年には、養護老人ホームは、介護保険サービスの利用が可能となったことに伴い、入所要件から「身体上若しくは精神上」が削除された。また、施設入所の措置費については、税源移譲され国の負担はなくなり全額市町村の負担となった。また公立の施設についての施設整備費については廃止された。

2020（令和2）年の地域共生社会の実現のための社会福祉法等の一部を改正する法律により、有料老人ホームについて、①都道府県知事は、届出がされたときは市町村長に通知しなければならないこと、②市町村長は、届出がされていない疑いがある有料老人ホーム（**高齢者住まい法**に規定される登録住宅を除く）を発見したときは、都道府県知事に通知するよう努めるものとする、などの改正が行われる（2021〔令和3〕年4月施行）。

高齢者住まい法
正式名称は「高齢者の居住の安定確保に関する法律」。
➡p.216 第8章3節参照。

2. 老人福祉法の概要

A. 老人福祉法の目的および基本的理念

［1］ 老人福祉法の目的

老人福祉法は、「老人の福祉に関する原理を明らかにするとともに、老人に対し、その心身の健康の保持及び生活の安定のために必要な措置を講じ、もつて老人の福祉を図ることを目的とする」と規定している（1条）。

なお、老人福祉法は、特に「老人」についての定義を定めていない。

［2］ 老人福祉法の基本的理念

老人福祉法は、2条および3条において、次の3点を基本的理念として明らかにしている。

①老人は、多年にわたり社会の進展に寄与してきた者として、かつ、豊富な知識と経験を有する者として敬愛されるとともに、生きがいを持てる健全で安らかな生活を保障される。

②老人は、老齢に伴って生ずる心身の変化を自覚して、常に心身の健康を保持し、または、その知識と経験を活用して、社会的活動に参加するように努める。

③老人は、その希望と能力とに応じ、適当な仕事に従事する機会その他社会的活動に参加する機会を与えられる。

［3］ 老人福祉の増進

老人福祉法は、国および地方公共団体に対して、老人福祉増進の責務が有る旨などの規定に続けて、国民に広く老人福祉についての関心と理解を深めるとともに、老人に対し自らの生活の向上に努める意欲を促すために、

B. 福祉の措置

[1] 措置制度と利用制度

現在の感覚からすると驚くべきことかもしれないが、平成に入って10年以上の年月が過ぎるまで、福祉は基本的に措置によって行われていた。措置とは「取りはからう」という意味で、社会福祉分野では、施策の総称や具体的な行政行為のことである。**福祉サービス**の提供方式が**措置制度**から利用制度（あるいは契約）に転換されたのは、基本的には高齢者福祉分野で2000（平成12）年に全面施行された介護保険制度からであり、また、障害者福祉分野では、社会福祉基礎構造改革によってである。

措置は、放置することができない状況に対して行政が一方的に行うもので、福祉サービス利用者が自ら福祉サービスを決定できない、あるいは**反射的利益**にすぎない、といった問題があるとされている。現在では高齢者福祉分野は、基本的に介護保険制度によりサービス（事業・施設）を利用する仕組みになっており、老人福祉法の規定もそのようになっている。しかし、歴史的な経緯から養護老人ホームは措置により入所となる。また、介護保険制度により提供されるサービス（事業・施設）についても「やむを得ない事由がある場合」の措置などについて規定されている。「やむを得ない事由がある場合」とは、①虐待を受けている場合、②意思能力が乏しく本人を代理する家族等がいない場合、などである。

なお、介護保険法においても、たとえば5条では「国は、介護保険事業の運営が健全かつ円滑に行われるよう保健医療サービス及び福祉サービスを提供する体制の確保に関する施策その他の必要な各般の措置を講じなければならない」と規定しているように、「措置」ということそのものがなくなったわけではなく、措置によって行われていたサービス（事業・施設）の提供が、利用（あるいは契約）による提供に転換されたということを理解する必要がある。

[2] 「福祉の措置」「連絡調整等」の実施者

(1) 市町村の役割

市町村は、① 65歳以上の者（65歳未満の者で特に必要と認められるものを含む）またはその者の養護者に対する老人福祉法による福祉の措置を行う（**福祉の措置の実施者**）とされている。また、市町村は、②老人の福祉に関し、必要な実情の把握に努めること、③老人の福祉に関し、必要な

情報の提供を行い、ならびに相談に応じ、必要な調査および指導を行い、ならびにこれらに付随する業務、を行わなければならない。

市町村の福祉事務所は、主として上記の市町村の②、③の業務を行う。また、市町村の福祉事務所は、その業務のうち、福祉事務所の所員に対して老人福祉に関する技術的指導、および上記の市町村の③の業務のうち専門的技術を必要とする業務、を行う社会福祉主事（いわゆる**老人福祉指導主事**）を置かなければならない。

(2) 都道府県の役割

都道府県は、①老人の福祉の措置の実施に関し、市町村相互間の連絡調整、市町村に対する情報の提供その他必要な援助を行うことおよびこれらに付随する業務、②老人の福祉に関し、各市町村の区域を超えた広域的な見地から、実情の把握に努めること、とされている（**連絡調整等の実施者**）。また、都道府県知事は、老人の福祉の措置の適切な実施を確保するため必要があると認めるときは、市町村に対し、必要な助言を行うことができる。

都道府県福祉事務所は、都道府県の①の業務のうち専門的技術を必要とするものを行う所員として、社会福祉主事（いわゆる**老人福祉指導主事**）を置くことができる。

なお、都道府県知事は、老人福祉法に規定される都道府県の事務の全部または一部を、その管理する福祉事務所長に委任することができることになっている。

[3] 老人福祉法の「福祉の措置」

老人福祉法は、「福祉の措置」として、支援体制の整備等、居宅における介護等、老人ホームへの入所等、を定めている。

(1) 支援体制の整備等

市町村はきめ細かな措置の実施に努めるとともに、介護保険法に規定するサービス事業者、老人クラブその他老人の福祉を増進することを目的とする事業を行う者、民生委員の活動の連携および調整を図る等地域の実情に応じた体制の整備に努めなければならない。

(2) 居宅における介護等

基本的に介護保険制度により提供される老人居宅生活支援事業の、「やむを得ない事由がある場合」における措置について規定されている。また、市町村が必要に応じて、日常生活上の便宜を図るための用具を給付、貸与（または給付、貸与を委託）する措置を取ることができることが規定されている。

が、都道府県から福祉事務所未設置町村に移譲されて、老人福祉法による「福祉の措置」は市町村に一元化された（市および福祉事務所を設置している町村は従来からの事務）。なお、同時に身体障害者福祉分野も一元化されている。

老人福祉指導主事
老人福祉法６条、（市町村福祉事務所）、7条（都道府県福祉事務所）に規定される社会福祉主事のことである。市町村福祉事務所は設置義務があり、都道府県福祉事務所は任意設置である。都道府県福祉事務所が任意なのは、福祉関係八法改正により、措置事務が市町村に一元化され、これに伴い社会福祉事業法（現在の社会福祉法）の規定する都道府県福祉事務所に置かれる社会福祉主事の職務から老人福祉法の措置事務は削除されているためである。また、義務なのは市町村福祉事務所であり、福祉事務所未設置町村は含まない（福祉事務所未設置町村は社会福祉主事が任意設置であるため）。

連絡調整等の実施者
福祉関係八法改正により、措置事務が市町村に一元化され、これに伴い社会福祉事業法（現在の社会福祉法）の規定する都道府県福祉事務所の取り扱う職務から老人福祉法は削除されている。しかし、各法（ここでは老人福祉法）においては、都道府県（福祉事務所）に対して広域調整等の役割が期待されている。

(3) 老人ホームへの入所等

①養護老人ホームへの入所または入所委託、②特別養護老人ホームへの入所または入所委託（やむを得ない事由がある場合）、③養護受託者へ養護の委託、④養護老人ホーム、特別養護老人ホーム、養護受託者へ葬祭を行う事の委託、についての措置が規定されている。

(4) その他の老人の介護等に関する措置

老人福祉法は、老人の介護等に関する措置については、同法に定めるもののほか、介護保険法の定めるところによるとしている（10条）。

C. 老人居宅生活支援事業および老人福祉施設

[1] 老人居宅生活支援事業

老人居宅生活支援事業には、老人居宅介護等事業、老人デイサービス事業、老人短期入所事業、小規模多機能型居宅介護事業、認知症対応型老人共同生活援助事業、複合型サービス福祉事業、の6つの事業がある。

基本的に介護保険の給付（老人居宅介護等事業および老人デイサービス事業については介護保険の地域支援事業の「第1号訪問事業」および「第1号通所事業」も含む）によって提供されるが、措置による場合もある。

(1) 老人居宅介護等事業

65歳以上の者であって、身体上または精神上の障害があるために日常生活を営むのに支障がある者に、居宅において入浴、排泄、食事等の介護その他の日常生活を営むのに必要な便宜を供与する事業であり、いわゆる訪問介護（ホームヘルプサービス）のことである。

(2) 老人デイサービス事業

65歳以上の者であって、身体上または精神上の障害があるために日常生活を営むのに支障がある者を特別養護老人ホームなどの施設に通わせ、入浴、排泄、食事等の介護、機能訓練、介護方法の指導その他の厚生労働省令で定める便宜を供与する事業（通所介護）である。

(3) 老人短期入所事業

65歳以上の者であって、養護者の疾病その他の理由により、居宅において介護を受けることが一時的に困難となった者を特別養護老人ホームなどの施設に短期間入所させ、養護する事業であり、いわゆるショートステイのことである。

(4) 小規模多機能型居宅介護事業

65歳以上の者であって、身体上また精神上の障害があるために日常生活を営むのに支障がある者に、心身の状況、置かれている環境等に応じて、

それらの者の選択に基づき、それらの者の居宅において、またはサービスの拠点に通わせ、もしくは短期間宿泊させ、当該拠点において、入浴、排泄、食事等の介護その他の日常生活を営むのに必要な便宜および機能訓練を供与する小規模な事業である。

(5) 認知症対応型老人共同生活援助事業

65歳以上の者であって、認知症であるために日常生活を営むのに支障がある者に、共同生活を営むべき住居において入浴、排泄、食事等の介護その他の日常生活上の援助を行う事業であり、いわゆるグループホームのことである。

(6) 複合型サービス福祉事業

65歳以上の者であって、身体上または精神上の障害があるために日常生活を営むのに支障がある者に対し「訪問看護」と「小規模多機能型居宅介護」の組み合わせ、その他厚生労働省令で、居宅要介護者に一体的に提供されることが特に効果的かつ効率的とされる2種類以上を組み合わせることにより提供されるサービスを供与する事業である。

[2] 老人福祉施設

老人福祉施設には、養護老人ホーム、特別養護老人ホーム、軽費老人ホーム、老人福祉センター、老人デイサービスセンター、老人短期入所施設、老人介護支援センターの7種類がある。

入所・利用は、老人デイサービスセンターと老人短期入所施設、特別養護老人ホームについては、基本的に介護保険の給付（老人デイサービスセンターについては介護保険の地域支援事業の「第1号通所事業」も含む）によって提供されるが、措置による場合もある。養護老人ホームの入所は措置による。

(1) 養護老人ホーム（措置施設）

65歳以上の者であって、環境上の理由および経済的理由により居宅において養護を受けることが困難な者を入所させ、養護するとともに、その者が自立した日常生活を営み、社会的活動に参加するために必要な指導および訓練その他の援助を行うことを目的とする施設である。救護法の養老院がルーツで、老人福祉法が制定されるまでは現行生活保護法でも「養老施設」として規定されていた。このような経緯から現在でも市町村の措置により入所する施設である。

(2) 特別養護老人ホーム

65歳以上の者であって、身体上または精神上著しい障害があるために常時の介護を必要とし、かつ、居宅においてこれを受けることが困難な者

を入所させ、養護することを目的とする施設である。経済的な状況を問わずに心身の状態のみを要件としており介護保険制度による利用で入所するのが原則である。

(3) 軽費老人ホーム（契約施設）

軽費老人ホームは、無料または低額な料金で、老人を入所させ、食事の提供その他日常生活上必要な便宜を供与することを目的とする施設である。

(4) 老人福祉センター

無料または低額な料金で、老人に関する各種の相談に応ずるとともに、老人に対して、健康の増進、教養の向上およびレクリエーションのための便宜を総合的に供与することを目的とする施設である。

(5) 老人デイサービスセンター

65歳以上の者であって、身体上または精神上の障害があるために日常生活を営むのに支障がある者を通わせ、入浴、排泄、食事等の介護、機能訓練、介護方法の指導その他の厚生労働省令で定める便宜を供与することを目的とする施設である。つまり、デイサービスを目的とする施設である。

(6) 老人短期入所施設

65歳以上の者であって、養護者の疾病その他の理由により、居宅において介護を受けることが一時的に困難となった者を、短期間入所させ、養護することを目的とする施設である。

(7) 老人介護支援センター

地域の老人の福祉に関する各般の問題について、老人、老人を養護している者、地域住民その他の者からの相談に応じ、必要な助言を行うとともに、主として居宅において介護を受ける老人またその老人を養護している者と市町村、老人居宅生活支援事業を行う者、老人福祉施設、医療施設、老人クラブその他老人の福祉を増進することを目的とする事業を行う者等との連絡調整その他の厚生労働省令で定める援助を総合的に行うことを目的とする施設である。「在宅介護支援センター」として、その役割を果たしてきたが、2006（平成18）年に創設された介護保険法による地域包括支援センターがその役割を担うようになり廃止された市町村も多い。

D. 老人福祉計画

市町村は、老人居宅生活支援事業および老人福祉施設による事業の供給体制の確保に関する計画（**市町村老人福祉計画**）を定めるものとされている。

都道府県は、市町村老人福祉計画の達成に資するため、各市町村を通ず

る広域的な見地から、老人福祉事業の供給体制の確保に関する計画（**都道府県老人福祉計画**）を定めるものとされている。

老人福祉計画は、福祉関係八法改正により1993（平成5）年に規定された。当初は**老人保健法**による**老人保健計画**と一体のものとして作成されなければならないとされており、通常、老人保健福祉計画と呼ばれていた。

介護保険制度創設時には、**介護保険事業（支援）計画**と調和が保たれたものでなければならないとされたが、2005（平成17）年の介護保険法等の一部を改正する法律による改正で、2006（平成18）年からは、老人福祉計画は、老人保健計画および介護保険事業（支援）計画と一体のものとして作成されなければならないとされた。このことにより、老人福祉計画はそれ自体に計画期間の定めはないが、実質的に3年ごとに策定することになった。

その後、2006年の健康保険法等の一部を改正する法律による改正で、2008（平成20）年に老人保健法は高齢者の医療の確保に関する法律に名称変更され、老人保健計画の規定はなくなった。したがって、現在は法的には、老人福祉計画は介護保険事業（支援）計画と一体のものとして作成されなければならないことになっている。

E. 有料老人ホーム

有料老人ホームは、老人を入居させ、①入浴、排泄もしくは食事の介護、②食事の提供、③洗濯、清掃等の家事、④健康管理、の介護等のサービスのうち、いずれか（複数も可）を提供している施設であって、老人福祉施設、認知症対応型老人共同生活援助事業を行う住居、その他厚生労働省令で定める施設でないものである。

有料老人ホームの設置、変更、廃止にあたっては都道府県知事（指定都市、中核市の場合は市長）へ事前（変更の場合は「変更後1ヵ月以内」）に届け出なければならない。

2017（平成29）年法による改正では、事業停止命令の創設、前払金の保全措置の義務の対象拡大等の入居者保護のための施策の強化が行われた。

また、有料老人ホームに該当するが、義務であるにもかかわらず届出をしていない無届施設（多くの場合、劣悪な環境や処遇である）も有料老人ホームであることにはかわりはなく規制が適用される。なお、2020（令和2）年法による改正により2021（令和3）年4月には、都道府県知事は、届出がされたときは、遅滞なく、その旨を、当該届出に係る有料老人ホームの設置予定地または所在地の市町村長に通知しなければならないと規定

老人保健法
2008（平成20）年に現在の「高齢者の医療の確保に関する法律」に名称変更された。

老人保健計画
老人福祉計画と同様、市町村老人保健計画と都道府県老人保健計画があった。それぞれ市町村老人福祉計画、都道府県老人福祉計画と一体のものとして策定されなければならないとされていた。

介護保険事業（支援）計画
市町村介護保険事業計画と都道府県介護保険事業支援計画がある。当初、3年ごとに5年を一期として定めるとされていたが、2005（平成17）年法による改正により3年を一期として定めるとされた。

される。市町村長についても、届出がされていない疑いがある有料老人ホーム（高齢者住まい法に規定される登録住宅を除く）を発見したときは、遅滞なく、その旨を、当該有料老人ホームの設置予定地または所在地の都道府県知事に通知するよう努めるものと規定される。

有料老人ホームの類型には以下の3つがある。

（1）介護付有料老人ホーム

介護等のサービスが付いた高齢者向けの居住施設である。介護が必要となっても、当該有料老人ホームが提供する特定施設入居者生活介護を利用しながら当該有料老人ホームの居室で生活を継続することが可能である。**特定施設入居者生活介護**には、①介護サービスは有料老人ホームの職員が提供する一般型特定施設入居者生活介護、②有料老人ホームの職員が安否確認や計画作成等を実施し、介護サービスは委託先の介護サービス事業所が提供する外部サービス利用型特定施設入居者生活介護、の2種類がある。

（2）住宅型有料老人ホーム

生活支援等のサービスが付いた高齢者向けの居住施設である。介護が必要となった場合、入居者自身の選択により、地域の訪問介護等の介護サービスを利用しながら当該有料老人ホームの居室での生活を継続することが可能である。

（3）健康型有料老人ホーム

食事等のサービスが付いた高齢者向けの居住施設である。介護が必要となった場合には、契約を解除し退去しなければならない。

F. 老人福祉法と介護保険法の関係

前述のように、老人居宅介護等事業、老人デイサービス事業、老人短期入所事業、特別養護老人ホーム、といった老人福祉法に規定されている福祉サービス（事業・施設）は、養護老人ホームの入所などの例外を除いて、基本的に介護保険制度を通して利用する仕組みになっている。

また、老人福祉法は介護保険制度により提供される福祉サービス（事業・施設）についても「やむを得ない事由がある場合」により介護保険のサービスを利用することが著しく困難な場合において措置を合わせて規定している。この場合、措置後は成年後見制度を活用するなどして契約（介護保険制度）に切り替えていくように支援していくことになる。

これに対して、老人保健法（当時）に規定されていた老人保健施設は、介護保険制度創設に伴って、老人保健法から規定が削除されて介護老人保

有料老人ホームの類型
知事等の指導監督を行う機関宛の厚生労働省老健局長通知「有料老人ホームの設置運営標準指導指針について」（老発第0718003号　平成14年7月）の中で、有料老人ホームの類型が示されている。

特定施設入居者生活介護
特定施設（①養護老人ホーム、②軽費老人ホーム、③有料老人ホーム）に入居している要介護者に対して、介護その他の日常の生活上の世話や機能訓練および療養上の世話を行う介護保険制度の給付。介護保険の指定居宅サービス事業者として指定を受ける必要がある。入居定員が29人以下の場合は、「地域密着型特定施設入居者生活介護」となる。また、予防給付の場合は、「介護予防特定施設入居者生活介護」である。

健施設として介護保険法に組み込まれ、**介護保険法に根拠を持つ施設**となった。老人保健法から老人保健施設の規定がなくなった点は、老人福祉法に規定される福祉サービスと介護保険法の場合とは異なり、むしろ障害者福祉分野で各障害者福祉法が**障害者総合支援法**により提供される福祉サービス（事業・施設）について規定をしていないのと似ている。障害者分野では、障害者自立支援法（現：障害者総合支援法）の制定・施行により、障害者への福祉サービス提供が**身体障害者福祉法**などの各障害者福祉法から切り離され、障害者自立支援法による、障害福祉サービス、障害者支援施設、に一元化された。そして、各障害者福祉法は各障害独自の障害者自立支援法により提供されない事業などについてのみを規定するようになった。この結果、各障害者福祉法は、例外的に提供・措置する法律であるが、福祉サービス自体を規定する法律ではなくなった。

　これに対して、老人福祉法は、介護保険制度を通して福祉サービスを提供することを基本として、例外的に提供・措置する法律であるとともに、福祉サービス自体を規定している法律である。このように老人福祉法と介護保険法の関係は、各障害者福祉法と障害者総合支援法との関係や老人保健法（当時）と介護保険法の関係とは異なっている。

注)
(1)　百瀬孝『日本老人福祉史』中央法規出版，1997，p.93．および岡本多喜子『老人福祉法の制定』誠信書房，1993，p.157．
(2)　岡本多喜子『老人福祉法の制定』誠信書房，1993，pp.158-169．および阿部實『福祉政策の現代的潮流―福祉政策学研究序説』誠信書房，2003，pp.78-79．

▌理解を深めるための参考文献

● **百瀬孝『日本老人福祉史』中央法規出版，1997．**
　介護保険法制定に至るまでの高齢者福祉の歴史について詳しく述べられており、高齢者福祉の展開を深く理解するのに適している。

● **岡本多喜子『老人福祉法の制定』誠信書房，1993．**
　老人福祉法の制定に至るまでの経緯が詳細に述べられている。

介護保険法に根拠を持つ施設
介護保険施設のうち、介護老人保健施設と介護医療院は介護保険法に根拠を持つ。介護老人福祉施設は特別養護老人ホームであるが、指定を受けた指定介護老人福祉施設が介護保険施設である。

障害者総合支援法
正式名称は「障害者の日常生活及び社会生活を総合的に支援するための法律」。

身体障害者福祉法
現在は、たとえば、身体障害者居宅介護事業などは規定されていない。「やむを得ない事由により障害者総合支援法の支給を受けることが著しく困難」な場合の措置を規定しているが、この場合も、障害福祉サービス、障害者支援施設等への入所等の措置である。

第6章 介護保険法

高齢者福祉は、介護保険制度の導入で大きく変容し、行政による措置として提供されていたサービスが、利用者の自己決定に基づいて、「老人保健」と一体的にサービスが提供されるようになった。介護保険制度は、要介護・要支援の高齢者に対して、必要なサービスを、社会保険方式を用いて提供するシステムである。一方で、保険財源は使うものの保険給付とは別建てで地域支援事業も行われている。制度の枠組み・制度の仕組み、制度を支える行政・団体・専門職などの介護保険の全体像を学ぶ。

1

介護保険制度創設に至る流れを把握して、制度創設の背景、制度創設の意義について理解するとともに、施行後の主要な改正内容について把握する。

2

介護保険制度の目的、介護保険の運営主体である保険者、被保険者、保険給付と利用できるサービス、利用するための手続き、費用負担、介護報酬など、制度の基本的な枠組みを理解する。

3

介護保険制度に関わる行政や団体、専門職の役割について理解するとともにケアマネジメントについて学ぶ。

4

本章での学習内容を踏まえ、また高齢者福祉における介護保険制度を俯瞰し、介護保険制度の今後の課題を検討する。

1. 介護保険制度成立と改正の経緯

A. 制度創設の背景

[1] 高度経済成長の終焉と福祉の見直し

　第1章3節で述べたように、戦後の経済復興、高度経済成長は、皮肉にも政府が福祉元年と呼んだ1973（昭和48）年に、第1次石油危機を契機として終焉を迎えた。これ以降、わが国の社会保障施策、社会福祉政策は、見直し、改革という流れに向かうこととなるが、とりわけ高齢者分野の施策は、急速な少子化・高齢化の進展への対応の必要性などから、見直し、そして改革の先導的な役割を担ってきた。

　国と地方の関係は変化していき、従来、社会福祉の分野では費用の10分の8であった国の負担割合は、1985（昭和60）年、1986（昭和61）年の暫定的な引き下げを経て、1989（平成元）年には10分の5で恒久化された。この国庫負担10分の5は、介護保険の費用負担（公費の内訳）に踏襲されている。また、これに並行して1986年には、施設入所措置事務は団体委任事務化されており、高齢者福祉は実質的にも地方公共団体の事務となり、介護保険事業の実施が市町村の自治事務であることに連なっている。

[2] 福祉改革と介護保険制度の創設

　福祉見直しは、さらに福祉改革へと展開していく。1989（平成元）年3月の福祉関係三審議会合同企画分科会による意見具申「今後の社会福祉のあり方について」を踏まえて、翌年の1990（平成2）年には、「老人福祉法等の一部を改正する法律」が成立し、在宅福祉サービスの積極的推進、老人・身体障害者福祉の市町村への一元化、都道府県および市町村に対する**老人保健福祉計画**の策定義務づけ等を柱とした、いわゆる福祉関係八法改正が行われ、介護保険制度創設の前提条件が整えられていった。在宅福祉サービスの整備進展は、介護保険法が「可能な限り、その居宅」での自立支援を目指すことへつながっていき、市町村への一元化は、介護保険制度の保険者が市町村であることにつながっていく。また、**ゴールドプラン**を実現するための老人保健福祉計画は、市町村に強制的に基盤整備を行わせ、2000（平成12）年度が始まる時点で各市町村に一定量の福祉サービスが存在することを担保したのである。

老人保健福祉計画
老人保健法に規定されていた老人保健計画と老人福祉法に規定される老人福祉計画は、一体のものとして作成されなければならないとされていたので老人保健福祉計画と呼ばれた。地方公共団体に義務化された（老人保健計画および老人福祉計画の場合定めるものとされた）最初の福祉計画である。現在は法律上の老人保健計画はなくなっている。

ゴールドプラン
「高齢者保健福祉推進10か年戦略」。1989年12月に、当時の大蔵、厚生、自治の3大臣が合意した。計画期間は平成2年度から平成11年度末。

　介護保険制度創設に向けて、政策サイドが具体的に動き出すのは、1994（平成6）年3月に出された高齢社会福祉ビジョン懇談会による「21世紀福祉ビジョン—少子高齢社会に向けて」からである。ビジョンでは、公民の適切な組合せによる適正給付・適正負担がわが国ではコンセンサスが得られやすいとした上で、年金、医療、福祉等の給付構造が5：4：1の割合になっているが5：3：2程度を目指して年金、医療、福祉等のバランスの取れた社会保障への転換が必要であるとした。また、「自立した個人」の形成を重視し、自助、共助、公助が適切に組み合わされた重層的な地域を基盤とした保健医療福祉システムの構築が必要であるとした上で、受益と負担の関係が最も明確である社会保険料負担中心の枠組みを基本的に維持する必要があるとした。介護サービスについては、サービス量が十分でなく、保健・医療・福祉にまたがるサービスの中から個人のニーズに最もふさわしいサービスを選択することは容易でないこと、サービス内容が画一的であり多様な民間サービスの健全な発達が必ずしも十分ではないこと、などの問題があるとし、ゴールドプランの見直しも求めた。この提言を受け、同年12月には、**新ゴールドプラン**が策定され、また、当時の厚生省内に設置された高齢者介護・自立支援システム研究会によって「新たな高齢者介護システムの構築を目指して」が取りまとめられた。その内容は「高齢者の自立支援」を基本理念として、本格的な高齢社会における介護リスクは、社会連帯を基本とした相互扶助である「社会保険方式」に基礎を置いたシステムによってカバーされることが望ましいとするものであった。

　翌年の1995（平成7）年7月には社会保障制度審議会は、「社会保障体制の再構築」を勧告し、「制度の運用に要する財源は主として保険料に依存する公的介護保険を基盤にすべきである」とした。また、同年2月には老人保健福祉審議会が高齢者介護問題に関する審議を開始し、中間報告、第2次報告を経て、1996（平成8）年4月には最終報告が取りまとめられ、介護保険制度の全体像を明らかにしたが、市町村保険者の是非、被保険者の範囲等は意見が一致しない面も見られた。この報告等を踏まえた厚生省案にも与党内や全国市長会・全国町村会等の連合組織などからのさまざまな異論もあったが、与党合意、連合組織との合意を経て、同年11月には介護保険法関連3法案が国会に提出され、翌1997（平成9）年12月に成立した。

B. 介護保険制度創設の意義

　介護保険制度創設のねらいは、当時の厚生省の説明によれば、①老後で

新ゴールドプラン
1993（平成5）年に福祉関係八法改正による都道府県および市町村への老人保健福祉計画の策定の義務づけが施行され、その結果、ゴールドプランの数値目標では不十分であることが明らかになった。見直しに当たるのが、1994年12月に当時の大蔵・厚生・自治の3大臣が合意した「新・高齢者保健福祉推進10か年戦略（新ゴールドプラン）」である。計画期間の終わりは、ゴールドプランと同じ平成11年度末であった。

全国市長会・全国町村会等の連合組織
地方自治法263条の3に規定される、知事、市町村長、議会の議長による、総務大臣に届け出た全国的連合組織。地方自治に影響を及ぼす法律などの事項に関し、総務大臣を経由して内閣に対し意見の申出や、国会への意見書の提出ができる。

介護保険法関連3法案
①介護保険法案、②介護保険法施行法案、③医療法の一部を改正する法律（第3次医療法改正）案。

最大の不安要因である介護を社会全体で支える仕組みの創設（介護の社会化）、②社会保険方式により給付と負担の関係を明確にし、国民の理解を得られやすい仕組みの創設、③縦割りの制度を再編成し、利用者の選択により、多様な主体から保健医療サービス・福祉サービスを総合的に受けられる仕組みの創設、④介護を医療保険から切り離し、社会的入院解消の条件整備を図るなど社会保障構造改革の第1歩となる制度の創設、の4点である[1]。

また、近年の厚生労働省の説明では、介護保険制度導入の意義について、高齢者の介護を社会全体で支え合う仕組みを創設したものであるとして、①**自立支援**、②利用者本位、③社会保険方式、の3点を挙げている。これに加え、制度創設の意義をより積極的に捉えれば、ケアマネジメントの仕組みの導入、高齢者を個人単位で被保険者としたこと、保険者を市町村とする地域保険としたこと、などに意義を見いだすことができる[2]。

C. 施行後の見直し

　介護保険制度は、後述するように介護保険事業計画が3年ごとに見直されることになっており、これに合わせて制度改正が行われている。計画期間の最終年度に改正法が成立し、翌年度に施行されると同時に改正に対応した3年間の計画期間が開始する（第1期、第2期を除く）。これまでに、2005（平成17）年の「介護保険法等の一部を改正する法律」（以下、2005年制度改正）、2008（平成20）年には、いわゆるコムスン問題に対応した改正法（以下、2008年制度改正）、2011（平成23）年の「介護サービスの基盤強化のための介護保険法等の一部を改正する法律」（以下、2011年制度改正）、2014（平成26）年の「**医療介護総合確保推進法**」（以下、2014年制度改正）、2017（平成29）年5月には「**地域包括ケアシステム強化法**」（以下、2017年制度改正）によって大きな制度改正が行われてきた。さらに、2020（令和2）年には「地域共生社会の実現のための社会福祉法等の一部を改正する法律」（以下、2020年制度改正）が成立し2021（令和3）年4月に施行される。以下、これらを中心に説明していく。

［1］2005年制度改正

　2000（平成12）年4月1日から全面的に施行された介護保険制度は、介護保険法附則2条において、施行後5年を目途に、被保険者および保険給付を受けられる者の範囲、保険給付の内容および水準、保険料および納付金の負担のあり方を含んだ制度全般に関して検討を加え、その結果に基

づき、必要な見直し等の措置を講ずるべきことが規定された。この5年後を目途とした見直し規定に基づき、2003（平成15）年6月には、厚生労働省老健局長の私的研究会である高齢者介護研究会による「2015年の高齢者介護—高齢者の尊厳を支えるケアの確立に向けて」がまとめられ、同時期に開始された社会保障審議会介護保険部会における検討を経て、2005年制度改正が行われた。改正内容は、①予防重視型システムへの転換、②利用者負担の見直し、③新たなサービス体系の確立、④サービスの質の確保・向上、⑤制度運営・保険料の見直し、などを柱としていた[3]。

[2] 2008年制度改正

いわゆるコムスン問題などを受け、介護サービス事業者の不正事案の再発を防止し、介護事業運営の適正化を図るため、「介護保険法及び老人福祉法の一部を改正する法律」が2008（平成20）年5月に可決され、翌2009（平成21）年5月に施行された。改正内容は、①事業者における業務管理体制の整備、②事業者の本部等に対する立入検査権の創設、③不正事業者による処分逃れ対策、④指定および更新の欠格事由の見直し、⑤事業廃止時におけるサービスの確保、などを柱とするものであった[4]。

[3] 2011年制度改正

2005年制度改正では、予防給付および地域支援事業について施行後3年を目途とした見直しを規定していた。また、被保険者・受給者の範囲について、社会保障に関する制度全般との一体的な見直しとあわせて検討し、2009（平成21）年度を目途に所要の措置が講じられるとされていた。

2010（平成22）年11月には、社会保障審議会介護保険部会において、「介護保険制度の見直しに関する意見」がまとめられた。これらを踏まえ、高齢者が可能な限り住み慣れた地域でその有する能力に応じ自立した日常生活を営むことができるよう、定期巡回・随時対応型訪問介護看護等の新たなサービス類型の創設、保険料率の増加の抑制のための財政安定化基金の取崩し、介護福祉士等による喀痰吸引等の実施等の措置を講ずることを趣旨として2011年制度改正が行われた。この改正は、①医療と介護の連携の強化等、②介護人材の確保とサービスの質の向上、③高齢者の住まいの整備等、④認知症対策の推進、⑤保険者による主体的な取組みの推進、⑥保険料の上昇の緩和、を柱としていた[5]。

[4] 2014年制度改正

2014年制度改正は、これまでの介護保険制度の改正の流れに加えて、

し、②低所得者等に対する措置。
(3)新たなサービス体系の確立
①地域密着型サービスの創設、②地域包括支援センターの創設。
(4)サービスの質の確保・向上
①介護支援専門員の資格と業務の見直し：法に直接規定、5年ごとの更新制など、②事業者・施設の指定見直し、③情報開示の標準化。
(5)制度運営・保険料の見直し
特別徴収の対象として、従来からの老齢年金に加えて、遺族年金、障害年金を追加する、などを内容とする。

2015年の高齢者介護
地域包括ケアシステムの確立などを提言した。

2011年制度改正
施行は2012（平成24）年度（第5期）。
(1)医療と介護の連携の強化等
①地域包括ケアの推進、②定期巡回・随時対応型サービス、複合型サービスの創設、③介護予防・日常生活支援総合事業の創設、④介護療養病床の廃止期限の猶予。
(2)介護人材の確保とサービスの質の向上
①介護福祉士や一定の教育を受けた介護職員等によるたんの吸引等を可能とする、②介護福祉士の資格取得方法の見直しの3年延期、などを内容とする。なお、介護福祉士の資格取得方法の見直しのうち国家試験の義務づけは、2014年制度改正で1年延期された。さらに2016年の社会福祉法等の一部を改正する法律では、2017年度から2021年度までの養成施設卒業者には暫定的に資格を与え、2022年度から国家試験合格を資格取得の要件とする、とされ

た。2020 年制度改正で
はこれを 5 年間延長した
（2022 年度→ 2027 年度）。

2014 年制度改正
施行は 2015（平成 27）
年度（第 6 期）。

社会保障制度改革国民会議報告書
医療・介護分野の改革を
述べる中で介護分野について、
(1) 医療と介護の連携と
地域包括ケアシステムと
いうネットワークの構築
①医療の見直しと介護の
見直しを一体となって行
う必要性、② 2015 年度
からの介護保険事業計画
は「地域包括ケア計画」
と位置づけ、③地域支援
事業を再構築し、予防給
付を段階的に新たな事業
に移行する。
(2) 介護保険制度改革
①一定以上の所得のある
利用者の負担は引き上げ
る、②補足給付の支給に
は資産を勘案、③特養は
中重度者に重点化を図
り、デイサービスは重度
化予防に効果がある給付
への重点化、④低所得者
の 1 号保険料について、
軽減措置を拡充、などを
内容とする。

2017 年制度改正
施行は 2018（平成 30）
年度（第 7 期）。
(1) 地域包括ケアシステ
ムの深化・推進
①自立支援・重度化防止
に向けた保険者機能の強
化等の取組みの推進、②
医療・介護の連携の推進
等（「日常的な医学管理」
や「看取り・ターミナ
ル」等の機能と、「生活
施設」としての機能とを
兼ね備えた、新たな介護
保険施設を創設など）、
③地域共生社会の実現に
向けた取組みの推進等
・市町村による地域住民
と行政等との協働による
包括的支援体制作り、福
祉分野の共通事項を記載
した地域福祉計画の策定

社会保障と税の一体改革の流れからも理解する必要がある。

2012（平成 24）年 8 月には社会保障・税一体改革関連法案 8 法が成立した。その総論的位置づけである社会保障制度改革推進法は、①自助、共助および公助の最も適切な組合せ、②社会保障の機能の充実と給付の重点化・制度の運営の効率化を行う、③社会保険制度を基本とし、公費負担は、社会保険料に係る国民の負担の適正化に充てることを基本とする、④費用の世代間の公平と公費負担の主要な財源に消費税および地方消費税の収入を充てること、を基本的な考え方としていた。

また、同法に基づいて社会保障制度改革国民会議が設置され、翌 2013（平成 25）年 8 月には「社会保障制度改革国民会議報告書—確かな社会保障を将来世代に伝えるための道筋」が取りまとめられた。報告書は医療・介護分野の改革を述べる中で介護分野について、①医療と介護の連携と地域包括ケアシステムというネットワークの構築、②介護保険制度について制度改正の方向（介護保険制度改革）、を示した。こうした国民会議の報告を踏まえ、同年 12 月には、「持続可能な社会保障制度の確立を図るための改革の推進に関する法律」（社会保障制度改革プログラム法）が制定された。そして、プログラム法に基づく措置として、効率的かつ質の高い医療システムを構築するとともに、地域包括ケアシステムを構築することを通じ、地域における医療および介護の総合的な確保を推進することを目的に、医療法、介護保険法等の関係法律について所要の整備等を行うことを趣旨として 2014 年制度改正が行われている。介護保険関係の改正内容は、①地域支援事業の充実とあわせ予防給付（介護予防訪問介護、介護予防通所介護）を地域支援事業に移行し多様化させる、②特別養護老人ホームについて、在宅での生活が困難な中重度の要介護者（要介護度 3 以上）を支える機能に重点化、③低所得者の保険料軽減の拡充（消費税率の 10％の引上げの先送りにより実施は部分的に行われた。完全実施は 2019〔令和元〕年 10 月）、④第 1 号被保険者の一定以上所得者の自己負担を 2 割に引き上げ、⑤低所得施設利用者への「補足給付」の要件に資産等を追加、を柱としていた[5]。

［5］2017 年制度改正

2017 年制度改正からは、「地域共生社会」の実現を基本コンセプトとしており、「ニッポン一億総活躍プラン」（平成 28 年 6 月 2 日閣議決定）や、「『地域共生社会』の実現に向けて（当面の改革工程）」（平成 29 年 2 月 7 日　厚生労働省「我が事・丸ごと」地域共生社会実現本部決定）に基づいた、その具体化に向けた改革となっている。

改正内容は、高齢者の自立支援と要介護状態の重度化防止、地域共生社会の実現を図るとともに、制度の持続可能性を確保することに配慮し、サービスを必要とする人に必要なサービスが提供されることを目指したものであり、①地域包括ケアシステムの深化・推進、②介護保険の持続可能性の確保、の2つが大きな柱であった(5)。

［6］2020年制度改正

　地域共生社会の実現を図るため、地域住民の複雑化・複合化した支援ニーズに対応する包括的な福祉サービス提供体制を整備する観点から、①市の努力義務化、高齢者と障害児者が同一事業所でサービスを受けやすくするため、介護保険と障害福祉制度に新たに共生型サービスを位置づける。
（2）介護保険の持続可能性の確保
①2割負担者のうち特に所得の高い層の負担割合を3割とする、②介護納付金への総報酬割の導入（被用者保険間）、などを内容とする。

図6-1-1　地域共生社会の実現のための社会福祉法等の一部を改正する法律の概要

改正の趣旨

　地域共生社会の実現を図るため、地域住民の複雑化・複合化した支援ニーズに対応する包括的な福祉サービス提供体制を整備する観点から、市町村の包括的な支援体制の構築の支援、地域の特性に応じた認知症施策や介護サービス提供体制の整備等の推進、医療・介護のデータ基盤の整備の推進、介護人材確保及び業務効率化の取組の強化、社会福祉連携推進法人制度の創設等の所要の措置を講ずる。

※地域共生社会：子供・高齢者・障害者など全ての人々が地域、暮らし、生きがいを共に創り、高め合うことができる社会（ニッポン一億総活躍プラン（平成28年6月2日閣議決定））

改正の概要

1. 地域住民の複雑化・複合化した支援ニーズに対応する市町村の包括的な支援体制の構築の支援 【社会福祉法、介護保険法】

　市町村において、既存の相談支援等の取組を活かしつつ、地域住民の抱える課題の解決のための包括的な支援体制の整備を行う、新たな事業及びその財政支援等の規定を創設するとともに、関係法律の規定の整備を行う。

2. 地域の特性に応じた認知症施策や介護サービス提供体制の整備等の推進 【介護保険法、老人福祉法】

①認知症施策の地域社会における総合的な推進に向けた国及び地方公共団体の努力義務を規定する。

②市町村の地域支援事業における関連データの活用の努力義務を規定する。

③介護保険事業（支援）計画の作成にあたり、当該市町村の人口構造の変化の見通しの勘案、高齢者向け住まい（有料老人ホーム・サービス付き高齢者向け住宅）の設置状況の記載事項への追加、有料老人ホームの設置状況に係る都道府県・市町村間の情報連携の強化を行う。

3. 医療・介護のデータ基盤の整備の推進 【介護保険法、地域における医療及び介護の総合的な確保の促進に関する法律】

①介護保険レセプト等情報・要介護認定情報に加え、厚生労働大臣は、高齢者の状態や提供される介護サービスの内容の情報、地域支援事業の情報の提供を求めることができると規定する。

②医療保険レセプト情報等のデータベース（NDB）や介護保険レセプト情報等のデータベース（介護DB）等の医療・介護情報の連結精度向上のため、社会保険診療報酬支払基金等が被保険者番号の履歴を活用し、正確な連結に必要な情報を安全性を担保しつつ提供することができることとする。

③社会保険診療報酬支払基金の医療機関等情報化補助業務に、当分の間、医療機関等が行うオンライン資格確認の実施に必要な物品の調達・提供の業務を追加する。

4. 介護人材確保及び業務効率化の取組の強化 【介護保険法、老人福祉法、社会福祉士及び介護福祉士法等の一部を改正する法律】

①介護保険事業（支援）計画の記載事項として、介護人材確保及び業務効率化の取組を追加する。

②有料老人ホームの設置等に係る届出事項の簡素化を図るための見直しを行う。

③介護福祉士養成施設卒業者への国家試験義務付けに係る現行5年間の経過措置を、さらに5年間延長する。

5. 社会福祉連携推進法人制度の創設 【社会福祉法】

　社会福祉事業に取り組む社会福祉法人やNPO法人等を社員として、相互の業務連携を推進する社会福祉連携推進法人制度を創設する。

施行期日

令和3年4月1日（ただし、3②及び5は公布の日から2年を超えない範囲の政令で定める日、3③及び4③は公布日）

出典）厚生労働省ウェブサイト「地域共生社会の実現のための社会福祉法等の一部を改正する法律（令和2年法律第52号）の概要」p.1.

第6章●介護保険法　1. 介護保険制度成立と改正の経緯

町村の包括的な支援体制の構築の支援、②地域の特性に応じた認知症施策や介護サービス提供体制の整備等の推進、③医療・介護のデータ基盤の整備の推進、④介護人材確保および業務効率化の取組みの強化、⑤社会福祉連携推進法人制度の創設等、を柱としている（図6-1-1）。

2. 介護保険制度の仕組み

A. 目的および基本方針

［1］介護保険法の目的

　介護保険法は、「加齢に伴って生ずる心身の変化に起因する疾病等により要介護状態となり、入浴、排泄、食事等の介護、機能訓練並びに看護及び療養上の管理その他の医療を要する者等について、これらの者が尊厳を保持し、その有する能力に応じ自立した日常生活を営むことができるよう、必要な保健医療サービス及び福祉サービスに係る給付を行うため、国民の共同連帯の理念に基づき介護保険制度を設け、その行う保険給付等に関して必要な事項を定め、もって国民の保健医療の向上及び福祉の増進を図ることを目的とする」と規定している（1条）。

［2］制度運営の基本方針

　介護保険は、被保険者の要介護状態または要支援状態（要介護状態等）に関して必要な給付を行うものとし、①要介護状態等の軽減または悪化の防止に資するよう行われるとともに、医療との連携に十分配慮して行われなければならないこと、②被保険者の心身の状況、その置かれている環境等に応じて、被保険者の選択に基づき、適切な保健医療サービスおよび福祉サービスが、多様な事業者または施設から、総合的かつ効率的に提供されるよう配慮して行われなければならないこと、③保険給付の内容および水準は、可能な限り、その居宅において、その有する能力に応じ自立した日常生活を営むことができるように配慮されなければならないこと、が示されている（2条）。

B. 基盤システム

[1] 保険者

　介護保険を運営する主体である保険者は、市町村および特別区（以下、市町村）である。保険者を市町村とした理由は、①介護サービスの地域性や市町村の老人保健福祉事業のこれまでの実績、②サービス水準や市町村による寝たきり予防等への努力などを保険料へ反映しやすい等、保険料の設定・徴収・管理は給付主体があわせて行うことが望ましい、③地方分権の流れ、などとされている。

　市町村の行う主な事務には、被保険者の資格管理、要介護（要支援）認定、保険給付、地域支援事業等、市町村介護保険事業計画、第1号被保険者保険料の決定、制度運営に必要な条例などの制定改正等、**財政運営**などがあり、これらは自治事務として実施されている。なお、市町村が条例で規定する（できる）主な事項には、介護認定審査会の委員の定数、区分支給限度基準額の上乗せ、種類支給限度基準額の設定、福祉用具購入費支給限度基準額の上乗せ、住宅改修費支給限度基準額の上乗せ、市町村特別給付、指定地域密着型介護老人福祉施設の定員、第1号被保険者に対する保険料率の算定、普通徴収にかかる保険料の納期、保険料の減免または徴収猶予、その他保険料の賦課徴収に関する事項、過料に関する事項があり、この他、一部の事業・施設の人員・設備・運営に関する基準がある。

　保険者を市町村とする「地域保険」の形態は国民健康保険制度と同様であるが、**市町村国民健康保険**は市町村にとって財政面などで負担が大きく、介護保険の保険者を市町村とすることには市町村関係者の反対が根強かった。このような経緯から、介護保険制度では、国、都道府県、医療保険者、年金保険者などが、市町村の財政安定や事務負担を軽減し重層的に支える仕組みになっている。また、市町村の負担軽減については、介護保険では当時の厚生省、自治省により推奨されたことにより、**一部事務組合**や**広域連合**を設けての広域的な保険運営、介護認定審査会の共同設置、市町村相互財政安定化事業、審査判定業務の都道府県への事務委託、などの広域的対応をとる場合も多い。

[2] 被保険者

(1) 被保険者の資格要件

　介護保険制度の被保険者は、基本的に40歳以上の者であり、原則として住んでいる市町村の被保険者となる。40歳以上を被保険者とする理由については、①40歳以上になると加齢に起因する疾病等により介護が必

特別区
地方自治法に規定される特別地方公共団体であり「都の区」である。現在は基礎自治体として位置づけられている。なお、2012（平成24）年に「大都市地域における特別区の設置に関する法律」が制定され、人口200万以上の指定都市などについて、一定の手続きを経て、道府県の区域内において特別区の設置を行うことができることになった（設置は総務大臣）。

財政運営
保険者には介護保険特別会計の設置が義務づけられている。

市町村国民健康保険
2018（平成30）年度から都道府県が市町村とともに行う国民健康保険（都道府県等が行う国民健康保険）となり、都道府県が財政運営の責任主体となった。

一部事務組合
地方自治法に規定される特別地方公共団体である地方公共団体の組合。

広域連合
地方自治法に規定される特別地方公共団体である地方公共団体の組合。一部事務組合とは、都道府県と市町村とが異なる事務を持ち寄って処理することが可能、広域計画を定める、国または都道府県から権限委譲を受けることができることなどに違いがある。

介護認定審査会の共同設置
地方自治法に規定される機関等の共同設置。

市町村相互財政安定化事業
複数の市町村が相互に財政安定化を図る事業。

都道府県への事務委託
普通地方公共団体は、事

務の一部を、他の普通地
方公共団体に委託するこ
とができる。

広域的対応
たとえば、全国介護保険
担当課長会議資料（1999
〔平成 11〕年 9 月）で
は、広域的保険者運営を
行う市町村や認定審査会
の設置形態の資料が示さ
れている。また、全国高
齢者保健福祉・介護保険
関係主管課長会議資料
（2002〔平成 14〕年 2
月）では、介護保険に係
る広域化の推進について
示されており「介護保険
事業の安定的な運営を図
るとともに、事務の効率
的な処理を行うために
は、事務の広域化を図る
ことは重要」と述べられ
ている。

特定疾病
①がん（医師が一般に認
められている医学的知見
に基づき回復の見込みが
ない状態に至ったと判断
したものに限る。）、②関
節リウマチ、③筋萎縮性
側索硬化症、④後縦靱帯
骨化症、⑤骨折を伴う骨
粗鬆症、⑥初老期におけ
る認知症、⑦進行性核上
性麻痺、大脳皮質基底核
変性症およびパーキンソン
病、⑧脊髄小脳変性症、
⑨脊柱管狭窄症、⑩早老
症、⑪多系統萎縮症、⑫
糖尿病性神経障害、糖尿
病性腎症および糖尿病性
網膜症⑬脳血管疾患、⑭
閉塞性動脈硬化症、⑮慢
性閉塞性肺疾患、⑯両側
の膝関節または股関節に
著しい変形を伴う変形性
関節症、である。

医療保険加入者
国民健康保険は、生活保
護受給世帯に属する者は
適用除外としており、国
民皆保険の例外である。
生活保護受給者であって
も就労し健康保険に加入
している場合は、第 2 号
被保険者となる。

要な状態になる可能性が高くなること、②自らの親が介護を必要とする可能性が高く負担が軽減されること、などとされている。ただし、②については負担が軽くなるのは親が保険に加入しているからで、自らが被保険者となる理由にはならないとの指摘もある[6]。

被保険者は、①市町村に住所を有する 65 歳以上の者（**第 1 号被保険者**）、②市町村に住所を有する 40 歳以上 65 歳未満の医療保険加入者（**第 2 号被保険者**）の 2 種類がある（**表 6-2-1**）。かみ砕いた説明をすれば、第 1 号被保険者は医療保険とは別に介護保険に加入し、第 2 号被保険者は医療保険に上乗せして介護保険に加入するような仕組みになっている（医療保険者が医療分と介護分を合算して医療保険料の一部として介護保険料を徴収する）。また、給付に際して、第 1 号被保険者は、要介護状態（または要支援状態）となった理由を問われないが、第 2 号被保険者は、その要介護状態（または要支援状態）となった理由が、原因である身体上または精神上の障害が加齢に伴って生ずる心身の変化に起因する疾病であって政令で定めるもの（**特定疾病**）であることが要件となる。なお、第 1 号被保険者とは異なり、**医療保険加入者**という要件があり、生活保護受給者の多くは医療保険に加入していないため、第 2 号被保険者にはなれない。

表 6-2-1　介護保険の被保険者・受給権者・保険料

	第 1 号被保険者	第 2 号被保険者
対象者	65 歳以上の者	40 歳以上 65 歳未満の医療保険加入者
受給権者	・要介護者 （要介護状態にある者） ・要支援者 （要支援状態にある者）	・要介護者 （要介護状態にある者のうち、初老期の認知症、脳血管障害等の老化に起因する特定疾病によって生じたものであるもの） ・要支援者 （要支援状態にある者のうち、初老期の認知症、脳血管障害等の老化に起因する特定疾病によって生じたものであるもの）
保険料負担	市町村が徴収	医療保険者が医療保険料として徴収し、納付金として一括納付
賦課・徴収方法	・所得段階別定額保険料 （低所得者の負担軽減） ・年金額一定額（年額 18 万）以上は年金天引き（特別徴収）、それ以外は普通徴収	・健保：標準報酬×介護保険料率 （事業主負担あり） ・国保：所得割、均等割等に案分 （国庫負担あり）

出典）「介護保険法案について」（厚生省高齢者介護対策本部）を一部改変.

(2) 資格取得の時期

　介護保険制度は、情報の非対称性によって、健康な者が加入を避け、高い危険性を有する者のみが加入し、結果として保険として機能しなくなる制度の「逆選択」を防止するために、被保険者の要件に該当する者は強制適用される。加入の意思や届け出の有無にかかわらず要件を満たす事実が発生した日に法律上の被保険者となる。被保険者資格の取得時期は、**表6-2-2**のいずれかの要件を満たしたときなどである。

(3) 適用除外

　現に介護に相当するサービスが提供されており、介護保険のサービスを受ける可能性が低いなどの理由により、一定の施設の入所者等が介護保険の**適用除外**となる場合がある。当分の間、**障害者総合支援法**による生活介護および施設入所支援を受けて指定障害者支援施設に入所している障害者など、一定の施設に入所または入院している者は介護保険の被保険者としないとする経過措置がとられている。

(4) 住所地特例

　介護保険は住所地主義であり、基本的には住所のある市町村の被保険者となる。しかし、施設入所は市町村の区域を越える場合も多く、施設の多い市町村に高齢者が集中し、その結果、保険料が急増するなど市町村間の財政上の不均衡を招くおそれがある。これを防ぐため、介護保険施設など住所地特例施設への入所または入居に伴い、施設所在地に住所を変更しても、変更前の住所地の被保険者とする住所地特例が設けられている。住所地特例施設は、①介護保険施設、②**特定施設**（地域密着型特定施設を除く）、③養護老人ホームである（介護保険法13条）。なお、従来は、住所地特例施設の入所者は、居住地（住所地特例施設の所在地）の地域密着型サービスは利用できなかったが、2014年制度改正により利用できることとなり、また、居住地の地域支援事業の対象者となった。

情報の非対称性
「保険」においては、被保険者側のリスクについて被保険者側と保険者側で持っている情報に差があること（被保険者側は自分のリスクの大小を知っている）を意味する。

適用除外
指定障害者支援施設のほか、重症心身障害児施設（児童福祉法）、独立行政法人国立病院機構の重症心身障害児（者）病棟または進行性筋萎縮症児（者）病棟、ハンセン病療養所、救護施設（生活保護法）、労災特別介護施設、独立行政法人国立知的障害者総合施設のぞみの園、などの入所者または入院者。

障害者総合支援法
正式名称は「障害者の日常生活及び社会生活を総合的に支援するための法律」。

特定施設
①養護老人ホーム、②軽費老人ホーム、③有料老人ホームである（介護保険法施行規則15条）。入居定員が29人以下のものは、地域密着型特定施設という（8条21項）。養護老人ホームは住所地特例施設として法でも直接規定されている。なお、2014年制度改正により、従来は住所地特例施設の対象から外されていた、有料老人ホームのうち特定施設入居者生活介護の指定を受けていない賃貸方式のサービス付き高齢者向け住宅につい

表6-2-2　資格取得の時期

①	当該市町村の区域内に住所を有する医療保険加入者が40歳に達したとき
②	40歳以上65歳未満の医療保険加入者もしくは65歳以上の者が当該市町村の区域内に住所を有するに至ったとき、または当該市町村の区域内に住所を有する40歳以上65歳未満の医療保険加入者もしくは65歳以上の者が介護保険法施行法に規定する適用除外に該当しなくなった（適用除外となる施設を退所した）とき
③	当該市町村の区域内に住所を有する40歳以上65歳未満の者が医療保険加入者となったとき
④	当該市町村の区域内に住所を有する者（医療保険加入者を除く。）が65歳に達したとき

［3］保険料

(1) 第1号被保険者の保険料

　第1号被保険者の保険料は、介護保険事業計画に基づき、各市町村の給付水準等を踏まえて、所得段階に応じて設定される（**表6-2-3**）。したがって、市町村ごとに額が異なる。また2015（平成27）年度からは、公費の補てんにより低所得者の保険料軽減を拡充して、**所得段階別定額保険料**を設定することとなった。保険料は年金額が一定額（年額18万円・月額1万5,000円）以上である年金受給者は年金から**特別徴収**され、それ以外の者は、市町村から個別に普通徴収される。

(2) 第2号被保険者の保険料

　第2号被保険者の保険料は、市町村が直接徴収せず、医療保険を通して市町村に交付される。各医療保険制度の算定方式に基づき保険料が設定され、医療と介護が合算され医療保険料の一部として徴収される。医療保険者は、加入している第2号被保険者の数に応じて**介護納付金**として社会保険診療報酬支払基金に納付する。社会保険診療報酬支払基金は、各市町村に要した介護給付費交付金・地域支援事業交付金として、各市町村の介護給付費等に対して同一の割合（次項の財源構成で説明する）を交付する仕組みになっている。なお、2017年制度改正により、被用者保険者間の介護納付金は、総報酬割が導入された。

表6-2-3　所得段階別保険料（標準段階）

所得段階	対象者	保険料の調整率（軽減後）	軽減分（公費による補填分）
第1段階	生活保護被保護者、世帯全員が市町村民税非課税の老齢福祉年金受給世帯、世帯全員が市町村民税非課税かつ本人年金収入等80万円以下	基準額×0.3	0.2
第2段階	世帯全員が市町村民税非課税かつ本人年金収入等80万円超120万円以下	基準額×0.5	0.25
第3段階	世帯全員が市町村民税非課税かつ本人年金収入120万円超	基準額×0.7	0.05
第4段階	本人が市町村民税非課税（世帯に課税者が居る）かつ本人年金収入等80万円以下	基準額×0.9	—
第5段階	本人が市町村民税非課税（世帯に課税者が居る）かつ本人年金収入等80万円超	基準額×1.0	—
第6段階	市町村民税課税かつ合計所得金額120万円未満	基準額×1.2	—
第7段階	市町村民税課税かつ合計所得金額120万円以上200万円未満	基準額×1.3	—
第8段階	市町村民税課税かつ合計所得金額200万円以上300万円未満	基準額×1.5	—
第9段階	市町村民税課税かつ合計所得金額300万円以上	基準額×1.7	—

注）公費による負担軽減に要する費用は、国が1/2、都道府県が1/4、市町村が1/4。
出典）厚生労働省ウェブサイト「公的介護保険制度の現状と今後の役割（平成27年度）」をもとに作成.

［4］財源構成

　介護保険の法定給付における自己負担分を除く給付費の財源については、保険料分が50％、公費負担分が50％と2分の1ずつ負担することになっている。

　公費負担分の50％の内訳は、基本的には、国25％、都道府県12.5％、市町村12.5％であるが、**施設等給付**については国20％、都道府県17.5％、市町村12.5％となっている（**図6-2-1**）。また、国の負担分25％（施設等給付は20％）は、すべての市町村に一律に給付されるわけではなく、総額の5％については、市町村間における格差による介護保険の財政の不均衡を是正するために**調整交付金**として交付される。したがって、各市町村レベルで見ると、国の負担が25％を上回る場合もあり、下回る場合もある。国の負担が25％を上回る場合は第1号被保険者保険料の割合が少なくなり、下回る場合は第1号被保険者保険料の割合が多くなる仕組みとなっている。

　保険料分については、政令で3年ごとに定められる。2021（令和3）～2023（令和5）年度は、第1号被保険者保険料が23％、第2号被保険者保険料が27％である。なお、市町村特別給付、支給限度額の上乗せに要する費用については、基本的にはその市町村の第1号被保険者保険料で賄われる。

［5］財政支援制度

（1）財政安定化基金

　財政安定化基金は、給付費の予想を上回る伸びなどによって、介護保険

図6-2-1　介護保険制度の仕組み

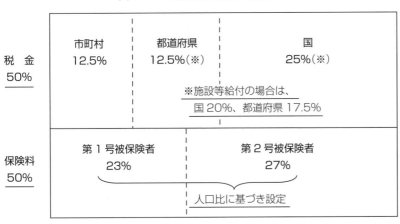

出典）厚生労働省ウェブサイト「公的介護保険制度の現状と今後の役割（平成30年度）」より一部抜粋.

介護納付金
全国平均の第2号被保険者保険料1人当たり負担額×当該医療保険に加入している介護保険の第2号被保険者数で計算されてきた。しかし、被用者保険者の財政力にはばらつきがあり、財政力が弱い保険者の負担が相対的に重い仕組みであった。これを負担能力に応じた費用負担とするために被用者保険者間では2017年制度改正より「総報酬割」の導入が決まった。激変緩和の観点から、2017（平成29）年8月から段階的に導入され2020（令和2）年度に全面実施された。なお、医療分野では、高齢者医療における後期高齢者支援金について、被用者保険者間の「総報酬割」が導入されており、2017年度から全面実施されている。

施設等給付
介護保険施設、特定施設入居者生活介護、介護予防特定施設入居者生活介護にかかる給付。

調整交付金
第1号被保険者の年齢階級別の分布状況、第1号被保険者の所得の分布状況からなる普通調整交付金と、災害その他特別の事情がある市町村に給付される特別調整交付金がある。

政令
具体的には「介護保険の国庫負担金の算定等に関する政令」である。

特別会計が赤字となった場合に、市町村に対して資金の交付や貸付を行うために、都道府県が設置する基金である。財源は国、都道府県、市町村（第1号被保険者の保険料）それぞれ3分の1ずつ拠出することになっている。

(2) 医療・介護サービス提供体制の改革のための新たな財政支援

2014年制度改正で改正・改称された「**地域における医療及び介護の総合的な確保の促進に関する法律（医療介護総合確保法）**」により設けられた制度で、基金（消費税増収分を見込んでいた）を都道府県に設置し、都道府県が作成した計画に基づき事業が実施される。新たな財政支援制度の対象となる事業は、在宅医療・介護サービスの充実のために必要な事業、医療従事者等の確保・養成のための事業などである。

[6] 介護サービスの供給確保（介護保険事業計画）

厚生労働大臣は、地域において効率的かつ質の高い医療提供体制を構築するとともに地域包括ケアシステムを構築することを通じ、地域における医療および介護を総合的に確保するための基本的な方針（**総合確保方針**）を定めなければならない。厚生労働大臣は、総合確保方針に即して、介護保険事業に係る保険給付の円滑な実施を確保するための基本的な指針（**基本指針**）を定めるものとされている。具体的には、

①介護給付等対象サービスを提供する体制の確保および地域支援事業の実施に関する基本的事項

②市町村介護保険事業計画において介護給付等対象サービスの種類ごとの量の見込みを定めるに当たっての参酌標準その他当該市町村介護保険事業計画および都道府県介護保険事業支援計画の作成に関する事項

③その他介護保険事業に係る保険給付の円滑な実施を確保するために必要な事項

などについて定めることとされている。

市町村は、基本指針に即して、3年を1期とする当該市町村が行う介護保険事業に係る保険給付の円滑な実施に関する計画（**市町村介護保険事業計画**）を定めるものとされている。市町村介護保険事業計画は、市町村老人福祉計画と一体のものとして作成され、市町村計画と整合性がとれ、市町村地域福祉計画、市町村高齢者居住安定確保計画などと調和が保たれたものでなければならない。

都道府県は、基本指針に即して、3年を1期とする介護保険事業に係る保険給付の円滑な実施の支援に関する計画（**都道府県介護保険事業支援計画**）を定めるものとされている。都道府県介護保険事業支援計画は、都道府県老人福祉計画と一体のものとして作成され、医療計画、都道府県計画

図 6-2-2　介護保険事業（支援）計画の計画期間

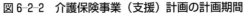
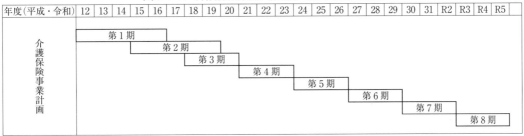

注) 平成 17 年度までは「3 年ごと 5 年を一期」とされていた。平成 18 年度からは「3 年を一期」。

出典) 厚生労働省ウェブサイト「公的介護保険制度の現状と今後の役割（平成 27 年度）」をもとに作成.

表 6-2-4　条例委任されている基準

都道府県の条例に委任	• 基準該当居宅サービス • 基準該当介護予防サービス • 指定居宅サービス • 指定介護老人福祉施設 • 介護老人保健施設 • 介護医療院 • 指定介護療養型医療施設 • 指定介護予防サービス
市町村の条例に委任	• 指定地域密着型サービス • 指定地域密着型介護予防サービス • 指定居宅介護支援 • 指定介護予防支援 • 基準該当居宅介護支援 • 基準該当介護予防支援 • 地域包括支援センターが行う包括的支援業務

出典) 厚生労働省労健局「地域の自主性及び自立性を高めるための改革の推進を図るための関係法律の整備に関する法律の施行に伴う厚生労働省関係省令の整備に関する省令における基準の整備について」平成 23 年 10 月 7 日老発 1007 第 6 号、社会保障審議会「介護給付費分科会第 95 回資料」（平成 25 年 8 月 21 日）をもとに作成.

表 6-2-5　厚生労働省令の基準の区分

従うべき基準	• 従業員の基準及び従業員数	
	• 居室、療養室及び病室の床面積	
	利用定員	小規模多機能型居宅介護、介護予防小規模多機能型居宅介護、認知症対応型通所介護、介護予防認知症対応型通所介護
	• サービスの適切な利用、適切な処遇及び安全の確保並びに秘密の保持に密接に関連する事項	
標準	利用定員	指定居宅サービスの事業に係る利用定員 指定介護予防サービスの事業に係る利用定員 指定地域密着型サービスの事業（小規模多機能型居宅介護及び認知症対応型通所介護の事業を除く）に係る利用定員 基準該当居宅サービスの事業に係る利用定員 基準該当介護予防サービスの事業に係る利用定員
参酌すべき基準	• 上記以外の事項	

「従うべき基準」「標準」「参酌すべき基準」については、地方分権改革推進計画について（平成 21 年 12 月 15 日閣議決定）において定義されている。

・「従うべき基準」
　条例の内容を直接的に拘束する、必ず適合しなければならない基準であり、当該基準に従う範囲で地域の実情に応じた内容を定める条例は許容されるものの、異なる内容を定めることは許されないもの。

・「標準」
　法令の「標準」を通常よるべき基準としつつ、合理的な理由がある範囲内で、地域の実情に応じた「標準」と異なる内容を定めることが許容されるもの。

・「参酌すべき基準」
　地方自治体が十分参酌した結果としてであれば、地域の実情に応じて、異なる内容を定めることが許容されるもの。

出典) 社会保障審議会「介護給付費分科会第 95 回資料」（平成 25 年 8 月 21 日）をもとに作成.

指定居宅サービス以外の
居宅サービスまたはこれ
に相当するサービスで、
都道府県の条例で定める
基準を満たすと認められ
る事業を行う事業所によ
り行われるものである
が、判断は市町村によ
る。また、指定居宅サー
ビスおよび基準該当居宅
サービスの確保が著しく
困難である離島などにお
いて、指定居宅サービス
および基準該当居宅サー
ビス以外の居宅サービス
またはこれに相当するサー
ビスを受けた場合にお
いも保険給付の対象とな
る場合がある。なお、介
護保険における基準該当
サービスと、障害者総合
支援法における基準該当
サービスは基準が異なる。

要介護状態
身体上または精神上の障
害があるために、入浴、
排泄、食事等の日常生活
における基本的な動作の
全部または一部につい
て、厚生労働省令で定め
る期間（6ヵ月）にわた
り継続して、常時介護を
要すると見込まれる状態
であって、その介護の必
要の程度に応じて厚生労
働省令で定める区分（要
介護状態区分）のいずれ
かに該当するもの（要支
援状態に該当するものを
除く）をいう。

要支援状態
身体上もしくは精神上の
障害があるために入浴、
排泄、食事等の日常生活
における基本的な動作の
全部もしくは一部につい
て厚生労働省令で定める
期間（6ヵ月）にわたり継
続して常時介護を要する
状態の軽減もしくは悪化
の防止に特に資する支援
を要すると見込まれ、ま
たは身体上もしくは精神
上の障害があるために厚
生労働省令で定める期間
（6ヵ月）にわたり継続し

と整合性がとれ、都道府県地域福祉支援計画、都道府県高齢者居住安定確保計画などと調和が保たれたものでなければならない（**図6-2-2**）。

［7］ 保険給付対象のサービス事業者・施設

　保険給付は、原則として都道府県知事および指定都市・中核市市長の指定（事業等によっては市町村長の指定）または許可（介護老人保健施設、介護医療院）を受けた事業者のサービスを利用した場合に受けられる。指定事業者になるためには、法人格を有している必要がある。法人格を有していない事業者でも、要件を満たす場合には、市町村の判断により**基準該当サービス事業者**として、当該市町村区域でのサービス提供については保険給付の対象にできる。

　各サービス事業の人員、設備および運営の基準は、介護保険制度創設時には厚生省令として直接規定されていた。しかし、2011（平成23）年5月に成立した、「**地域の自主性及び自立性を高めるための改革の推進を図るための関係法律の整備に関する法律**」（第1次一括法）、および2013（平成25）年6月に成立した「第3次一括法」などによって、都道府県または市町村の条例に委任されている。条例委任される事項は、厚生労働省令で定められる①基準に従い定めるもの、②基準を標準として定めるもの、③基準を参酌して定めるもの、に分かれている（**表6-2-4、表6-2-5**）。

C. 保険給付

［1］ 給付要件

　保険給付を要する状態となることを**保険事故**といい、介護保険制度における保険事故は、**要介護状態または要支援状態**になることである。ただし、保険給付は要介護状態等である被保険者すべてに支給されるわけではなく、**要介護者**または**要支援者**である被保険者に支給される。要介護者（または要支援者）とは、①要介護状態（または要支援状態）にある65歳以上の者、または②要介護状態（または要支援状態）にある40歳以上65歳未満の者であって、その要介護状態の原因である身体上または精神上の障害が加齢に伴って生ずる心身の変化に起因する疾病であって政令で定めるもの（特定疾病）によって生じたものと規定されている（介護保険法7条3項）。

　この規定によって、第2号被保険者は、要介護状態（または要支援状態）が特定疾病によって生じた場合に給付の対象となる。加えてこの規定が、第2号被保険者、あるいは医療保険加入者と限定せず、40歳以上65歳未満としていることにも注意が必要である。この規定により、生活保護

の被保護者であって、国民健康保険の適用除外となっているために介護保険の第2号被保険者となっていない者も介護保険法に規定される要介護者、要支援者となり、生活保護の**介護扶助**が受給できるようになっている。

［2］ 保険給付の種類

　介護保険制度の保険給付は、要介護者に対する介護給付、要支援者に対する予防給付、両者に対する市町村特別給付がある。なお、市町村はこれらの保険給付に加えて地域支援事業を行うほか、保健福祉事業を行うことができる。

（1）介護給付

　被保険者の要介護状態に関する保険給付であり、要介護被保険者に支給される。給付の種類は**表6-2-6**の通りである。

（2）予防給付

　被保険者の要支援状態に関する保険給付であり、要支援者被保険者に支給される。給付の種類は**表6-2-6**の通りである。予防給付は、介護給付とは異なり、施設サービスに関する給付がない。また、予防給付は、2005年制度改正で定義等を含めて見直されており（当時は新予防給付と呼ばれた）、さらに、2014年制度改正によって、訪問介護と通所介護が地域支援事業に移行した。

（3）市町村特別給付

　要介護状態等の軽減または悪化の防止に資する保険給付として市町村が法定の介護給付、予防給付の他に、条例で定めて実施するものであり、移送サービス、給食サービス、おむつの支給、寝具洗濯・乾燥サービスなどが行われている。原則として、保険給付の費用は第1号被保険者保険料のみで賄うことになっている。

D. 要介護（支援）認定の概要

　保険給付を受けるためには、保険者である市町村の要介護認定または要支援認定（以下、本章では**要介護等認定**）を受けることが必要である。

［1］申請

　まず、要介護等認定の申請を市町村に対し行うことが必要であり、申請書に**被保険者証**を添付して提出する。申請は、被保険者本人のほか家族などによる代理申請や、民生委員、社会保険労務士、指定居宅介護支援事業者、地域密着型介護老人福祉施設、介護保険施設であって厚生労働省令で

て日常生活を営むのに支障があると見込まれる状態であって、支援の必要の程度に応じて厚生労働省令で定める区分（要支援状態区分）のいずれかに該当するものをいう。

介護扶助
基本的に介護保険の枠組みのサービス（保険給付と地域支援事業の介護予防・日常生活支援）相当で、要介護者、要支援者、居宅要支援被保険者等に相当する者（要支援者を除く）を対象とする。介護保険が優先し、被保険者の場合は自己負担分（1割）が給付される。被保険者でない場合は、介護扶助ですべて（10割）対応するが、障害者総合支援法による給付が優先する。なお、被保護者の介護保険料については、第1号被保険者で普通徴収で納付する者には生活扶助で介護保険料加算が行われ、それ以外の者は収入認定において控除（第1号被保険者での特別徴収は年金収入から、第2号被保険者は医療保険とともに社会保険料控除として）される。

要介護等認定
要介護認定の申請を行った者が、要介護状態には該当しないが要支援状態には該当する場合には、要支援認定がなされたとみなし要支援認定を行うことができる。逆の（要支援認定の申請を行った場合の）取扱いも可能である。

被保険者証
第2号被保険者で、申請時までに交付を受けていない者は、医療保険の被保険者証を提示する。

111

表 6-2-6　介護保険サービス・給付費一覧

種別 ＼ 対象者	事業者指定	要介護者 介護サービス	介護給付	事業者指定	要支援者 介護予防サービス	予防給付	要介護者・要支援者 市町村特別給付
居宅サービス	都道府県知事 注1)	訪問介護 訪問入浴介護 訪問看護 訪問リハビリテーション 居宅療養管理指導 通所介護 通所リハビリテーション 短期入所生活介護 短期入所療養介護 特定施設入居者生活介護 福祉用具貸与	居宅介護サービス費 （特例居宅介護サービス費）	都道府県知事 注1)	介護予防訪問入浴介護 介護予防訪問看護 介護予防訪問リハビリテーション 介護予防居宅療養管理指導 介護予防通所リハビリテーション 介護予防短期入所生活介護 介護予防短期入所療養介護 介護予防特定施設入居者生活介護 介護予防福祉用具貸与	介護予防サービス費 （特例介護予防サービス費）	（例） 移送サービス 給食配達サービス 寝具乾燥サービス
		特定福祉用具販売	居宅介護福祉用具購入費		介護予防特定福祉用具販売	介護予防福祉用具購入費	
住宅改修	なし	住宅改修	居宅介護住宅改修費	なし	介護予防住宅改修	介護予防住宅改修費	
地域密着型サービス	市町村長	定期巡回・随時対応型訪問介護看護 夜間対応型訪問介護 地域密着型通所介護 認知症対応型通所介護 小規模多機能型居宅介護 認知症対応型共同生活介護 地域密着型特定施設入居者生活介護 地域密着型介護老人福祉施設入所者生活介護 複合型サービス	地域密着型介護サービス費 （特例地域密着型介護サービス費）	市町村長	介護予防認知症対応型通所介護 介護予防小規模多機能型居宅介護 介護予防認知症対応型共同生活介護	地域密着型介護予防サービス費（特例地域密着型介護予防サービス費）	
ケアマネジメント	市町村長	居宅介護支援	居宅介護サービス計画費 （特例居宅介護サービス計画費）	市町村長	介護予防支援	介護予防サービス計画費 （特例居宅介護予防サービス計画費）	
施設サービス	都道府県知事 注1) 注2)	介護福祉施設サービス 介護保健施設サービス 介護療養施設サービス注3) 介護医療院サービス	施設介護サービス費 （特例施設介護サービス費）		なし		
負担軽減			高額介護サービス費 高額医療合算介護サービス費			高額介護予防サービス費 高額医療合算介護予防サービス費	
補足給付		特定介護	特定入所者介護サービス費 （特例特定入所者介護サービス費）		特定介護予防	特定入所者介護予防サービス費（特例特定入所者介護予防サービス費）	
財源		第1号被保険者保険料23%、第2号被保険者保険料27%、国25%、都道府県12.5%、市町村12.5%（施設給付費等の公費負担は、国20%、都道府県17.5%、市町村12.5%）					第1号被保険者保険料

注1) 指定都市・中核市長を含む。
注2) 介護老人保健施設、介護医療院は指定ではなく許可である。
注3) 2023（令和5）年度末までは存続するが順次、介護医療院へ転換することになっている。なお、2012（平成24）年度からは新設は認められていない。
出典）矢部広明他編『高齢者に対する支援と介護保険制度（第2版）』弘文堂，2013，p.134 を一部改変.

定めるもの、地域包括支援センターによる申請代行も可能である。

[2] 認定調査

　認定調査は、原則として市町村が被保険者に職員を面接させ、全国共通の調査票を用いて行われる。

　更新認定の場合は、指定居宅介護支援事業者、地域密着型介護老人福祉施設、介護保険施設、地域包括支援センター、介護支援専門員のうち厚生労働省令で定めるものに委託することができる。また、例外として**指定市町村事務受託法人**に対しては、新規認定の場合も含めて認定調査を委託できることになっている。

[3] 一次判定

　調査票のうち、**基本調査**の結果から、要介護認定等基準時間が推計される。要介護認定等基準時間は、被保険者に対して行われる①入浴、排泄、食事等の介護、②洗濯、掃除等の家事援助等、③徘徊に対する探索、不潔な行為に対する後始末等、④歩行訓練、日常生活訓練等の機能訓練、⑤輸液の管理、じょく瘡の処置等の診療の補助等に要する１日当たりの時間として推計される介護の必要性を判断する客観的な基準であり、実際に行われる介護時間そのものとは異なる。一次判定は、要介護認定等基準時間の算定方法によりコンピュータにより機械的に行われる。

[4] 二次判定

　市町村は、一次判定の結果と認定調査の**特記事項**および**主治医の意見書**とを合わせて**介護認定審査会**に審査判定（二次判定）を求める。介護認定審査会は市町村が設置するが、複数市町村による共同設置や、都道府県が設置する介護認定審査会に委託することもできる。いずれの場合も介護認定審査会が行うのは審査判定であり、認定調査や認定自体は各市町村が行う。ただし、一部事務組合や広域連合の場合には、認定調査や認定自体についても一部事務組合や広域連合の事務とすることができる。

[5] 要介護等認定

　市町村は、介護認定審査会の審査判定の結果に基づき、要介護等または不認定（要介護等に該当しないと認める：「非該当」）の決定を行う。要介護等の認定を行った場合には、要介護状態区分（要介護度）、介護認定審査会の意見が付された場合にはその意見を被保険者証に記載して被保険者に返還する。

調査票
「基本調査」と「特記事項」からなる。

指定市町村事務受託法人
介護保険法24条の2に規定される、厚生労働省令で定める要件に該当し、当該事務を適正に実施することができると認められるものとして都道府県知事が指定するもの。

なお、認定または不認定の処分は、申請のあった日から原則30日以内（特別な理由がある場合は延期することができる）に行わなければならない。この期間（延期した場合はその期間）に処分がされず、処分の通知もない場合には、被保険者は、当該申請について市町村の却下処分があったものとして、介護保険審査会に審査請求することができる。

却下
申請を「却下」するのであり、該当しないと認める「非該当」とは異なる。正当な理由なしに訪問調査を拒否する場合など市町村は申請を却下できる。

［6］認定の有効期限等

要介護等認定の効力は、申請のあった日に遡って生じる。有効期限は新規の場合は原則6ヵ月であり、更新の場合は原則12ヵ月であるが、一定の範囲で増減して認定可能である（**表6-2-7**）。更新認定の申請は有効期間満了の60日前から可能である。また、有効期間中に状態が悪化するなど、要介護状態区分の変更を求めたい場合には、市町村に対して要介護状態区分の変更認定申請をすることができる。

表6-2-7 要介護等認定の有効期限

申請区分等		原則の認定有効期間	設定可能な認定有効期間の範囲
新規申請		6ヶ月	3ヶ月〜12ヶ月
区分変更申請		6ヶ月	3ヶ月〜12ヶ月
更新申請	前回要支援→今回要支援	12ヶ月	3ヶ月〜36ヶ月
	前回要支援→今回要介護	12ヶ月※	3ヶ月〜36ヶ月※
	前回要介護→今回要支援	12ヶ月	3ヶ月〜36ヶ月
	前回要介護→今回要介護	12ヶ月※	3ヶ月〜36ヶ月※

※状態不安定による要介護1の場合は、6ヶ月以下の期間に設定することが適当とされている。
出典）厚生労働省ウェブサイト「介護認定審査会委員テキスト2009改訂版（平成30年4月改訂）」を一部改変.

E. 介護支援

［1］居宅介護支援

要介護者に対するケアマネジメントであり、**指定居宅介護支援事業者**により行われる。指定居宅サービス等の適切な利用等をすることができるよう、**居宅サービス計画（ケアプラン）**を作成するとともに、作成した居宅サービス計画に基づくサービス等の提供が確保されるよう、連絡調整その他の便宜の提供を行う。また、地域密着型介護老人福祉施設または介護保険施設への入所を要する場合には、施設への紹介その他の便宜の提供を行う。居宅介護支援については、積極的な利用を促すため自己負担はなく、10割すべてが居宅介護サービス計画費（または特例居宅介護サービス計

居宅サービス計画
居宅要介護者の依頼を受けて、その心身の状況、その置かれている環境、居宅要介護者およびその家族の希望等を勘案し、利用する指定居宅サービス等の種類および内容、これを担当する者その他厚生労働省令で定める事項を定めた計画。

画費）として支給される。

［2］介護予防支援

　要支援者に対するケアマネジメントであり、**指定介護予防支援事業者に**より行われる。指定介護予防サービス等の適切な利用等をすることができるよう、**介護予防サービス計画**（ケアプラン）を作成するとともに、策定した介護予防サービス計画に基づくサービス等の提供が確保されるよう連絡調整その他の便宜の提供を行う。

　指定介護予防支援事業者の指定は、地域包括支援センターの設置者の申請に基づき市町村長が行う。指定介護予防支援事業者（地域包括支援センター）は、介護予防サービス計画の策定など指定介護予防支援の一部を指定居宅介護支援事業者に委託することができることになっている。介護予防支援についても、居宅介護支援と同様に自己負担はなく、10割すべてが介護予防サービス計画費（または特例介護予防サービス計画費）として支給される。

指定介護予防支援事業者
地域包括支援センター。

介護予防サービス計画
地域包括支援センターの職員のうち厚生労働省令で定める者が、居宅要支援者の依頼を受けて、その心身の状況、その置かれている環境、居宅要支援者およびその家族の希望等を勘案し、利用する指定介護予防サービス等の種類および内容、これを担当する者その他厚生労働省令で定める事項を定めた計画。

F. 給付の枠組みと利用者負担

［1］支給限度基準額

　介護保険制度では、10割が給付される居宅介護支援（または介護予防支援）を除いて、利用した介護サービス費用の1割（2割・3割[※]）が利用者の自己負担であり、残りの9割（8割・7割[※]）が保険給付として支給される。このうち居宅サービスについては、要介護度に応じて、1ヵ月1割（2割・3割[※]）負担で利用できる上限額（**区分支給限度基準額**）が設定されている（**表6-2-8**）。施設サービスの場合は、居宅サービスとは異なり支給限度額の設定はない。施設の種類別、要介護度別をベースとした1日の給付額（**介護報酬**）が設定されており、その1割（2割・3割[※]）が利用者負担となる。なお、利用者負担は基本的に1割だが、2014年制度改正において、2015（平成27）年8月から第1号被保険者のうち一定以上所得者の利用者負担は2割となった。さらに、2017年制度改正により、2018（平成30）年8月からは、2割負担者のうち特に所得の高い層の負担割合が3割になった。

［2］法定代理受領と償還払い

　介護保険の給付は、介護保険法上、第一義的には利用者にサービス費として支給されることになっている。たとえば、要介護者が訪問介護を利用

利用者の自己負担
本章においては、「1割（2割・3割[※]）」と示す。また、給付割合については、「9割（8割・7割[※]）」と示す。

区分支給限度基準額
居宅サービスであっても、①居宅療養管理指導、②特定施設入居者生活介護（外部サービス利用型および短期利用を除く）、③認知症対応型共同生活介護（短期利用を除く）、④地域密着型特定施設入居者生活介護（短期利用を除く）、⑤地域密着型介護老人福祉施設入所者生活介護は、限度額が適用されない。

介護報酬
介護保険サービス費用の額は厚生労働大臣が定める。多くの場合は法定代理受領により、サービス提供者に支払われることから「介護報酬」と呼ばれる。

表 6-2-8　要介護状態・居宅サービスの区分支給限度基準額（2020 年度）

要介護度	状態	審査判定基準等	居宅サービス区分支給限度基準額
非該当（自立）	社会的支援を必要としない状態	—	介護保険サービス利用不可
要支援 1	社会的支援を要する状態	要介護認定等基準時間が 25 分以上 32 分未満である状態	5,032（単位／月）
要支援 2	社会的支援を要する状態	要支援状態の継続見込期間にわたり継続して常時介護を要する状態の軽減または悪化の防止に特に資する支援を要すると見込まれ、要介護認定等基準時間が 32 分以上 50 分未満である状態	10,531（単位／月）
要介護 1	部分的な介護を要する状態	要介護認定等基準時間が 32 分以上 50 分未満である状態（要支援 2 の状態を除く）	16,765（単位／月）
要介護 2	軽度の介護を要する状態	要介護認定等基準時間が 50 分以上 70 分未満である状態	19,705（単位／月）
要介護 3	中程度の介護を要する状態	要介護認定等基準時間が 70 分以上 90 分未満である状態	27,048（単位／月）
要介護 4	重度の介護を要する状態	要介護認定等基準時間が 90 分以上 110 分未満である状態	30,938（単位／月）
要介護 5	最重度の介護を要する状態	要介護認定等基準時間が 110 分以上である状態	36,217（単位／月）

出典）矢部広明他編『高齢者に対する支援と介護保険制度（第 2 版）』弘文堂，2013．p.134 を一部改変．

した場合は、利用した費用全額（10 割）をサービス提供事業者に支払い、うち 9 割（8 割・7 割[※]）が居宅介護サービス費として償還払いされることになっている。しかし、一定要件を満たす場合（実際上、多くの場合）には、事業者が被保険者に代わって給付を受け取る法定代理受領により、現物給付化が行われる仕組みになっている。

　法定代理受領による現物給付化が行われる要件は、指定事業者または介護保険施設から指定サービスを受けること、ケアプラン（居宅サービス計画または介護予防サービス計画）を作成し市町村に届け出ていること（自己作成ケアプランも可）、ケアプランに沿って指定事業者からサービスを利用すること、サービス利用時に被保険者証を事業者に提示することなどである。要件を満たさない場合は、請求により、利用者に償還払いで 9 割（8 割・7 割[※]）分が支給される（たとえば、居宅介護サービス費であれば、特例居宅介護サービス費として利用者に 9 割〔8 割・7 割[※]〕が支給される）。また、居宅介護福祉用具購入費、居宅介護住宅改修費、高額介護サービス費など、現物給付化できない給付もある。

［3］ ホテルコスト等の利用者負担

（1）居住（滞在）費・食費負担

　施設サービスの食費および居住費、短期入所系サービスの食費および滞在費、通所系サービスの食費のいわゆるホテルコストについては、2005年制度改正で保険給付ではなくなり、利用者の負担となった。これに伴い低所得者に対して**補足給付**が行われるようになった。

（2）その他の負担

　介護保険施設などでは、理美容代、教養娯楽費、日常生活で通常必要な費用などは利用者負担である。

［4］ 負担軽減のための給付

（1）高額介護（介護予防）サービス費

　介護サービス利用者負担額（介護予防サービス利用者負担額）が、著しく高額であるときに、当該要介護等被保険者に対して支給されるものである。1ヵ月間の利用者負担の総額に上限を設けて利用者負担の軽減を図るもので、1ヵ月の利用者負担上限額は所得区分に応じて設定されており、これを超える額については請求により償還払いされる（**表6-2-9**）。

（2）高額医療合算介護（介護予防）サービス費

　2008（平成20）年に導入された制度である。従来から介護保険には高額介護（介護予防）サービス費、医療保険には高額療養費制度があった。介護・医療の両制度が長期にわたって重複する世帯の負担を軽減するため、

> **補足給付**
> 特定入所者介護サービス費、特定入所者介護予防サービス費。

表6-2-9　高額介護（介護予防）サービス費の所得区分別の負担上限額

所得段階	所得区分	上限額
第1段階	①生活保護の被保護者 ②15,000円への減額により生活保護の被保護者とならない場合 ③市町村民税世帯非課税の老齢福祉年金受給者	①個人 15,000 円 ②世帯 15,000 円 ③世帯 24,600 円 個人 15,000 円
第2段階	○市町村民税世帯非課税で［公的年金等収入額＋合計所得金額］が80万円以下である場合	世帯 24,600 円 個人 15,000 円
第3段階	○市町村民税世帯非課税 ○24,600円への減額により生活保護被保護者とならない場合	世帯 24,600 円
第4段階	○第1～3段階に該当しない者	世帯 44,400 円※1

高額介護（介護予防）サービス費の支給：保険給付の自己負担分の合計が上限額を超えた場合、申請により超過分が払い戻される。

※1　1割負担者のみの世帯について、年間上限（446,400円）が設定される。（3年間の時限措置）

出典）厚生労働省ウェブサイト「公的介護保険制度の現状と今後の役割（平成30年度）」より一部抜粋.

1年間に医療保険等と介護保険の両方で一部負担があり、その合計が世帯負担額の上限を超えた場合に、申請により償還払いされる。介護保険の利用者負担と医療保険等の一部自己負担の割合に応じて、介護保険からは、高額医療合算介護（介護予防）サービス費、医療保険からは高額介護合算療養費として支給される。

(3) 特定入所者介護（介護予防）サービス費

ホテルコストについては、低所得者である特定入所者については負担限度額が設けられており、平均的金額である基準費用額との差額が特定入所者介護（介護予防）サービス費として支給（補足給付）される（**表6-2-10**）。なお、2014年制度改正により、資産等を勘案する見直しが行われた。

[5] 上乗せ・横出し

市町村は条例により、区分支給限度基準額、福祉用具購入費支給限度基準額、住宅改修費支給限度基準額について、厚生労働大臣の定める支給限度基準額を超える額を設定することができ、これは「上乗せサービス」（支給限度基準額の上乗せ）と呼ばれる。これに対して、前述の市町村特別給付は「横出しサービス」と呼ばれる。

また、介護保険は、利用者の全額自己負担により支給限度基準額を超えたサービス利用が可能であり、この支給限度基準額を超えた分のサービスについても「上乗せサービス」と呼ばれる場合がある。これに対して、介護保険サービスと組み合わせて利用する介護保険の給付対象となっていない全額利用者負担のサービスを「横出しサービス」という場合がある。医

資産等を勘案する見直し
補足給付（特定入所者介護サービス費、特定入所者介護予防サービス費）について以下の見直しが行われた。
①配偶者の所得の勘案（施設入所によって世帯分離していても配偶者の所得を勘案　2015年8月施行）
②預貯金等の勘案（預貯金等について、単身で1,000万円超、夫婦世帯で2,000万円超は対象外　2015年8月施行）
③非課税年金の勘案（遺族年金および障害年金といった非課税年金の額も額に含めて判定　2016年8月施行）

表6-2-10　食費・居住費の基準費用額・特定入所者負担限度額

利用者負担段階	対象者	1日あたりの居住費（負担限度額）				1日あたりの食費
		ユニット型個室	ユニット型準個室	従来型個室	多床室	
基準費用額		2,006円	1,668円	1,171円	855円	1,392円
				1,668円	377円	
第1段階	市町村民税世帯非課税の老齢福祉年金受給者、生活保護の被保護者	820円	490円	320円	0円	300円
				490円	0円	
第2段階	市町村民税世帯非課税の課税年金収入額＋合計所得金額が80万円以下の者	820円	490円	420円	370円	390円
				490円	370円	
第3段階	市町村民税世帯非課税の市町村民税世帯非課税であって、利用者負担第2段階該当者以外の者	1,310円	1,310円	820円	370円	650円
				1,310円	370円	

注）従来型個室、多床室の上段は介護老人福祉施設、介護療養型医療施設、介護医療院、下段は介護老人保険施設、短期入所生活介護である。

出典）厚生労働省ウェブサイト「公的介護保険制度の現状と今後の役割（平成30年度）」.

療保険は基本的にすべて保険で賄われることを前提としており、保険診療と自由診療を組み合わせる混合診療が例外を除き認められないのに対して、介護保険は混合介護が認められている。

3. 介護保険制度のサービス概要

A. 居宅サービス

[1] 訪問系サービス

(1) 訪問介護

居宅において介護福祉士その他政令で定める者により行われる入浴、排泄、食事等の介護その他の日常生活上の世話を行うものである。特定施設の居室も居宅に含まれ、サービスを利用することができる。サービス内容は身体介護と生活援助からなる。生活援助は、掃除、洗濯など日常生活の援助であり、①「直接本人の援助」に該当しない行為、②日常生活の援助に該当しない行為は含まれない。なお、要支援者に対する介護予防訪問介護については、2014年制度改正により、地域支援事業に移行した。

(2) 訪問入浴介護（介護予防入浴介護）

居宅を訪問し、訪問入浴車などにより浴槽を提供して入浴の介護を行うものである。

(3) 訪問看護（介護予防訪問看護）

主治の医師が必要と認めた居宅要介護者等を対象として、居宅において看護師等により行われる療養上の世話または必要な診療の補助である。

(4) 訪問リハビリテーション（介護予防訪問リハビリテーション）

主治の医師が必要と認めた居宅要介護者等を対象として、居宅において、その心身の機能の維持回復を図り、日常生活の自立を助けるために、医師の管理下で行われる、理学療法、作業療法、その他必要なリハビリテーションである。

(5) 居宅療養管理指導（介護予防居宅療養管理指導）

病院、診療所または薬局の医師、歯科医師、薬剤師などにより行われる療養上の医学的管理および指導であり各専門職によって内容が異なる。

「直接本人の援助」に該当しない行為
主として家族の利便に供する行為または家族が行うことが適当であると判断される行為であり、利用者以外のための洗濯、調理、買い物、来客の応接、自家用車の洗車、などが例示されている。

日常生活の援助に該当しない行為
①訪問介護員が行わなくても日常生活を営むのに支障が生じないと判断される行為（草むしり、花木の水やり、ペットの世話等）、②日常的に行われる家事の範囲を超える行為（家具・電気機器の移動、修繕、模様替え、大掃除、窓ガラス磨き、床のワックスがけ、室内外の家屋の修理・ペンキ塗り、植木の剪定等の園芸、正月・節句等のために特別な手間をかけて行う調理等）が例示されている。

看護師等により行われる療養上の世話
看護師のほか、保健師、准看護師、理学療法士、作業療法士、言語聴覚士が規定されている（介護保険法施行規則7条）。

［2］ 通所系サービス

(1) 通所介護

　特別養護老人ホームなどに併設されたデイサービス事業、または単独で経営される老人デイサービスセンターに通所し、入浴、排泄、食事等の介護その他の日常生活上の世話および機能訓練を行うものである（認知症対応型通所介護に該当するものを除く）。なお、要支援者に対する介護予防通所介護については、2014年制度改正により、地域支援事業に移行した。

(2) 通所リハビリテーション（介護予防通所リハビリテーション）

　主治の医師が必要と認めた居宅要介護者等を対象として、介護老人保健施設、介護医療院、病院、診療所などの施設に通所し、その心身の機能の維持回復を図り、日常生活の自立を助けるために行われる理学療法、作業療法その他必要なリハビリテーションを行うものである。

［3］ 入所系居宅サービス

　介護保険施設に短期入所して介護等のサービスを受けるものと、入居している施設で居宅サービス等を受けるものがある。

(1) 短期入所生活介護（介護予防短期入所生活介護）

　特別養護老人ホームなどに併設される施設、または老人短期入所施設として設置される施設に短期間入所させ、当該施設において入浴、排泄、食事等の介護その他の日常生活上の世話および機能訓練を行う、いわゆるショートステイである。

(2) 短期入所療養介護（介護予防短期入所療養介護）

　介護老人保健施設、介護医療院などに短期間入所させ、当該施設において看護、医学的管理の下における介護および機能訓練その他必要な医療ならびに日常生活上の世話を行うものである。

(3) 特定施設入居者生活介護（介護予防特定施設入居者生活介護）

　特定施設に入居している要介護者等について、当該特定施設が提供するサービスの内容、これを担当する者などの事項を定めた計画に基づき行われる入浴、排泄、食事等の介護その他の日常生活上の世話や、機能訓練および療養上の世話を行うものである。

［4］ 貸与および要した費用の支給

(1) 福祉用具貸与（介護予防福祉用具貸与）

　居宅の要介護者等に対して、厚生労働大臣が定める福祉用具のうち必要な用具が貸与される。

(2) 居宅介護福祉用具購入費（介護予防福祉用具購入費）の支給

福祉用具のうち入浴または排泄の用に供するものなど、貸与がなじまない（特定福祉用具）を購入した場合に、福祉用具購入費支給限度基準額の範囲内で要した費用の9割（8割・7割^(※)）が償還払いで給付される。

(3) 居宅介護住宅改修費（介護予防住宅改修費）などの支給

居宅要介護等被保険者が、手すりの取付けなどの住宅改修を行ったときは、当該居宅要介護等被保険者に対し、居宅介護住宅改修費が支給される。支給限度額は一律20万円であるが、介護の必要の程度が3段階以上上がり、市町村が特に必要と認めた場合は1回に限り改めて支給限度基準額までが支給対象となる（リセット）。支給限度基準額の範囲内で要した費用の9割（8割・7割^(※)）が償還払いで給付される。

［5］地域密着型サービス

(1) 定期巡回・随時対応型訪問介護看護

①居宅要介護者について、定期的な巡回訪問により、または随時通報を受け、その者の居宅において、介護福祉士などにより行われる入浴、排泄、食事等の介護その他の日常生活上の世話を行うとともに、主治医が必要の程度が基準に該当すると認めた居宅要介護者に対して看護師などにより療養上の世話または必要な診療の補助を行うもの、または、②居宅要介護者について、定期的な巡回訪問により、または随時通報を受け、訪問看護を行う事業所と連携しつつ、その者の居宅において介護福祉士などにより行われる入浴、排泄、食事等の介護その他の日常生活上の世話を行うもの、のいずれかである。

(2) 夜間対応型訪問介護

夜間に、定期的な巡回訪問により、または随時通報を受け、その者の居宅において介護福祉士などにより行われる入浴、排泄、食事等の介護その他の日常生活上の世話（定期巡回・随時対応型訪問介護看護に該当するものを除く）である。

(3) 地域密着型通所介護

特別養護老人ホームに併設されたデイサービス事業、または単独で経営される老人デイサービスセンター（利用定員が厚生労働省令で定める数未満のもの〔18人以下〕に限り、認知症対応型通所介護に該当するものを除く）に通わせ、入浴、排泄、食事等の介護その他の日常生活上の世話、および機能訓練を行うものである。2014年制度改正で創設されたサービスである（2016年度施行）。

介護の必要の程度
「介護の必要の程度が著しく高くなった場合における介護保険法第四十五条第四項の規定により算定する額」（平成12年告示39号）に示されている。おおむね要介護等状態の区分と同じだが、要介護1と要支援2は同じ「程度」である。したがって、要支援1→要介護3以上、要支援2または要介護1→要介護4以上、要介護2→要介護5、の場合が該当する。

リセット
3段階リセットのほか、転居リセットがある。

18人以下
介護保険法施行規則では「19人未満」という表現である。

121

(4) 認知症対応型通所介護（介護予防認知症対応型通所介護）

認知症である者について、特別養護老人ホームに併設されたデイサービス事業、または単独で経営される老人デイサービスセンターに通わせ、入浴、排泄、食事等の介護その他の日常生活上の世話および機能訓練を行うものである。

(5) 小規模多機能型居宅介護（介護予防小規模多機能型居宅介護）

その者の心身の状況、置かれている環境等に応じて、その者の選択に基づき、その者の居宅において、または機能訓練および日常生活上の世話を適切にすることができるサービスの拠点に通わせ、もしくは短期間宿泊させ、入浴、排泄、食事等の介護その他の日常生活上の世話および機能訓練が行われる。

(6) 認知症対応型共同生活介護（介護予防認知症対応型共同生活介護）

認知症である者について、その共同生活を営むべき住居において、入浴、排泄、食事等の介護その他の日常生活上の世話および機能訓練が行われる。いわゆるグループホームである。

(7) 地域密着型特定施設入居者生活介護

入居定員が29人以下の特定施設（地域密着型特定施設）に入居している要介護者について、地域密着型特定施設が提供するサービスの内容、これを担当する者などを定めた計画に基づいて、入浴、排泄、食事等の介護その他の日常生活上の世話、機能訓練および療養上の世話が行われる。

(8) 地域密着型介護老人福祉施設入所者生活介護

入所定員が29人以下の特別養護老人ホーム（地域密着型介護老人福祉施設）において、地域密着型施設サービス計画に基づいて、入浴、排泄、食事等の介護その他の日常生活上の世話、機能訓練、健康管理および療養上の世話が行われる。

(9) 複合型サービス（看護小規模多機能型居宅介護）

複合型サービス
2011年制度改正で創設された。介護報酬では、「訪問看護」と「小規模多機能型居宅介護」を組み合わせて提供するサービスを「複合型サービス」としていたが、2015（平成27）年度より「看護小規模多機能型居宅介護」に名称変更された。

居宅要介護者等について、訪問介護、訪問入浴介護、訪問看護、訪問リハビリテーション、居宅療養管理指導、通所介護、通所リハビリテーション、短期入所生活介護、短期入所療養介護、定期巡回・随時対応型訪問介護看護、夜間対応型訪問介護、地域密着型通所介護、認知症対応型通所介護または小規模多機能型居宅介護を2種類以上組み合わせることにより提供されるサービスのうち、訪問看護および小規模多機能型居宅介護の組合せその他の居宅要介護者について一体的に提供されることが特に効果的かつ効率的なサービスの組合せにより提供されるサービスである。

B. 施設サービス

［1］介護福祉施設サービス

介護老人福祉施設（特別養護老人ホーム）に入所する要介護者に対し、**施設サービス計画**に基づいて、入浴、排泄、食事等の介護その他の日常生活上の世話、機能訓練、健康管理および療養上の世話が行われる。

2014年制度改正で、厚生労働省令で定める要介護状態区分に該当する者（要介護3以上）、その他居宅において日常生活を営むことが困難な者として**厚生労働省令で定める者**に限ることとなった。

［2］介護保健施設サービス

介護老人保健施設に入所する要介護者に対し、施設サービス計画に基づいて、看護、医学的管理の下における介護および機能訓練その他必要な医療ならびに日常生活上の世話が行われる。

［3］介護療養施設サービス

介護療養型医療施設に入院する要介護者に対し、施設サービス計画に基づいて、療養上の管理、看護、医学的管理の下における介護などの世話および機能訓練その他必要な医療が行われる。なお、介護療養型医療施設は**2023年度末までに介護医療院に転換**することになっている。

［4］介護医療院サービス

介護医療院に入所する要介護者に対し、施設サービス計画に基づいて、療養上の管理、看護、医学的管理の下における介護および機能訓練そのほか必要な医療ならびに日常生活上の世話が行われる。介護医療院の**療養床**には、主として長期にわたり療養が必要である者であって、重篤な身体疾患を有する者、身体合併症を有する認知症高齢者等を入所させるためのⅠ型療養床（Ⅰ型介護医療院）、Ⅰ型療養床以外のⅡ型療養床（Ⅱ型介護医療院）がある。

C. 地域支援事業

2000（平成12）年に介護保険制度が施行されたのと並行して、一般財源による「介護予防・地域支援事業」が創設され、2003（平成15）年度には「介護予防・地域支え合い事業」へ改正・改称されて実施されてきた。

施設サービス計画
施設サービスにおけるケアプラン。入所、入院した要介護高齢者について必ず作成しなければならない。

厚生労働省令で定める者
知的・精神障害を伴い地域で安定した生活の継続が困難、虐待等が深刻で安全等の確保が不可欠、認知症であり常時の適切な見守り介護が必要、などである。

介護老人保健施設
主として心身機能の維持回復を図り、居宅生活を営めるよう支援する施設。

2023年度末までに介護医療院に転換
介護療養型医療施設の存続は2017（平成29）年度末までとされていたが、廃止には根強い反対があり、また機能存続についても課題となっていた。2017年制度改正で介護医療院が創設されるとともに、介護療養型医療施設の経過措置も6年間延長された。

療養床
療養室のうち、入所者1人当たりの寝台またはこれに代わる設備の部分。

2006（平成 18）年度には、旧老人保健法による老人保健事業、在宅介護支援センター運営事業とともに**地域支援事業**として再編され、介護保険の枠組みの中で行われるようになった。その後、2012（平成 24）年には地域支援事業の中に介護予防・日常生活支援総合事業が創設されたが、総合事業の実施は市町村の任意とされた。さらに、2015（平成 27）年度からは、予防給付の見直しとの関連で、2017（平成 29）年 4 月までにすべての市町村が介護予防・日常生活支援総合事業を実施し 2017 年度末に予防給付の介護予防訪問介護、介護予防通所介護は終了となった。

　地域支援事業は、①**介護予防・日常生活支援総合事業**、②**包括的支援事業**、③**任意事業**、の大枠から構成されている。これら地域支援事業は介護保険制度の枠組みの中で行われる事業であるが、包括的支援事業の中核である地域包括支援センターの運営などは、介護保険制度の枠を超えた地域共生社会の実現に向けた包括的支援体制の構築において、障害者、子育て支援分野などのモデルとなるに至っている。

　これら地域支援事業と地域包括ケアについては、**第 7 章**に詳しく述べられている。

D. 保健福祉事業

　市町村は、地域支援事業に加えて、条例により、介護者教室などの介護者支援に必要な事業、要介護状態等になることの予防に必要な事業（地域支援事業以外の介護予防教室など）、指定居宅サービスや指定居宅介護支援および介護保険施設の運営などの事業、保険サービス利用のための費用の貸付などの事業を行うことができる。

E. 権利擁護の仕組み

　ここでは、介護保険の被保険者・利用者としての権利を擁護する仕組みを説明する。

[1] 審査請求

　行政不服審査法および介護保険法の規定により、保険給付に関する処分または保険料その他介護保険法の規定による徴収金に関する処分に不服がある者は、原則として処分があったことを知った日の翌日から起算して 3ヵ月以内に、文書または口頭で、各都道府県に設置される**介護保険審査会**に審査請求（不服申立て）をすることができる。

介護保険審査会
介護保険制度における審査請求についての審査・裁決を行う第三者機関。都道府県に設置される被保険者を代表する委員（3 人）、市町村を代表する委員（3 人）、公益を代表する委員（3 人以上であって政令で定める基準に従い、都道府県の条例で定める員数）の 3 者により構成される。

介護保険制度においては、不服申立ては審査請求のみの一審制である。審査請求の裁決に不服がある場合は処分の取消訴訟を提起することができる。なお、これら保険給付に関する処分など審査請求の対象となる処分については、当該処分についての審査請求に対する裁決を経た後でなければ提起することができないとする**審査請求前置主義**が採用されている。

[2] 苦情処理

介護保険制度におけるサービスに関する苦情・相談等については、中立性・広域性などの観点から**国民健康保険団体連合会**が処理することになっている。国民健康保険団体連合会は苦情を受け調査を行い、必要な場合には指導および助言を行う。また、保険者である市町村も苦情処理の第1次的な窓口として対応するほか、事業者は自ら提供したサービスや居宅介護支援事業者が自ら居宅サービス計画に位置づけた指定居宅サービス等に対する苦情に迅速かつ適切に対応しなければならないことになっている。

なお、福祉サービスに関する苦情解決の第三者機関としては、社会福祉法83条の規定に基づき都道府県社会福祉協議会に設置される**運営適正化委員会**がある。介護保険サービスに関しても福祉サービスであれば苦情の申立てが可能であるが、介護保険制度におけるサービスに関する苦情については、市町村、国民健康保険団体連合会が専門的に受け付けるというように役割が分担されている。

[3] 介護サービス情報の公表制度

2006（平成18）年度に創設された制度で、介護サービス事業者は、「介護サービス」の提供を開始しようとするとき、あるいは年1回程度（都道府県知事の策定する報告に関する計画で定められたとき）、直近の厚生労働省令で定める介護サービス情報を都道府県知事に報告しなければならない。都道府県知事は事業所から報告された内容についてインターネットで公表を行う。また、都道府県知事は報告内容に対する調査が必要と認められる場合、事業所に対して訪問調査を行うことができる。

公表される介護サービス情報には基本情報と運営情報の2種類および都道府県独自項目（任意設定）がある。なお、都道府県知事は調査の実施に関する事務（調査事務）は、その指定する者（指定調査機関）に行わせることができ、介護サービス情報の報告の受理、公表、指定調査機関の指定に関する事務（情報公表事務）は、その指定する者（**指定情報公表センター**）が行うことができる。

介護サービス情報の公表制度
2012（平成24）年には都道府県の調査の1年に1回の義務づけの廃止などの一部見直しが行われた。

注)

(1) 厚生省高齢者介護対策本部「介護保険法案について」(1996).
(2) 増田雅暢『逐条解説 介護保険法(2016改訂版)』法研, 2016, pp.25-26. および
ぎょうせい編『介護保険の手引(平成24年版)』ぎょうせい, 2012, pp.1-2.
(3) 介護保険法研究会監修『新しい介護保険法—介護保険六法別冊』中央法規出版,
2005.
(4) 厚生労働省ウェブサイト「2008年度 介護保険法改正」.
(5) 厚生労働省ウェブサイト「平成30年度 公的介護保険制度の現状と今後の役割」.
(6) 椋野美智子・田中耕太郎『はじめての社会保障—福祉を学ぶ人へ(第11版)』有
斐閣アルマ, 2014, p.116.

■ 理解を深めるための参考文献

● 藤井賢一郎監修／東京都社会福祉協議会編『介護保険制度とは…—制度を理解するた
めに(改訂第14版)』東京都社会福祉協議会, 2019.
　介護保険制度の仕組みや主要な内容について、簡潔にわかりやすく示されている。
● 介護支援専門員テキスト編集委員会編『八訂　介護支援専門員基本テキスト』一般財
団法人長寿社会開発センター, 2018.
　介護支援専門員養成の基本テキスト。介護保険制度を中心として、高齢者の心身の特
性、高齢者についての保健、医療、福祉、介護や医療的対応など、高齢者福祉に関し
て広範かつ正確に理解するのに適している。

4. 介護報酬

A. 介護報酬の仕組みと請求、支払い方法

　介護報酬とは、指定サービス事業者が利用者に介護サービスを提供した場合にその対価として支払われるサービス費用をいう。「介護給付費単位数表に定める単位数」に「1単位の単価」（1単位10円。ただしサービス、地域によって異なる）を乗じて算定される。原則、介護報酬の9割（8割・7割(※)）は、保険者から要介護者の代わりに事業者へ支給され（**法定代理受領**）、残りの1割（2割・3割(※)）は利用者負担として利用者が事業者へ支払う（**図6-4-1**）。介護報酬の請求と支払いについては、国保連が保険者からの委託を受けて介護給付費の請求に関する審査および支払いを行っている。事業者から介護給付費等請求書が提出され、**介護給付費等審査委員会**（179条）において審査され、保険者への請求額および事業者への支払額を決定し、保険者への請求および事業者への支払いを行う。事業者は、所在地の国保連に対してサービス提供月の翌月に請求書を提出し、翌々月末に事業者に支払われる。審査の結果、過誤があれば、減単位されたり、請求書が返戻され再提出を求められたりする。

図6-4-1　介護給付費の請求・支払い

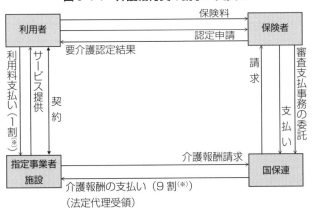

（※）第1号被保険者のうち一定以上所得者については、利用料支払いは2割又は3割。すなわち、給付＝介護報酬の支払いは8割又は7割となる。

出典）厚生労働省ウェブサイト「介護報酬支払の流れ」を参考に筆者作成.

法定代理受領
介護保険の給付はサービス費用の給付（現金給付）である。介護保険法上は保険者がサービス費用の9割（8割・7割(※)）を利用者に支給し、利用者負担分（1割〔2割・3割(※)〕）を合わせて事業者に支払うことが基本となっている。

利用者負担割合
2014（平成26）年の改正により第1号被保険者のうち一定以上の所得のあるものについては2割、2017（平成29）年改正により2割負担者のうち特に所得の高い層については3割に引き上げられた。要介護者には介護保険負担割合証が交付されている。

127

B. 介護報酬の改定

介護報酬は厚生労働大臣が社会保障審議会**介護給付費分科会**の意見を聴いて定めることとされている。改定頻度は明確に定められていないが、お

表 6-4-1　介護報酬の改定率の推移

事業運営期間	施行年	改定率	改定の主なポイント
第1期	2000 年 4 月		介護保険法施行
第2期	2003 年 4 月	2.3%減 在宅＋0.1% 施設－4.0%	自立支援の観点にたった居宅介護支援の確立
			自立支援を指向する在宅サービスの評価
			施設サービスの質の向上と適正化
	2005 年 10 月		居住費（滞在費）、食費の見直し（保険給付対象外）
第3期	2006 年 4 月	2.4%減 在宅－1.0% 施設－4.0%	中重度者への支援強化
			介護予防、リハビリテーションの推進
			地域包括ケア、認知症ケアの確立
			サービスの質の向上
			医療と介護の機能分担・連携の明確化
第4期	2009 年 4 月	3.0%増 在宅＋1.7% 施設＋1.3%	介護従事者の人材確保・処遇改善
			医療と介護の連携、認知症ケアの充実
			効率的なサービスの提供や新たなサービスの検証
第5期	2012 年 4 月	1.2%増[※1] 在宅＋1.0% 施設＋0.2%	在宅サービスの充実と施設の重点化
			自立支援型サービスの強化と重点化
			医療と介護の連携、機能分担
			介護人材の確保とサービスの質の向上
	2014 年 4 月	0.63%増	消費税率引き上げ（5%→ 8%）への対応
第6期	2015 年 4 月	2.27%減[※2] 在宅－1.42% 施設－0.85%	中重度の要介護者や認知症高齢者への対応強化
			介護人材確保対策の推進
			サービス評価の適正化と効率的なサービス提供体制の構築
	2017 年 4 月	1.14%増	介護人材の処遇改善のための臨時改定
第7期	2018 年 4 月	0.54%増	地域包括ケアシステムの推進
			自立支援、重度化防止に資するサービスを評価
			多様な人材の確保と生産性の向上（介護ロボット活用促進等）
			介護サービスの適正化・重点化を通じた制度の安定性・持続可能性の確保
	2019 年 10 月	2.13%増 うち、消費税対応 0.39%	消費税率引き上げ（8%→ 10%）への対応
			介護職員等特定処遇改善加算の創設
第8期	2021 年 4 月	0.7%増[※3]	感染症や災害への対応力強化
			地域包括ケアシステムの推進
			自立支援・重度化防止の取組の推進
			介護人材の確保・介護現場の革新
			制度の安定性・持続可能性の確保

※1　介護職員処遇改善交付金が加算化した部分を除くと実質 0.8%減.
※2　介護職員処遇改善加算の拡充分を除くと実質 3.92%減.
※3　うち、新型コロナウイルス感染症に対応するための特例的な評価＋0.05%（令和 3 年 9 月末までの間）.
出典）厚生労働省資料をもとに筆者作成.

おむね介護保険事業計画を見直す3年ごとに改定されている。介護報酬と診療報酬の**同時改定**となる年は、医療と介護の連携を進展させるために大幅な改定がなされることが多い。

表6-4-1は介護報酬改定率の推移である。改定率は事業者、利用者、国それぞれに影響を与える。プラス改定は事業者の増収、マイナス改定は、利用者負担を引き下げることに通じる。では、マイナス改定は利用者のためになるかというと、事業者の経営が悪化し市場から撤退したり、離職者が増えることも想定されるのでそうとも言い切れない。

また、近年の改定では基本報酬は上げずに、加算報酬の種類を増やす傾向にあるが、小規模事業所は加算要件を満たすことは厳しいという実情もある。

C. 介護報酬の構造

介護報酬はサービスの種類ごとに、内容や提供体制、要介護度、サービス提供時間、回数・日数といった要素を勘案して決められている。たとえば、訪問介護は内容（身体介護中心／生活援助中心）と提供時間により1回当たりの単位数が定められている。小規模多機能型居宅介護はサービスの内容、要介護度によるが、提供時間は勘案されず月単位の包括報酬が設定されている。このように、介護報酬は基本報酬部分だけであっても複雑な構造になっている[1]。

また、どのサービスも共通して地域の要素が加えられている。**地域区分**（**表6-4-2**）とは、事業所が所在する地域等も考慮し、平均的な費用の額を勘案して設けられた区分で、公務員の地域手当の設定に準拠した見直しが行われている。各サービスの人件費割合は、**介護事業経営実態調査**の結果等を踏まえて見直しが行われている。

同時改定
診療報酬は2年に1回改定される。よって、2006（平成18）年、2012（平成24）年、2018（平成30）年は介護報酬と診療報酬の同時改定が行われた。さらに2018年は障害福祉サービスも含めトリプル改定となった。

地域区分
介護報酬は、事業所が所在する地域等も考慮した、サービス提供に要する平均的な費用の額を勘案して設定することとされている。（介護保険法41条4項）

介護事業経営実態調査
介護サービス施設・事業所の経営状況を把握し、次期介護保険制度の改正および介護報酬の改定に必要な基礎資料を得ることを目的とした調査。改定後2年目の収支状況を調査する。

表6-4-2　介護報酬1単位当たりの単価（円）

		1級地	2級地	3級地	4級地	5級地	6級地	7級地	その他
上乗せ割合		20%	16%	15%	12%	10%	6%	3%	0%
人件費割合	70%	11.40	11.12	11.05	10.84	10.70	10.42	10.21	10.00
	55%	11.10	10.88	10.83	10.66	10.55	10.33	10.17	10.00
	45%	10.90	10.72	10.68	10.54	10.45	10.27	10.14	10.00

出典）厚生労働大臣が定める一単位の単価（平成二十七年厚生労働省告示第九十三号）より作成.

D. 介護報酬と制度改正

　国は、介護報酬の改定により、期待する介護保険サービスの提供やより適切なサービスに介護報酬が支払われるようにインセンティブを働かせている。介護老人福祉施設の入所者の医療ニーズや看取りへの対応を例に介護報酬の改定をみてみよう。

　2015（平成27）年法改正より介護老人福祉施設は在宅での生活が困難な中重度の要介護者（原則、要介護3以上）を支える施設としての機能に重点化が図られた。入所者の重度化は医療ニーズや看取りに関するニーズの増加につながる。2018（平成30）年の介護報酬改定では、配置医師の緊急時対応に対して「配置医師緊急時対応加算」、夜間帯に看護職員や**喀痰吸引ができる介護職員**を配置することに対して「夜間職員配置加算Ⅲ、Ⅳ」が新設された。看取りについては、2006（平成18）年に「**看取り介護加算**」を創設し介護報酬の改定を重ねながらその対応を強化し（**表6-4-3**）、看取り介護加算の算定件数も大幅に増加した。看取り介護加算の算定要件は**表6-4-4**の通りである。介護老人福祉施設は入所者の心身の状況、環境に応じて必要な退所支援を行うことが目的とされ、実際に退所時相談援助加算や退所前連携加算なども設定されているが、看取り介護加算の改定内容からは、介護老人福祉施設は看取りの機能を有する、終の棲家であると明確化されたと読み取れる。

　看取り介護加算を算定できる事業者は、介護老人福祉施設のほか認知症対応型共同生活介護（2009〔平成21〕年4月より）、特定施設入居者生活介護（2012〔平成24〕年4月より）等がある。また、訪問看護、看護小

喀痰吸引ができる介護職員
認定特定行為業務従事者、介護福祉士（2017〔平成29〕年1月国家試験合格者から）。従事者が所属する事業所は登録特定行為事業者の登録をする。

看取り介護加算
医師が一般に認められている医学的知見に基づき回復の見込みがないと判断した利用者が対象となり、利用者またはその家族等に対して説明し、療養および介護に関する合意を得ながら、利用者がその人らしく生き、その人らしい最期が迎えられるよう支援することを主眼として設けられた加算。算定可能な事業所は介護老人福祉施設、特定施設入居者生活介護、認知症対応型共同生活介護（いずれも、地域密着型含む）。

表6-4-3　介護老人福祉施設の看取り介護加算の改定

		単位数／日		
	改定内容	死亡日以前 4〜30日	死亡日の 前日、前々日	死亡日
2006年4月	看取り介護加算創設	160単位（最終的に医療機関等で死亡した場合は80単位）		
2009年4月	看取りに向けた体制、看取りの際のケアの評価を分離	80	680	1280
2012年4月	配置医師と外部の医師が連携して特養における看取りを行った場合、診療報酬にて評価を行う。	改定なし		
2015年4月	PDCAサイクルによる看取り介護の体制構築・強化を要件とし、死亡日以前4〜30日を評価	144	680	1280
2018年4月	看取り介護加算Ⅱの創設（医療提供体制を整備し、さらに施設内で実際に看取りを行った場合の評価）　Ⅰ	144	680	1280
	Ⅱ	144	780	1580

出典）厚生労働省資料より筆者作成．（2021年4月介護報酬改定では、死亡日以前31日以上45日以下について、1日につき72単位算定できるよう拡充された。）

表6-4-4　介護老人福祉施設の看取り介護加算（Ⅰ）算定要件の概要

入所者に関する基準
医師が一般に認められている医学的知見に基づき回復の見込みがないと診断した者であること。
医師、看護職員等が共同で作成した入所者の介護に係る計画について、その内容に応じた適当な者から説明を受け、当該計画について同意している者であること。
看取り指針に基づき、入所者の状態または家族の求めに応じ随時、介護記録等を活用し行われる介護について説明を受け、同意して介護を受けている者であること。
施設に関する基準
常勤看護師を1名以上配置し、施設の看護職員または訪問看護事業所等の看護職員との連携により、24時間連絡できる体制を確保していること。
看取りに関する指針を定め、入所の際に、内容を説明し、同意を得ていること。
医師、看護・介護職員等による協議の上、適宜指針の見直しを行うこと。
看取りに関する研修を行っていること。
看取りを行う際に個室又は静養室の利用が可能となるよう配慮を行うこと。

出典）厚生労働省資料より筆者作成.

規模多機能型介護施設、介護老人保健施設では**ターミナルケア加算**、小規模多機能型居宅介護では**看取り連携体制加算**を算定することができる。これらの加算を算定するためには、指定権者に対し事前に体制等に関する届け出が必要である。このように介護報酬上でも、介護保険サービスを利用しながら住み慣れた場で最期を迎えることを支える仕組みが整備されている。

ターミナルケア加算
死亡日および死亡日前14日以内に2日（末期の悪性腫瘍の場合は1日）以上ターミナルケアを実施した場合は、死亡月につき所定の単位数を加算できる。

看取り連携体制加算
看護師により24時間連絡できる体制を確保し、看取り期における対応方針を定め、利用開始の際に、登録者やその家族等に内容説明を行い同意を得たうえで、医師が回復の見込みがないと判断した利用者に対し看取り期におけるサービス提供を行った場合、死亡日および死亡日以前30日間について所定の単位数を加算。

5. 介護保険制度における行政・団体等の役割

A. 国、地方公共団体

　介護保険制度は、市町村および特別区（以下、市町村）が保険者として制度運営の中心を担っており、その運営を国と都道府県が重層的に支える関係にある。

　それぞれ介護保険上の規定を確認すると、市町村は「この法律の定めるところにより、介護保険を行うものとする」（3条1項）と規定され、保険者として介護保険事業を運営する。都道府県は「介護保険事業の運営が健全かつ円滑に行われるように、必要な助言及び適切な援助をしなければならない」（5条2項）と規定され、介護サービス事業者・施設の指定・指導・監督や介護支援専門員の登録・更新など市町村だけでは担いきれない部分を支援する。国は「介護保険事業の運営が健全かつ円滑に行われる

よう保健医療サービス及び福祉サービスを提供する体制の確保に関する施策その他の必要な各般の措置を講じなければならない」（5条1項）と規定され、制度を設計、管理する立場にある。**表6-5-1**に主な役割、事務の内容を示す[2]。

[1] 国および地方公共団体の責務

介護保険法5条（国および地方公共団体の責務）の近年の改正内容を確認しておく。2011（平成23）年改正により、5条3項に介護サービス・介護予防・日常生活支援・医療・居住の政策の有機的な連携と包括的な推進が追加された。本規定により国と地方公共団体の責務として地域包括ケアの推進を定めている。

2020（令和2）年の改正（2021年4月施行）では、地域共生社会の実現を図るための改正が行われた。法5条4関係で保険給付に関わる保健医療サービスおよび福祉サービスに関する施策等を包括的に推進するにあたっては、地域住民が相互に人格と個性を尊重し合いながら参加し、共生する地域社会の実現に資するよう努めなければならないとされた。

[2] 市町村の役割の変化、拡大

介護保険制度の改正を経て、市町村の役割が拡大している。介護保険制度施行前は訪問介護等のサービスを直接提供していた市町村の多くがそれを取りやめた。市町村はサービスの実施主体ではなく、介護保険財政や被保険者の管理等の業務が中心となった。介護保険制度施行時と比べると、市町村が指定・監督指導を行う地域密着型サービスの導入、地域支援事業

表6-5-1　国、地方公共団体の主な役割

	主な役割、事務
国	制度全体の枠組みの設定（法令の制定、要介護認定や保険給付、事業者・施設等の基準の制定、介護報酬の設定等）、介護保険事業（支援）計画に関する基本指針の作成、財政の負担（介護給付費に対する国庫負担、財政安定化基金に対する国庫負担等）、保険者、事業者、施設等に対する指導監督、報告徴収等
都道府県	市町村の支援（市町村が行う介護保険事業に関する指導等）、居宅サービス事業者・施設等の指定・指導・監督、改善命令、指定の取消し等、財政支援（介護給付費に対する都道府県負担、財政安定化基金の設置・運営等）、介護支援専門員の養成・研修・登録等、介護保険事業支援計画の策定、介護サービス情報の報告・公表、介護保険審査会の設置・運営、都道府県国民健康保険団体連合会の指導・監督等
市町村	被保険者の資格管理に関する事務（資格管理、被保険者台帳の作成、被保険者証の発行等）、要介護認定・要支援認定に関する事務（介護認定審査会の設置、要介護認定等）、保険給付の審査・支払いに関する事務、地域支援事業に関する事務（地域包括支援センターの設置等）、指定事業者に関する事務（地域密着型サービス事業所、居宅介護支援事業所、介護予防支援事業所の指定・監督等）、介護保険事業計画の策定等に関する事務、保険料徴収に関する事務（第1号被保険者の保険料率の決定等、普通徴収の実施、保険料の督促・滞納処分等の実施）、条例・規則に関する事務、会計等に関する事務（特別会計の設置・管理）等

出典）増田雅暢『逐条解説介護保険法2016改訂版』法研，2016，p.73-77をもとに筆者作成.

の導入、地域包括ケアシステムの構築等々、市町村が地域の実情に応じて実施することが期待される事業が大幅に増えている。

B. 団体

[1] 国民健康保険団体連合会（国保連）

　国民健康保険法83条に基づき、会員である保険者が共同で必要な事業を行うことを目的に設立される公法人である。都道府県知事の認可を得て、都道府県に1団体ずつ設立されている。主な業務内容は、国民健康保険、後期高齢者医療、公費負担医療に関する費用の審査および支払い、特定健康診査・特定保健指導等に関する事業、障害介護給付費および障害児給付費の支払に関する事務などである。介護保険制度に関しては、①介護給付費の請求に関する審査および支払に関する事務、②介護給付費等審査委員会の設置、③介護予防・日常生活支援総合事業の実施に関する費用の支払い決定にかかる審査・支払い、④介護サービス苦情処理に関する業務、⑤第三者に対する損害賠償金の徴収・収納事務、⑥その他、介護保険事業の円滑な運営に資する事業等を行っている。

[2] 社会保険診療報酬支払基金（支払基金）

　社会保険診療報酬支払基金法に基づいて設立された民間法人であって、診療報酬の審査・支払いが主な業務である。支払基金も国保連も診療報酬の審査・支払い機関という機能は同じだが、支払基金は健康保険組合や全国保険協会等の被保険者のレセプト（診療報酬明細書）を審査し、国保連は国民健康保険の被保険者のレセプトを審査している。

　介護保険制度に関しては、第2号被保険者が負担する「介護給付及び予防給付に要する費用」および「介護予防・日常生活支援総合事業に要する費用」を、各医療保険者から徴収し、市町村等へ交付している。

C. 指定サービス事業者

　介護保険のサービスは、指定サービス事業者から提供を受けることで保険給付の対象となる。指定サービス事業者とは、都道府県知事（指定都市・中核市長）の指定を受けた「指定居宅サービス事業者」「介護保険施設」「指定介護予防サービス事業者」、市町村長の指定を受けた「指定地域密着型サービス事業者」「指定地域密着型介護予防サービス事業者」「指定居宅介護支援事業者」「指定介護予防支援事業者」を指す。指定を受ける

には指定権者が条例で定める**人員、設備及び運営基準**を満たす必要がある。

[1] 指定居宅サービス事業者、指定介護予防サービス事業者

都道府県知事の指定を受けた「指定居宅サービス事業者」「指定介護予防サービス事業者」がそれぞれ、指定居宅サービス、指定介護予防サービスを提供する。

介護保険の実施に伴い、介護サービスの提供主体は、従来の市町村、社会福祉法人から営利法人、NPO法人などの民間事業者に大きく拡大した。介護サービス事業所の種類ごとに開設（経営）主体別事業所数の構成割合をみると、多くのサービスで「営利法人（会社）」が最も多くなっている[3]。

[2] 介護保険施設

介護保険施設とは都道府県知事の指定（または許可）を受けた、①指定介護老人福祉施設、②介護老人保健施設（許可）、③指定介護療養型医療施設、**介護医療院**（許可）をいう。介護老人保健施設と介護医療院に「指定」とつかないのは、開設の根拠が介護保険法のなかで規定されているため、改めて指定を受ける必要がないことによる。

[3] 指定サービス事業者の責務

介護保険法には次の責務が示されている。

指定居宅サービスの事業の設備及び運営に関する基準に従い、要介護者の心身の状況等に応じて適切な指定居宅サービスを提供するとともに、自らその提供する指定居宅サービスの質の評価を行うことその他の措置を講ずるように努めなければならない（73条1項）。

被保険者証に、認定審査会意見が記載されているときは、この意見に配慮して、当該被保険者に当該指定居宅サービスを提供するよう努めなければならない（73条2項）。

要介護者の人格を尊重するとともに、この法律またはこの法律に基づく命令を遵守し、要介護者のために忠実にその職務を遂行しなければならない（74条6項）。

事業を廃止し、または休止しようとするときは、1月前までに、その旨を都道府県知事に届け出なければならない（75条2項）。事業の廃止または休止の届出をしたときは、必要な居宅サービス等が継続的に提供されるよう、他の指定居宅サービス事業者等との連絡調整その他の便宜の提供を行わなければならない（74条5項）。

業務管理体制を整備し、その整備に関する事項について所在する区域に

応じて市町村長、指定都市の長、都道府県知事、厚生労働大臣に届け出なければならない（115条32項）。

[4] 事業者規制

　介護保険制度の施行後、介護サービス事業者は急増する一方で、事業者の不正行為（架空請求、水増し請求、人員基準違反等）も発生するようになった。そこで、2005（平成17）年の改正では、①**指定の欠格事由、指定取消し要件の追加**、②指定更新制の導入（6年）、③都道府県知事等による業務改善勧告、改善命令等の権限の追加が講じられた。この中で**連座制**の規定も盛り込まれている。2008（平成20）年の法改正では①法令遵守等のための業務管理体制の整備および届け出、②国、都道府県、市町村に事業者の本部等への立入権限が付与、③不正事業者の処分逃れ対策として事業所の廃止・休止届の提出が1ヵ月前までの事前届け出制に改められた。2011（平成23）年の改正では、労働法規を遵守しない場合は事業者指定の拒否等を行うことができるようにした。

6. 介護保険制度を支える専門職の役割

A. 介護保険制度を支える専門職

　要介護者への支援は多様な専門職の連携、協働によって行われている。本節では、保健・医療・福祉の領域で活躍する専門職を中心に、法的な定義と役割および関連する介護報酬（項目、加算の例）を紹介していく。

[1] 介護支援専門員、主任介護支援専門員

　「介護支援専門員」（ケアマネジャー）とは要介護者等からの相談に応じ、および要介護者等がその心身の状況等に応じ適切な居宅サービス等を利用できるよう市町村、事業を行う者等との連絡調整等を行う者であって、要介護者等が自立した日常生活を営むのに必要な援助に関する専門的知識および技術を有するものをいう（介護保険法7条）。介護支援専門員になるには、**介護支援専門員実務研修受講試験**に合格し、**介護支援専門員実務研修課程**を修了し、都道府県の介護支援専門員名簿に登録を行い、介護支援専門員証の交付を受けることが必要である。2006（平成18）年から資格

指定の欠格事由、指定取消し要件の追加
①指定取消しから5年を経過しない者であるとき
②禁錮以上の刑を受けて、その執行を終わるまでの者であるとき
③介護保険法その他保健医療福祉に関する法律により罰金刑等を受けて、その執行を終わるまでの者であるとき
④5年以内に介護保険サービスに関し不正または著しく不適当な行為をした者であるとき

連座制
複数の介護事業所を経営する場合、1つの事業所が指定取消しを受けた場合、他の事業所の指定更新が受けられなくなる。

介護支援専門員実務研修受講試験の対象者
アおよびイの期間が通算5年以上、かつ、当該業務に従事した日数が900日以上である者。
ア．医師、歯科医師、薬剤師、保健師、助産師、看護師、准看護師、理学療法士、作業療法士、社会福祉士、介護福祉士、視能訓練士、歯科衛生士、義肢装具士、言語聴覚士、あん摩マッサージ指圧師、はり師、きゅう師、柔道整復師、栄養士（管理栄養士を含む）、精神保健福祉士。
イ．介護保険施設等における生活相談員、支援相談員、障害者総合支援法における計画相談支援事業および児童福祉法における障害児相談支援事業の相談支援専門員、生活困窮者自立支援法における主任相談支援員。

更新制（5年間）が導入された。

　介護支援専門員は居宅介護支援事業所、介護保険施設、小規模多機能型居宅介護、認知症対応型共同生活介護、特定施設入居者生活介護等に配置されている。居宅介護支援事業所では、常勤の介護支援専門員を配置、その数の基準は利用者35人またはその端数を増すごとに1人とされている。

　主任介護支援専門員とは、介護支援専門員の実務経験が5年以上で、かつ主任介護支援専門員研修を修了した者である。2006年に創設された職種で、2016（平成28）年から資格更新制（5年）が導入された。地域の介護支援専門員のリーダーとして、また、地域包括支援センターの運営に必要な3職種の1つとして、介護保険制度の中で大きな役割を担っている。

　2018（平成30）年4月の介護報酬改定において、指定居宅介護支援等の事業の人員及び運営に関する基準を改正し、居宅介護支援事業所の人材育成の取組みを促進するために、主任介護支援専門員であることが管理者要件となった。この時、3年間の経過措置期間が設けられたが、2020（令和2）年の省令改正で、経過措置期間が6年間延長された。

[2] 社会福祉士

　「社会福祉士」とは、社会福祉士の名称を用いて、専門的知識および技術をもって、身体上もしくは精神上の障害があることまたは環境上の理由により日常生活を営むのに支障がある者の福祉に関する相談に応じ、助言、指導、福祉サービスを提供する者その他の関係者との連絡および調整、その他の援助を行うことを業とする者をいう（社会福祉士及び介護福祉士法2条）。

　社会福祉士は通所介護や介護老人福祉施設等の**生活相談員**や、介護老人保健施設の**支援相談員**としてソーシャルワーク業務を担っている。2018（平成30）年に創設された**共生型サービス**では、生活相談員（社会福祉士等）を配置し、地域貢献活動を実施している場合を評価する加算として「生活相談員配置等加算」が新設された。

[3] 介護職員

　「介護職員」とは、主に施設で介護業務を担う職員を指す。介護福祉士、実務者研修修了者、初任者研修修了者が中心となる。

(1) 介護福祉士

　「介護福祉士」とは介護福祉士の名称を用いて、専門的知識および技術をもって、身体上または精神上の障害があることにより日常生活を営むのに支障がある者につき心身の状況に応じた介護を行い、ならびにその者お

よびその介護者に対して介護に関する指導を行うことを業とする者をいう（社会福祉士及び介護福祉士法 2 条）。

介護福祉士は介護現場を支える中心的な存在であり、国もさまざまな処遇改善策を進めている。近年はたんの吸引等の医療的ケアができるよう業務を拡大している。また、介護福祉士の資格保有者が一定以上雇用されているとサービス提供体制強化加算を算定することができるなど、介護福祉士の雇用は事業所や施設のサービスの質の評価につながっている。

(2) 訪問介護員（ホームヘルパー）

介護保険法における訪問介護は、介護福祉士の他、「政令で定める者」が行うことになっているが、この「政令で定める者」とは、国が定めた研修を修了した「訪問介護員」を指している。訪問介護員は介護職員初任者研修課程の修了者とされているが、すでに介護職員基礎研修課程、旧訪問介護員養成研修課程（1 級、2 級）を修了している者も、介護職員初任者研修修了者とみなされている。また、実務者研修を修了している者については、都道府県の判断で介護職員初任者研修課程の全科目を免除することができる（老振発 0330 第 1 号「介護員養成研修の取扱細則について」）。

また、訪問介護事業所は利用者 40 人または、その端数を増すごとに 1 人以上（一定要件を満たす場合は 50 人に 1 人）の**サービス提供責任者**（サ責）を配置しなければならない。主な業務内容は訪問介護計画の作成、訪問介護員の指導・育成・管理、居宅介護支援事業者との連携（サービス担当者会議出席等）等である。

[4] 医師

「医師」は、厚生労働大臣の免許を受けて、医療および保健指導を掌ることによって公衆衛生の向上および増進に寄与し、もって国民の健康な生活を確保する者をいう（医師法 1 条、2 条）。

介護保険制度における医師の役割は多数ある。たとえば、要介護認定の二次判定に必要な「**主治医意見書**」を作成・提出したり、要介護認定審査会では医療分野の専門家として審査に関与する。医療系の居宅サービス提供・指示、介護老人福祉施設の配置医師や介護老人保健施設、介護医療院の管理者としても関わる。また、2018（平成 30）年の介護報酬改定項目の 1 つにリハビリテーションに関する医師の関与の強化が挙げられている。

[5] 歯科医師

「歯科医師」は、厚生労働大臣の免許を受けて、歯科医療および保健指導を掌ることによって、公衆衛生の向上および増進に寄与し、もって国民

たんの吸引等
2012（平成 24）年の法改正により、介護福祉士および一定の研修を受けた介護職員等は、医師の指示の下、喀痰吸引（口腔内、鼻腔内、気管カニューレ内部）、経管栄養（胃ろうまたは腸ろう、経鼻経管栄養）実施が可能となった。

サービス提供体制強化加算が算定できる場合
たとえば、介護老人福祉施設では、介護職員の総数のうち介護福祉士の割合が 60％以上の場合サービス提供体制強化加算 I（1 日につき 18 単位）を算定できる。

サービス提供責任者の配置
以下の要件をすべて満たす場合、利用者 50 人につき 1 人の配置。
①常勤のサービス提供責任者を 3 名以上配置
②サービス提供責任者の業務に主として従事する者を 1 名以上配置
③サービス提供責任者が行う業務が効率的に行われている場合

サービス提供責任者の要件
介護福祉士、実務者研修修了者、旧介護員基礎研修修了者、旧ホームヘルパー 1 級課程修了者。

医師による医療系の居宅サービス提供・指示
居宅療養管理指導の提供、訪問看護、通所リハビリテーション、訪問リハビリテーションへの指示など。

の健康な生活を確保する者をいう（歯科医師法1条、2条）。

要介護者にとって口腔ケアは全身状態の維持・改善にも関係する重要な位置づけにある。歯科医師が居宅を訪問して行う歯科医学管理は居宅療養管理指導の算定対象である。歯科医師または歯科医師の指導を受けた歯科衛生士が介護保険施設等に技術的な助言をすることで、施設側は「口腔衛生管理体制加算」や栄養関連の加算項目などが算定できる。

［6］看護師

「看護師」とは、厚生労働大臣の免許を受けて、傷病者もしくはじょく婦に対する療養上の世話または診療の補助を行うことを業とする者をいう（保健師助産師看護師法5条）。

指定サービス事業者ごとに**看護職員**の配置基準が定められている。事業者が看護職員を雇用するのではなく、訪問看護ステーションと連携し利用者の健康管理等を行うことも認められている。また、訪問看護事業所、看護小規模多機能型居宅介護の管理者は看護師または保健師であることが求められている。

［7］理学療法士・作業療法士・言語聴覚士

医療保険で行うリハビリテーションは急性期から回復期における心身機能の改善や向上を目的としたもので、疾患別に日数の制限がある。維持期のリハビリテーションは介護保険から提供され、通所リハビリテーション、訪問リハビリテーション、介護老人保健施設では、医師の指示の下、理学療法士、作業療法士、言語聴覚士により必要なリハビリテーションが行われている。

また、理学療法士、作業療法士、言語聴覚士は**機能訓練指導員**の対象資格でもある。

（1）理学療法士

「**理学療法士**」とは、厚生労働大臣の免許を受けて、医師の指導の下に、理学療法を行うことを業とする者をいう。理学療法とは身体に障害のある者に対し、主としてその基本的動作能力の回復を図るため、治療体操その他の運動を行わせ、および電気刺激、マッサージ、温熱その他の物理的手段を加えることをいう（理学療法士及び作業療法士法2条）。運動や動作の専門性を活かし、住宅改修や福祉用具の適用相談も行う。

（2）作業療法士

「**作業療法士**」とは、厚生労働大臣の免許を受けて、医師の指導の下に、作業療法を行うことを業とする者をいう。作業療法とは、身体または精神

看護職員
「看護職員」と表記する場合は、保健師・看護師・准看護師を指す。「保健師」とは厚生労働大臣の免許を受けて、保健師の名称を用いて、保健指導に従事することを業とする者をいう。准看護師は都道府県知事の免許を受けて医師または看護師の指示に従い療養上の世話や診療の補助を行う（保健師助産師看護師法2条、6条）。

機能訓練指導員
日常生活を営むのに必要な機能の減退を防止するための訓練を行う能力を有する者。対象資格は理学療法士、作業療法士、言語聴覚士、看護師、柔道整復師、あん摩マッサージ指圧師、一定の実務経験を持つはり師・きゅう師。

理学療法士
PT: physical therapist

作業療法士
OT: occupational therapist

に障害のある者に対し、主としてその応用動作能力または社会的適応能力の回復を図るため、手芸、工作その他の作業を行わせることをいう（理学療法士及び作業療法士法2条）。利用者からみると、理学療法士との違いがわかりにくいかもしれない。たとえば脳血管疾患により動かなくなった手を動かすように訓練するのが理学療法士であり、利き手交換を支援し箸操作や書字練習を行うのが作業療法士である。

(3) 言語聴覚士

「**言語聴覚士**」とは、厚生労働大臣の免許を受けて、言語聴覚士の名称を用いて、音声機能、言語機能または聴覚に障害のある者についてその機能の維持向上を図るため、言語訓練その他の訓練、これに必要な検査および助言、指導その他の援助を行うことを業とする者をいう（言語聴覚士法2条）。言語によるコミュニケーションや食べること（摂食・嚥下）の障害に対応する専門職である。

言語聴覚士
ST: speech-language-
hearing therapist

[8] 管理栄養士

「**管理栄養士**」とは、厚生労働大臣の免許を受けて、管理栄養士の名称を用いて、傷病者に対する療養のため必要な栄養の指導、個人の身体の状況、栄養状態等に応じた高度の専門的知識および技術を要する健康の保持増進のための栄養の指導や給食管理、栄養管理等を行うことを業とする者をいう（栄養士法1条）。

医師が特別食の提供の必要性を認めた場合や低栄養状態にあると判断された場合に、医師の指示に基づき栄養管理に関する情報提供や相談助言を行うことは、**居宅療養管理指導費**として介護報酬上評価されている。

居宅療養管理指導
医師、歯科医師、薬剤師、管理栄養士、歯科衛生士により行われる療養上の管理、指導をいう。看護職員による居宅療養管理指導は2018（平成30）年4月より廃止された。

[9] 歯科衛生士

「**歯科衛生士**」とは、厚生労働大臣の免許を受けて、歯科医師の指導の下に、歯牙および口腔の疾患の予防処置、歯科診療の補助、歯科保健指導を行うことを業とする者である（歯科衛生士法2条）。

各介護サービスで口腔衛生管理の充実や栄養改善の取組みの推進を図ることは2018（平成30）年の介護報酬改定項目の1つである。在宅における口腔ケアは居宅療養管理指導費として介護報酬上評価されている。

[10] その他の専門職等の役割

(1) 福祉用具専門相談員

「**福祉用具専門相談員**」とは、福祉用具貸与・販売事業所に2名以上の配置が義務づけられている専門職である。主な業務は選定相談、福祉用具

サービス計画作成、適合・取扱説明、モニタリングである。

福祉用具専門相談員になるためには、都道府県知事の指定を受けた研修事業者が実施する「福祉用具専門相談員指定講習」を受講し、50時間のカリキュラムを修了する必要がある。講習会を修了していない者であっても、福祉用具に関する知識を有している者（理学療法士、作業療法士、看護師、社会福祉士、介護福祉士等）は福祉用具専門相談員の業務にあたることができる。

(2) 介護相談員、介護相談員派遣等事業

介護相談員派遣等事業とは、市町村に登録された介護相談員が介護サービス施設・事業所に出向き、利用者の疑問や不満等を聞き、サービス提供事業者や行政との橋渡しをしながら、問題の改善や介護サービスの質の向上を図る取組みである。介護保険制度施行と同時に実施され、2006（平成18）年の介護保険法改正により地域支援事業（任意事業）の中に位置づけられた。

介護相談員は「事業の実施にふさわしい人格と熱意を有し、一定水準以上の養成研修を修了した者」とされ、その研修は、介護保険制度の仕組み等高齢者福祉に関する事項から、高齢者の心身の特性、コミュニケーション技法まで、40時間に及ぶ内容である。

介護保険サービスに関する苦情は市町村、国保連が受け付け、対応にあたるが、介護相談員の活動により苦情申立てに至る手前での対処が可能になったり、施設や事業所を定期的に訪問することによりサービスの質の改善や向上が図られたりしている[4]。

(3) 認定調査員

市町村職員、指定市町村事務受託法人に所属する介護支援専門員その他の保健、医療または福祉に関する専門的知識を有する者（傍点部は2020年4月改正）、指定居宅介護支援事業者等に所属する介護支援専門員ならびに介護支援専門員であって、都道府県または指定都市が実施する**認定調査員研修**を修了した者である。認定調査は要介護認定という行政処分に関する業務であることから、認定調査員は公務員と同様の厳しい法令順守を求められる。

介護支援専門員以外の専門知識を有する者とは、看護師や社会福祉士など介護支援専門員の基礎資格を有し介護に係る実務経験が5年以上の者、または、認定調査に従事した経験が1年以上の者を指す。認定調査員の資格要件が緩和されたが、指定市町村事務受託法人における認定調査は介護支援専門員が行うことを基本であり、新たに対象となった職種については認定調査を補完的に可能とする者という位置づけである。

認定調査員研修
都道府県または指定都市が実施する（市町村への委託可）。新規研修の内容は、①要介護認定等に関する基本的な考え方、②認定調査の実施方法、③事例検討を含み、研修時間は合計4時間以上を目安とする。

B. 多職種連携

　介護保険サービスの提供において、連携はよく耳にする言葉であるが連携とはどのようなことであろう。筒井は「連携とは異なる専門職や機関が、よりよい課題解決のために、共通の目的をもち、情報の共有化を図り、協力し合い活動すること」と定義している[5]。介護保険制度を支える専門職として前項（A）で15種の職種を紹介したが、本項ではこれらの専門職の連携をみてみよう。

[1] 要介護認定時の連携

　多職種による連携は、介護保険サービス利用の入り口である要介護認定時から始まっている。

　要介護認定の審査会においては、認定調査員および主治医、**介護認定審査会委員**、介護認定審査会事務局が中心的な役割を果たしている。それぞれの役割を端的に表現すれば、認定調査員および主治医は、申請者当人を知る「情報提供者」であり、介護認定審査会（介護認定審査会委員）は「意思決定の場」と見ることができる。そして介護認定審査会事務局は、この両者の情報のやり取りが円滑、適正に行われるよう仲介するコーディネーターである。

　よって、認定調査員は申請者当人を直接知る者として、74項目の基本調査だけでは伝えきれない申請者の状況を特記事項として記録し、調査票をまとめることが必要である。

　介護認定審査会は最終判定（二次判定）を行うが、必要に応じて、要介護状態の軽減や悪化の防止、サービスの適切な利用についての留意点などを付帯意見として付けることができる。意見は被保険者証に記載されるので、介護支援専門員は参考にして居宅サービス計画の作成等を行うことができる。

[2] 医療と介護の連携

　地域包括ケアシステムの構築を進める上では、医療と介護の連携の推進が重要になっている。

　医療と介護の連携では、入退院時の情報共有がある。利用者の在宅での生活の状況などを、介護支援専門員が入院時に医療機関に情報提供することは、入院生活の支援や退院支援計画の作成に役立つ。また、介護支援専門員が医療機関の退院時カンファレンスに参加することは、医療・介護サービスを切れ目なく提供できることにつながる。これらの連携については、

介護認定審査会委員
保健、医療、福祉に関する学識経験者から5名程度を市町村長が任命する。委員の任期は2年（再任可）、委員長は委員の中から互選で選ばれる。また委員は、都道府県および指定都市が実施する介護認定審査会委員に対する研修（介護認定審査会委員研修）を受講する。原則、市町村職員は委員になることはできない。また、委員は認定調査業務を行うことができない。

「入院時情報連携加算」「退院・退所加算」として介護報酬上も評価されている。

　また今後、後期高齢者が増加すると、地域の中でより要介護度が重い人を支えていくことが望まれる。「住み慣れた地域、環境で最期まで」ということは看取りまで視野に入れ、医療、看護、リハビリテーション、介護などさまざまなサービスを多職種連携のもとで、状態が安定している平時、容態急変時、ターミナル期等の利用者の状態に合わせながら、切れ目なく提供されることが求められる。

［3］インフォーマルな支援者も含めた連携

　なお、本節では医療、介護の専門職間の連携を取り上げたが、要介護状態にある高齢者はさまざまなニーズを有している。医療、介護ニーズに対応するだけでその人の生活全体を支えられるとは限らない。

　連携の相手は専門職に限らず、家族、親族、友人、近隣住民、商店やボランティア等のインフォーマルな支援者も含まれる。**民生委員**や**社会福祉協議会**等が地域活動の中から高齢者の介護ニーズをキャッチし、地域包括支援センターや居宅介護支援事業所につながることも多い。多職種連携とは前項で列挙した専門職間だけで完結するものではないことに留意したい。

C. 介護人材の養成、確保

［1］2025年に向けた介護人材の確保

　団塊の世代が後期高齢者となる2025年に向けて、地域包括ケアシステムの重要な基盤の1つである介護人材の安定的な確保が求められている。この課題に対し、2015（平成27）年には社会保障審議会福祉部会福祉人材確保専門委員会から「2025年に向けた介護人材の確保～量と質の好循環の確立に向けて～」が公表された。この中で介護人材確保に向けた4つの基本的な考え方として①持続的な人材確保サイクルの確立、②介護人材の構造転換（「まんじゅう型」から「富士山型」へ）、③地域のすべての関係主体が連携し、介護人材を育む体制の整備、④中長期的視点に立った計画の策定が示された（**図6-6-1**）[(6)]。

　就労していない女性、若者、中高年齢者など介護未経験者の介護現場への参入を促しすそ野を広げ、就労した者の定着を促し、専門性を高め、継続的な質の向上を目指すのが「富士山型」である。介護福祉士のキャリアアップとしては**認定介護福祉士**の取得や**介護プロフェッショナルキャリア段位制度**がある。

民生委員
民生委員法に基づいて厚生労働大臣から委嘱された非常勤の地方公務員。社会福祉の増進のために、地域住民の立場から生活や福祉全般に関する相談・援助活動を行う。活動内容の半数は高齢者に関することである。

社会福祉協議会
地域福祉の推進を図ることを目的とする団体（社会福祉法109条）。小地域活動、ふれあい・いきいきサロン活動などの高齢者の交流の場がニーズキャッチの場となることもある。

認定介護福祉士
一般社団法人　認定介護福祉士認証・認定機構が認証・認定する民間資格。介護福祉士の上位資格とされる。

介護プロフェッショナルキャリア段位制度
介護プロフェッショナルについて1から4のレベル認定を行う。レベル4は部下に指示・指導ができ、アセッサー（評価者）になれる。

図6-6-1　2025年に向けた介護人材の構造転換（イメージ）

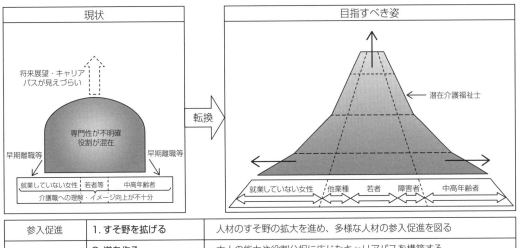

出典）厚生労働省ウェブサイト「2025年に向けた介護人材の確保～量と質の好循環の確立に向けて～」2015, p.2.

［2］ 総合的な介護人材確保対策

　第7期介護保険事業計画（2018～2020年）の介護サービス見込み量等に基づき都道府県が推計した介護人材の需要は、2020（令和2）年度末には約216万人、2025年度末には約245万人が必要と推計されている。2016（平成28）年度の介護人材は約190万人であり、2025年度末までに約55万人の介護人材の確保が求められる。

　厚生労働省は人材確保策として①介護職員の処遇改善、②多様な人材の確保・育成、③離職防止・定着促進、生産性の向上、④介護職の魅力向上、⑤外国人材の受入れ環境の整備を挙げている。このうち、②としては介護福祉士養成施設における人材確保の取組支援、離職者の再就職支援、中高年介護未経験者の入門研修等、③としては介護ロボット、ICTの活用等の取組みが行われる。

［3］ 介護職員の処遇改善（介護報酬）

　介護職員の処遇改善の1つに給与の引上げがある。2009（平成21）年に介護職員処遇改善交付金が創設され、2012（平成24）年度以降、介護報酬に**介護職員処遇改善加算**が組み込まれた。以降、月額4万7,000円の

介護職員処遇改善加算
介護職員の安定的な処遇改善を図るための環境整備とともに、介護職員の賃金改善に充てることを目的に創設された加算。算定するためにはキャリアパス要件と職場環境等要件を満たす必要がある。加算の種類はⅠ、Ⅱ、Ⅲに区分される。

処遇改善が達成されたと説明されている⁽⁷⁾。

　消費税10％導入に対応した2019（令和元）年10月の介護報酬改定では、介護職員等特定処遇改善加算が創設された。これは、内閣府「新しい経済政策パッケージについて（平成29年12月8日閣議決定）」で示された「介護サービス事業所における勤続年数10年以上の介護福祉士について月額平均8万円相当の処遇改善」を受けて創設された加算である。算定要件は①介護職員処遇改善加算Ⅰ～Ⅲのいずれかを算定していること、②介護職員処遇改善加算の職場環境等要件に関し複数の取組みを行っていること、③処遇改善の取組みの見える化（ウェブサイトへの掲載等）をしていることである。

　配分の対象は①経験・技能のある介護等現場職員（勤続年数10年以上の介護福祉士を基本）、②その他の介護等現場職員、③その他の職員に区分され、①の中で、最低1人は月額8万円以上の賃金改善を行うこと、もしくは、賃金改善後の年収が440万円以上とすることを原則とする。そして、①の賃金改善の平均額が②の2倍以上、②の賃金改善の平均額が③の2倍以上であることを要件としている。

　以上のような取組みを通じ介護職員の賃金の改善は進んでいるが、事業所全体の介護職員の平均賃金は、全産業の平均に届くまでには至っていない。

　ここまで、介護人材を確保することに触れてきたが、人員基準を緩和する動きも出てきた。2018（平成30）年の介護報酬改定では「夜勤職員配置加算」にみることができる。これは、夜勤職員を最低基準より1人以上多く配置すると算定できる加算であるが、**見守り機器**を活用することにより、最低基準より0.9人以上多く配置することでも算定可能となった。今後、介護ロボット等の導入と人員配置基準の緩和がセットで議論されるだろうが、利用者の安全と介護の質が確保されているかという観点からの検討も必要である。

［4］介護人材確保に向けた取組みの拡大（社会福祉法関係）

　介護人材の確保は介護保険制度に限定するものではなくわが国全体の重要な政策課題である。

　高齢化の進行を背景に、1989（平成元）年には当時の大蔵・厚生・自治大臣の合意により「高齢者保健福祉推進十か年戦略（ゴールドプラン）」が策定され、今後、整備すべきサービスの目標値が明示された。次に、サービスを担う人材の確保のための具体的な方策が求められ、1992（平成4）年6月「社会福祉事業法及び社会福祉施設職員退職手当共済法の一部

見守り機器
利用者がベッドから離れようとしている状態、または、離れたことを検知できるセンサーおよび当該センサーから得られた情報を外部通信機能により職員に通報できる機器であり、利用者の見守りに資するもの。

を改正する法律（福祉人材確保法）」が成立し、現在の社会福祉法第9章「社会福祉事業等に従事する者の確保の促進」にあたる部分が規定された。1993（平成5）年4月には同法に基づき、「社会福祉事業に従事する者の確保を図るための措置に関する基本的な指針」（旧指針）が告示された。

2007（平成19）年8月には「社会福祉事業に従事する者の確保を図るための措置に関する基本的な指針」（新指針）が告示された。旧指針から14年ぶりの改正であり、以降、改正はなされていない（2020〔令和2〕年11月現在）。この間、介護保険制度がスタートし、旧指針が告示された頃と比べると、介護人材の非常勤比率や離職率は高まり、人材の確保はより急務の課題となっていた。新指針では新たに、社会福祉事業には該当しないが密接に関連するサービス（たとえば、訪問リハビリテーションや特定施設入居者生活介護）についても人材確保の取組みとして参考とするよう規定された。関連するサービスもあわせて「福祉・介護サービス」と総称し、人材確保のための取組みを共通の枠組みで整理することになった。2007年11月には「社会福祉士及び介護福祉士法等の一部を改正する法律」が成立、同年12月に公布された。新指針と一体的な位置づけにある。

2016（平成28）年3月の社会福祉法改正では、①福祉人材確保指針の対象範囲を「社会福祉事業従事者」から「社会福祉事業その他の政令で定める社会福祉を目的とする事業」に拡大（社会福祉法89条）、②離職した場合には、住所、氏名その他の厚生労働省令で定める事項を、**都道府県福祉人材センター**に届け出ることが努力義務とされた（社会福祉法95条3）。介護福祉士の登録者数は約169万人（平成31年度）と年々増加しているが、うち4割は介護職に従事していない"潜在介護福祉士"の可能性がある[8]。都道府県福祉人材センターの機能を強化することにより、潜在介護福祉士の就業促進が期待される。

介護福祉士の国家資格取得方法の見直しについては、実務経験ルートに介護職員実務者研修の修了義務づけ（2017年の国家試験以降）、養成施設ルートには介護福祉士国家試験の義務づけ（2022年から）が導入された。ただし、介護福祉士国家試験の義務づけは段階的に導入される。具体的には2017（平成29）年度から介護福祉士養成施設卒業生に対し国家試験受験資格を付与したうえで、2017年度から2021（令和3）年度までの卒業者については、卒業後5年間暫定的に介護福祉士資格を付与しその間に国家試験に合格すること、または、卒後5年間連続して実務に従事すること、いずれかの要件を満たすことで卒後6年目以降も介護福祉士資格を保持することができるというものである。その後、地域共生社会の実現のための社会福祉士法等の一部を改正する法律（2020年6月公布、2021年4月1

都道府県福祉人材センター

社会福祉法に基づき、都道府県知事の指定を受け、都道府県社会福祉協議会に設置されている。社会福祉に関わる事業の啓発、従事者に対する研修、就業援助などを行う。厚生労働大臣の許可を得て、職業安定法に基づき、無料職業紹介事業を行う。

国家試験義務づけ5年間の経過措置
地域共生社会の実現のための社会福祉法等の一部を改正する法律案に対する附帯決議では、「介護人材を確保しつつその資質の一層の向上をはかるための方策に関し、介護福祉士養成施設卒業者への国家試験義務付けに係る経過措置の修了に向けて、できる限り速やかに検討を行うこと」とある。

日施行）により、**5年間の経過措置**はさらに5年間延長（2026年度卒業者まで）された。

また、同改正では介護人材の確保、資質の向上ならびに業務の効率化、質の向上に資する都道府県と連携した取組みに関する事項が介護保険事業計画の記載事項に追加された（介護保険法117条3項関係）。

7. ケアマネジメント

A. ケアマネジメントとは

ケアマネジメントとは、白澤によると「利用者の社会生活上のニーズを充足させるため、利用者と適切な社会資源とを結びつける手続きの総体」と定義される[9]。わが国においては、介護保険制度、介護支援専門員とあわせてケアマネジメントという言葉が定着した感があるが、介護支援専門員業務＝ケアマネジメントではない。

ケアマネジメントは、1970年代後半にアメリカの精神保健領域で登場した。精神障害者が在宅生活を継続するために必要な生活ニーズを充足するためのサービスや支援と精神障害者を結びつける方法として、当時はケースマネジメントと呼ばれていた。そして、この方法が長期ケアを必要とする高齢者、障害者、被虐待児童、HIVキャリア等に対する地域生活支援方法として拡大していった。

その後、ケースマネジメントはイギリスに紹介され、ケアマネジメントと呼ばれるようになる。**コミュニティケア法**により、福祉サービスの利用時には、ケアマネジャーのアセスメントとプランニングを要するというシステムの中に位置づけられた。

コミュニティケア法
国民保健サービス及びコミュニティケア法（NHS and Community Care Act）。1988年のグリフィス報告を受けて1990年に成立。同法に基づきコミュニティケア改革が行われた。

わが国においては、1990（平成2）年に創設された**在宅介護支援センター**がケアマネジメントを担う機関となった。その後、2000（平成12）年に介護保険制度が導入されると、ケアマネジメントは介護支援専門員が担うことになった。その後の制度改正により、要支援1、2は地域包括支援センター、要介護1〜5は居宅介護支援事業所の介護支援専門員が対応している。

在宅介護支援センター
「高齢者保健福祉推進十か年戦略（ゴールドプラン）」により予算措置され、1994（平成6）年に改正された老人福祉法において「老人介護支援センター」として規定された（20条7の2）。介護保険制度導入後、地域包括支援センターに移行したセンターも多い。

冒頭で、介護支援専門員の業務＝ケアマネジメントではないと書いたが、ケアマネジメントは介護保険制度の枠内に納まるものでもない。個人の生

活上のニーズを充足させるために、必要な社会資源を結びつけることがケアマネジメントであり、介護保険サービスは数多ある社会資源の1つである。また、要介護認定の結果が非該当となった高齢者や要介護認定を申請していない高齢者の中にもケアマネジメントを必要とする人が存在し、そうした人びとの在宅生活を支援することが求められる。

B. 介護保険制度におけるケアマネジメント

介護保険法の中でケアマネジメントの定義はないが、介護保険制度におけるケアマネジメントは「居宅介護支援、施設における施設サービス計画の作成、サービスの利用援助及び施設サービス計画の実施状況の把握並びに介護予防支援」[10] と理解することができ、**表6-7-1**のようにまとめられる。

[1] 居宅介護支援、居宅サービス計画の作成

居宅サービス計画の作成プロセスを**図6-7-1**に示した。

居宅介護支援事業所が要介護者・家族から居宅サービス計画作成の依頼を受けるところから始まる。要介護認定の申請前の相談の場合は、**要介護認定の申請代行**を行うこともある。要介護者は居宅介護支援事業所と契約後、保険者に居宅サービス計画作成依頼届出書を提出する。なお、居宅サービス計画を要介護者自身で作成（セルフケアプラン）することも認められている。

介護支援専門員はアセスメントを行い、居宅サービス計画の原案を作成する。原案は**サービス担当者会議**で検討・修正され、要介護者から文書による同意を得て、居宅サービス計画書は決定し、介護サービス事業者に渡される。介護サービス事業者は介護支援専門員から得たアセスメントに追加して詳細なアセスメントを行い、個別サービス計画を作成し、サービスを提供する。

介護支援専門員と介護サービス事業者は継続的に連携を図り意識の共有

要介護認定の申請代行
被保険者は、指定居宅介護支援事業者、地域密着型介護老人福祉施設、介護保険施設、地域包括支援センターに、要介護認定の申請に関する手続を代わって行わせることができる（介護保険法27条1項）。

サービス担当者会議
居宅サービス計画（原案）について、計画内に位置づけられたサービス事業者と相談、協議する場である。主な目的はアセスメント内容の共有、支援目標の共通認識、事業者間の役割分担の明確化である。新規ケースに限らず、更新時、区分変更時など必要に応じて開催する。

表6-7-1 介護保険制度におけるケアマネジメント

種類	対象者	実施機関	計画
居宅介護支援	居宅要介護者	介護支援事業者	居宅サービス計画
施設における介護支援	施設の要介護者	介護保険施設	施設サービス計画
介護予防支援	予防給付を受ける居宅要支援者	介護予防支援事業者（地域包括支援センター）	介護予防サービス計画

図 6-7-1　居宅サービス計画の作成プロセス

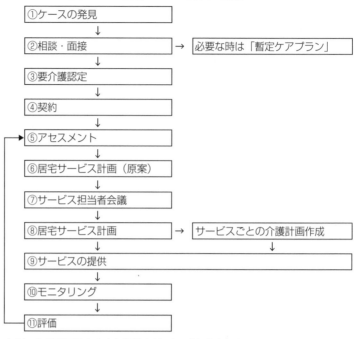

①ケースの発見
↓
②相談・面接　→　必要な時は「暫定ケアプラン」
↓
③要介護認定
↓
④契約
↓
⑤アセスメント
↓
⑥居宅サービス計画（原案）
↓
⑦サービス担当者会議
↓
⑧居宅サービス計画　→　サービスごとの介護計画作成
↓
⑨サービスの提供
↓
⑩モニタリング
↓
⑪評価

出典）公益財団法人東京都福祉保健財団『介護支援専門員養成研修教本
　　　基礎編（五訂版）』2015, p.16.

を図ることが重要である。そのため、介護支援専門員は各介護サービス事業所に対し個別サービス計画の提出を求め、居宅サービス計画との連動性や整合性について確認する。また、介護サービス事業者から要介護者の心身に関わる情報提供を受けた場合は、利用者の同意を得て、主治医、もしくは歯科医師、薬剤師に提供することが義務づけられている。

　サービス提供開始後は**モニタリング**を行い、居宅サービス計画の目標達成を評価する。要介護者の状態や解決すべき課題に変化があれば、再びアセスメントを行い、居宅サービス計画を見直す。

　なお、介護予防サービス計画書の作成もほぼ同様のプロセスをたどる。

［2］介護保険施設、居住系サービスにおけるケアマネジメント（施設サービス計画等の作成）

　介護保険施設には、施設サービス計画に関する業務を担当する**介護支援専門員（計画作成担当者）**が配置され、施設サービス計画の作成にあたっている。特定施設入居者生活介護等の居住系サービスにおいても、介護支援専門員が配置され、ケアマネジメントが行われている。入所者のアセスメント、サービス担当者会議の開催、施設サービス計画の作成、モニタリ

モニタリング（実施状況の把握）
少なくとも1月に1回、利用者の居宅を訪問し、利用者に面接を行い、かつ、少なくとも1月に1回はモニタリング結果を記録することが必要（指定居宅介護支援等の事業の人員及び運営に関する基準14条）。

計画作成担当者の配置
介護保険施設：介護支援専門員1人以上（100対1標準）
認知症対応型共同生活介護：ユニットに1人（うち1人は介護支援専門員）
特定施設入居者生活介護：介護支援専門員1人以上（100対1標準、兼務可）

ングとその役割は居宅の介護支援専門員と同じであるが、施設の介護支援専門員は要介護者およびサービスを提供する職員と同一施設内にいる、つまり日々モニタリングが可能な環境にあるという違いがある。

　要介護者が在宅から施設へ、または施設から在宅へと移動する場合は居宅の介護支援専門員と施設の介護支援専門員間の連携が極めて重要になる。円滑な入退所を進めるために、計画作成に必要な要介護者に関する情報の提供に努めるほか、保健医療サービス、福祉サービス提供者との連携が求められる。

8. 介護保険制度の今後の課題

　介護保険制度施行後、高齢化の進行とともに費用額は2000（平成12）年の3.6兆円から2018（平成30）年は11.1兆円と3倍以上に増加し、さらに2025年度には15.3兆円に達すると推計されている。団塊の世代が後期高齢者に達する2025年、さらに団塊ジュニアが高齢者になる2040年をターゲットに介護保険制度は改正が繰り返されている。今後、高齢者の増加、家族介護力の低下がさらに進む中で、高齢者の生活に不可欠なものとなった介護保険制度をいかに維持するかということは大きな課題である。

　介護保険制度の持続可能性の確保という観点から第1に挙げられるのは「給付と負担の見直し」である。**介護保険制度の見直しに関する意見**では、給付と負担の見直しに関し①被保険者範囲・受給権者範囲、②補足給付等のあり方、③多床室の室料負担、④ケアマネジメントに関する給付のあり方、⑤軽度者への生活援助サービス等に関する給付のあり方、⑥高額介護サービス費、⑦現役並み所得、一定以上所得の判断基準、⑧現金給付について議論がなされたが、②と⑥が見直し対象とされ、その他の項目は引き続き検討（先送り）となった。②補足給付の見直しでは、支給要件となる預貯金等の基準を精緻化し能力に応じた負担とする（省令・告示改定により2021年度より実施予定）。⑥高額介護サービス費の見直しでは、負担上限額を医療保険に合わせて細分化する（政令改正により2021年度より実施予定）。

　これらの見直しは要介護高齢者・家族の生活に大きな影響を与えるものが多い。介護保険料は応能負担であり、さらに介護保険の利用時にも応能負担の要素を強めることは、要介護高齢者の家計への打撃となる。すでに

介護保険制度の見直しに関する意見（社会保障審議会介護保険部会2019年12月27日）
意見はⅠ．介護予防・健康づくりの推進、Ⅱ．保険者機能の強化、Ⅲ．地域包括ケアシステムの推進、Ⅳ．認知症施策の総合的な推進、Ⅴ．持続可能な制度の構築・介護現場の革新を柱に整理されている。

利用者負担の2割、3割負担の導入では介護保険サービスの利用控えも散見されている。介護保険の財源を確保し、介護保険制度の持続可能性を高めた裏で、要介護高齢者自身の生活の安定、継続が損なわれることがあってはならない。

また、介護保険サービスの利用者は要介護（要支援）認定者のうち約2割である。被保険者範囲の拡大、受給権者範囲の縮小については、介護保険サービスを利用していない8割、加えて第2号被保険者や若年層にとっても納得する制度改正になることが求められる。

注)

　ネット検索によるデータの取得日は，いずれも2020年8月31日取得.
(1)　厚生労働省ウェブサイト「介護報酬の算定構造」.
(2)　増田雅暢『逐条介護解説保険法2016改訂版』法研，2016，pp.73-77.
(3)　厚生労働省ウェブサイト「平成30年介護サービス施設・事業所調査の概況」.
(4)　介護相談・地域づくり連絡会ウェブサイト.
(5)　筒井孝子「地域福祉権利擁護事業に携わる「専門員」の連携活動の実態と「連携活動評価尺度」の開発（上・下）」社会保険研究所編『社会保険旬報』No.2183，pp.18-24，No.2184，pp.24-28，2003.
(6)　厚生労働省ウェブサイト「2025年に向けた介護人材の確保〜量と質の好循環の確立に向けて〜」.
(7)　内閣府ウェブサイト「新しい経済政策パッケージについて（平成29年12月8日閣議決定）」2章，p.7.
(8)　古いデータではあるが、平成25年の介護福祉士登録者数は118万9,979人、介護福祉士の従事者は66万546人、従事率は55.5%である。ただし、障害福祉分野等の他の福祉分野は除外されているため、実際に福祉分野で介護に従事している人数は増える（厚生労働省ウェブサイト「介護福祉士の登録者数と介護職の従事者数の推移」）.
(9)　白澤政和『ケースマネジメントの理論と実際—生活を支える援助システム』中央法規出版，p.11.
(10)　厚生労働省ウェブサイト「厚生労働大臣が定める介護支援専門員等に係る研修の基準」（平成18年3月31日厚生労働省告示第218号）.

▌理解を深めるための参考文献

●『介護報酬の解釈1 単位数表編　令和3年4月版』社会保険研究所，2021.
●『介護報酬の解釈2 指定基準編　令和3年4月版』社会保険研究所，2021.
　3年に1度の頻度で改正される介護報酬は常に最新情報を把握しておく必要がある。本書は、介護報酬算定に関する情報、関係通知を網羅しており、介護保険事業者必携の書籍である。これから社会福祉士を目指す初学者にとっては難解な内容だが、一度手にして、介護報酬の請求、給付管理業務をイメージしてみて欲しい。

コラム 介護人材の確保と外国人労働者

　わが国の介護人材の不足は慢性化、深刻化している。2025年度末には245万人の介護人材が必要とされているが、この推計値を満たす人材の確保は容易ではない。国は多様な介護人材確保策を推進しているが、その1つに外国人介護労働者の受入れがある。

　外国人介護労働者を受け入れる制度は、①経済連携協定（EPA）（2008年）、②在留資格「介護」（2017年）、③外国人技能実習制度（2017年）、④在留資格「特定技能1号」（2019年）と広がりを見せ、受入れ数は年々増加している。たとえばEPAの受入れは4302人、うち757人が資格を取得した。2017（平成29）年からは就労範囲に訪問系サービスが追加され、さらなる活躍が期待されている。在留資格「介護」の導入では、介護福祉士養成施設の留学生の受入れ数が、2016（平成28）年の257人から2018（平成30）年は1142人と大幅に増加した（日本介護福祉士養成施設協会調べ）。在留資格「介護」は在留期間更新の制限がなく、家族の帯同が可能である。留学生が資格を取得し、在留資格を「介護」に変えて、わが国で就労を継続することも可能である。今後は在留資格「介護」の外国人介護労働者が増えていくのではないだろうか。

　外国人介護労働者の受入れに際しては、斡旋手数料のような費用負担、事務手続き、日本語や介護技術の教育、生活上の支援、文化・宗教上の違いに対する配慮など、施設にとっては、日本人の雇用時とは異なる多大な負担が生じる。しかし、外国人介護労働者の受入れを検討する施設は増えている。それは、日本人介護労働者を採用できないという理由だけではない。最初は戸惑いがあったにせよ、外国人介護労働者が提供する介護に対して、施設も利用者や家族も一定の評価をしているからである。また、外国人介護労働者は日本の高い介護の専門性を学びたいといっている。超高齢社会の先頭を走るわが国は、外国人介護労働者の期待に応える質の高い介護を示したい。そして、質の高い介護を提供する施設であることは、国籍問わず介護人材、利用者・家族が集まることに通じるだろう。

　地道な努力を重ね、利用者・職員から信頼を得て介護人材として定着している外国人介護労働者の働き方や受入れ施設の取組みからヒントを得て、よりよい労働環境の整備に努めたい。そのような取組みは、国籍を問わず介護人材の離職防止、定着促進につながるはずである。

第7章 地域支援事業と地域包括ケア

この章では、介護保険制度のなかで独自の仕組みをもつ地域支援事業と、地域の高齢者福祉を担う地域包括支援センターについて、その位置づけや機能を学習するとともに、これらの事業や機関の理論的背景となる地域包括ケアの構想をあわせて理解し、地域を中心とした高齢者福祉のあり方について考察を深めることを目指す。

1

2005（平成17）年の介護保険法改正において、予防重視型システムへの転換によって創設された地域支援事業の背景を踏まえ、事業の構成や内容を学び、地域包括ケアの観点から今日的意義を考える。

2

地域支援事業の創設と同時に、包括的支援事業を担う目的で創設された地域包括支援センターが、地域包括ケアの中核機関として果たす役割とともに、近年の機能強化の方向性について学ぶ。

3

地域包括ケアの考え方に基づき、国策となった「地域包括ケアシステム」の構築について、近年の政策動向を学び、地域支援事業や地域包括支援センターの事業展開と重ね合わせて理解を深める。

1. 地域支援事業

A. 創設の経緯

　団塊の世代がみな75歳以上となる2025（令和7）年に向けて、地域包括ケアシステムの構築が全国の市町村（特別区を含む。以下同）で急務となっており、介護保険法[1]に定める地域包括支援センターを中核機関とする地域支援事業の拡充が図られている。こうした動向を理解するうえで、市町村が保険者となった日本の介護保険導入当時の状況や、制度の特徴をおさえておくことが重要である。

　1997（平成9）年に介護保険法が成立すると、市町村は2000（平成12）年の開始に向けて、要介護認定をはじめ保険者としての施行準備にあたることとなった。国は制度の円滑導入を目的とし、市町村等の要望も踏まえ1999（平成11）年に「介護保険法の円滑な実施のための特別対策」として、①高齢者の保険料に関する特別措置、②医療保険者に対する措置、③低所得高齢者の利用者負担の軽減措置、④家族介護支援対策、⑤介護予防・生活支援対策、⑥介護基盤整備対策の6分野にわたる対策をとりまとめた[2]。

　このうち、⑤介護予防・生活支援対策として、要介護認定で自立と判定された在宅高齢者等の介護予防とともに、生活支援の拡充を目的とする「介護予防・生活支援事業」が講じられた。また、保険給付の直接対象とならない家族介護者への当面の措置として、④家族介護支援対策において「家族介護支援事業」が設けられたが、翌年度に「介護予防・生活支援事業」に統合され、その後2003（平成15）年度に、同事業は「介護予防・地域支え合い事業」へと改称された。

　一方、介護保険制度は導入間もなく軽度者が大幅に増加するなかで、サービスが状態の改善につながっていないとして、介護保険法附則2条に規定する制度全般の見直しが行われるなかで、2005（平成17）年の法改正において、予防重視型システムへの転換が図られることになった。

　この法改正において、予防給付が新しくなるとともに、上記の介護予防・地域支え合い事業、旧老人保健法のもとで実施されてきた老人保健事業、そして在宅介護支援センター運営事業を再編するかたちで地域支援事業が創設された。地域支援事業の実施にあたっては、在宅介護支援センタ

ーの機能強化が求められるなかで、地域包括ケアを有効に機能させる施設としての役割を、創設された地域包括支援センターが担うことになった。

地域支援事業の運用は、2006（平成18）年4月1日より適用された「**地域支援事業実施要綱**」（以下、実施要綱）に基づいている。本節では、事業の概要等について実施要綱をもとにみていく。

B. 事業構成と実施主体

[1] 地域支援事業の構成

(1) 再編過程

2006（平成18）年開始当時の地域支援事業は、介護予防事業、**包括的支援事業**、ならびに任意事業による構成となっていた。

地域支援事業の目的は、被保険者が要介護状態等となることを予防するとともに、要介護状態となった場合においても、可能な限り地域において自立した日常生活を営むことができるよう支援することであった。

再編前の「介護予防・地域支え合い事業」は、「要援護高齢者及びひとり暮らし高齢者並びにその家族等」を対象とし、総合的な保健福祉の向上に資することを目的としていた。この点、地域支援事業においては、介護保険法に定める事業として、被保険者を対象とすることが明確にされたものといえる。地域支援事業の財源は、介護（予防）給付と同様に、被保険者の保険料からも賄われている（**図7-1-1**）。

その後、介護予防事業は十分な成果が得られず、2011（平成23）年の介護保険法改正において、地域包括ケアシステム構築の観点から地域支援事業の一部改正が行われ、介護予防事業にかわる**介護予防・日常生活支援総合事業**（以下、旧総合事業）が創設された。ただし、旧総合事業の導入は市町村の判断に任されていたため、全国的な実施は2014（平成26）年の法改正を待つことになった。

(2) 事業の拡充

折しも進められてきた社会保障と税の一体改革のもとで、2014（平成26）年に「地域における医療及び介護の総合的な確保を推進するための関係法律の整備等に関する法律（医療介護総合確保推進法）」が成立した。これに伴う介護保険法改正において、懸案となっていた要支援者を対象とするサービスが再編され、予防給付のうち介護予防訪問介護と介護予防通所介護が地域支援事業の介護予防・日常生活支援総合事業（以下、総合事業）に移行することになった。(1)の通り、2011（平成23）年法改正で創設された旧総合事業を再編し、2017（平成29）年4月までにすべての市

地域支援事業実施要綱
「地域支援事業の実施について」（平成18年6月9日老発第0609001号厚生労働省老健局長通知）の別紙として施行された。これにより、「介護予防・地域支え合い事業の実施について」は廃止された。以降、「地域支援事業実施要綱」の適用は、随時、本通知の一部改正によって行われている。

包括的支援事業
地域包括支援センターが一体的に実施する事業として、次の業務から構成された。①介護予防ケアマネジメント業務、②総合相談支援業務、③権利擁護業務、④包括的・継続的ケアマネジメント支援業務。

介護予防・日常生活支援総合事業（旧総合事業）
政省令等の改正に先立ち発出された「介護予防・日常生活支援総合事業の基本的事項について」（平成23年9月30日老振発0930第1号厚生労働省老健局振興課長）において、事業の基本的な考え方が次の通り示された。「市町村の主体性を重視し、地域支援事業において、多様なマンパワーや社会資源の活用等を図りながら、要支援者・2次予防事業対象者に対して、介護予防や配食・見守り等の生活支援サービス等を、市町村の判断により、総合的に提供することができる事業」。なお、2014（平成26）年法改正前までは、2次予防事業と1次予防事業で構成された（**図7-1-1**）。

155

図 7-1-1 地域支援事業の全体像

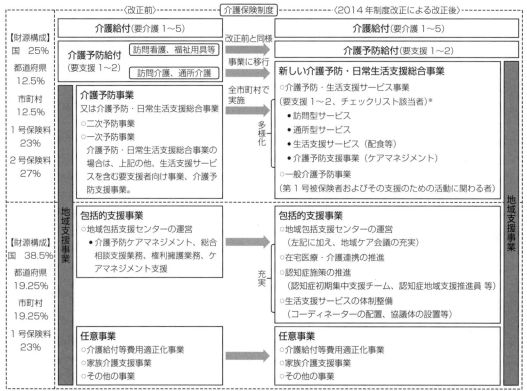

出典）厚生労働省ウェブサイト「『介護予防・日常生活支援総合事業のガイドライン』の一部改正について」（平成30年5月10日老発0510第4号）を一部改変. 財源構成は、第7期（2018〜2020年度）と第8期（2021〜2023年度）介護保険事業計画期間. ※2021年度より、市町村が認めた場合は要介護者も受けられることになった。

財源構成（地域支援事業）

介護予防・日常生活支援総合事業（改正前は、介護予防事業）の財源構成は、居宅給付費と同様である。したがって、介護予防訪問介護と介護予防通所介護が総合事業に移行しても財源構成は変わらない。包括的支援事業と任意事業については第2号被保険者の保険料の充当はなく、その分は国・都道府県・市町村が按分（2：1：1）して公費で負担する。また、地域支援事業の事業費は、全体で介護給付費見込額の3％以内、かつ、①介護予防事業（旧総合事業）は2％以内、②包括的支援事業と任意事業の合計は2％以内とされていた。この設定は、事業再編に伴って、2015年度以降、

町村で実施することとされた（**図7-1-1**）。

また、同時に、包括的支援事業の拡充が図られた。社会保障と税の一体改革による消費税増収分を財源に、社会保障充実分とする事業（在宅医療・介護連携推進事業、生活支援体制整備事業、認知症総合支援事業、地域ケア会議推進事業）が新設された。

これにより、実施要綱に掲げる地域支援事業の目的は、傍点で示した通り社会参加の文言が加わり、「被保険者が要介護状態等となることを予防し、社会に参加しつつ、地域において自立した日常生活を営むことができるよう支援すること」となった。さらに、包括的支援事業の拡充を踏まえ、「地域における包括的な相談及び支援体制、多様な主体の参画による日常生活の支援体制、在宅医療と介護の連携体制及び認知症高齢者への支援体制の構築等を一体的に推進するもの」とする事業の趣旨が追加された。

［2］地域支援事業の実施主体

地域支援事業の実施主体は市町村である。市町村の責任のもとに実施するが、地域の実情に応じ、利用者、サービス内容および利用料の決定を除き、次の通り各事業を委託することができる。

（1）介護予防・日常生活支援総合事業

市町村は、総合事業について、省令に定める基準に適合する者に委託することができる。ただし、介護予防ケアマネジメント（第1号介護予防支援事業）は、地域包括支援センター設置者に限る。また、総合事業のうち、介護予防・生活支援サービス事業は、市町村が**事業者を指定**して実施することができる。これにより、毎年度委託契約を締結することが不要となる。

（2）包括的支援事業

市町村は、包括的支援事業について、適切、公正、中立かつ効率的に実施することができると認められる**老人介護支援センター**の設置者（市町村社会福祉協議会、社会福祉法人等）、一部事務組合もしくは広域連合等を組織する市町村、医療法人、民法法人、特定非営利活動法人その他市町村が適当と認める法人に委託することができる。

この委託は、包括的支援事業の実施に係る方針を示した上で、包括的支援事業（地域包括支援センターの運営）については全事業を一括して行わなければならない。上記の通り全事業を一括して委託を受けた者は、地域包括支援センターを設置できる。なお、包括的支援事業（社会保障充実分）については地域包括支援センター以外にも委託が可能である。

（3）任意事業

市町村は、任意事業の全部または一部について、老人介護支援センターの設置者その他市町村が適当と認める者に委託することができる。

C. 事業内容

2020（令和2）年4月1日より適用された「地域支援事業実施要綱」ならびに、2018（平成30）年4月1日より適用された「**介護予防・日常生活支援総合事業のガイドライン**」より、事業内容をみていく。

［1］介護予防・日常生活支援総合事業

総合事業は、居宅要支援被保険者等（（1）の通り）に対して必要な支援を行う「介護予防・生活支援サービス事業」（第1号事業）と、住民主体の介護予防活動の育成および支援等を行う「一般介護予防事業」からなる。

従来、介護予防訪問介護および介護予防通所介護により提供されていた

事業全体の上限額が廃止されるとともに、高齢者人口の増加など地域の実情や事業の進捗状況等にあわせた弾力的な経費の計上が可能となるよう見直しが行われた。

事業者を指定
総合事業の実施方法として、事業者への委託等のほか、予防給付と同様の事業者指定制度が導入された。指定の有効期間は予防給付では一律6年間とされているが、総合事業においては、市町村が地域の実情に応じて定めることになっている。

老人介護支援センター
1994（平成6）年老人福祉法改正において、在宅で介護を必要とする高齢者やその介護者に対する総合援助機関として、「老人福祉施設」の1つに定められた。これを在宅介護支援センターに委託できることとされ、在宅介護支援センター運営事業等実施要綱が改正されている[4]。

介護予防・日常生活支援総合事業のガイドライン
「介護予防・日常生活支援総合事業のガイドラインについて」（平成27年6月5日老発0605第5号厚生労働省老健局長通知）の別紙として施行された。以降、ガイドラインの適用は、随時、本通知の一部改正によって行われている。

対象者（第1号事業）
2021（令和3）年度より、要介護者であっても、本人の希望を踏まえて、地域とのつながりの継続を可能とする観点から、市町村が認めた場合には第1号事業を受けられることになった。要介護認定を受けることで、総合事業のサービス利用が継続できなくなることを回避するねらいである。

基本チェックリスト
介護予防・生活支援サービス事業のみ利用する場合は、要支援認定等を省略して基本チェックリストで判断する。利用すべきサービスの区分を振り分けるために用いる。質問項目（日常生活関連動作、運動器の機能、低栄養状態、口腔機能、閉じこもり、認知症、うつについての全25項目）および基準は、改正前の2次予防事業対象者の把握として利用していたものと変わらない。基準に該当する者について、地域包括支援センター等において介護予防ケアマネジメントを実施する。なお、第2号被保険者は、基本チェックリストではなく要介護認定等申請を行う。

専門的サービスに加え、住民主体の支援等による多様なサービスが利用可能となるよう体制を整え、利用促進を図ることが重要となっている。

(1) 介護予防・生活支援サービス事業（第1号事業）（法115条の45第1項1号）

　対象者は、「居宅要支援被保険者等」（以下、要支援者等）で、「居宅要支援被保険者」（要支援認定を受けた者。以下、要支援者）、および「事業対象者」（**基本チェックリスト**該当者）である。次の4事業からなる。

1）訪問型サービス（第1号訪問事業）

　改正前の介護予防訪問介護に相当するサービスと、それ以外の多様なサービスとして次の5類型が想定される。これらをもとにして、市町村は、地域の実情に応じたサービスを実施する。

①訪問介護員等によるサービス：旧介護予防訪問介護相当のサービス

②訪問型サービスA：雇用労働者が行う緩和した基準によるサービス

③訪問型サービスB：ボランティア等が行う住民主体による支援

④訪問型サービスC：保健・医療の専門職が短期集中で行うサービス

⑤訪問型サービスD：移動支援や移送前後の生活支援

2）通所型サービス（第1号通所事業）

　改正前の介護予防通所介護に相当するサービスと、それ以外の多様なサービスとして次の4類型が想定される。これらをもとにして、市町村は、地域の実情に応じたサービスを実施する。

①通所介護従事者によるサービス：旧介護予防通所介護相当のサービス

②通所型サービスA：雇用労働者が行う緩和した基準によるサービス

③通所型サービスB：ボランティア等が行う住民主体による支援

④通所型サービスC：保健・医療の専門職が短期集中で行うサービス

3）その他生活支援サービス（第1号生活支援事業）

　訪問型サービスや通所型サービスと一体的に行われる場合に効果の認められるものとして、具体的には次のようなサービスである。

①栄養改善の目的や一人暮らし高齢者に対する見守りとともに行う配食等

②定期的な安否確認や緊急時の対応、ボランティア等の訪問による見守り

③その他、地域における自立した日常生活の支援に資するサービス

4）介護予防ケアマネジメント（第1号介護予防支援事業）

　要支援者等から依頼を受けて、介護予防および日常生活支援を目的に、その選択に基づき、要支援者等の状態等にあった適切なサービスが包括的かつ効率的に提供されるよう必要な援助を行う。介護予防支援と同様、地域包括支援センターが要支援者等に対するアセスメントを行い、設定した目標の達成に向けた支援をする。

介護予防ケアマネジメントの典型例は、次の３類型に分けられる。

①ケアマネジメントＡ：原則的な介護予防ケアマネジメント

　　　　　　　　　　　（介護予防支援と同様）

②ケアマネジメントＢ：簡略化した介護予防ケアマネジメント

　　　　　　　　　　　（サービス担当者会議やモニタリングを省略）

③ケアマネジメントＣ：初回のみの介護予防ケアマネジメント

　　　　　　　　　　　（住民主体のサービス等を利用する場合）

(2) 一般介護予防事業（法 115 条の 45 第１項２号）

　対象者は、第１号被保険者のすべての者、およびその支援のための活動に関わる者である。65 歳未満の住民が一緒に介護予防に取り組んでもよい。

　目的の１つに、住民主体の通いの場を充実させ、参加者や通いの場が継続的に拡大していくような地域づくりの推進がある。市町村は、次の５事業を組み合わせて、地域の実情に応じて効果的かつ効率的に実施する。

①介護予防把握事業：収集した情報等を活用し、閉じこもり等の何らかの

　支援を要する者を早期に把握し住民主体の介護予防活動へつなげる。

②介護予防普及啓発事業：介護予防に資する普及啓発（パンフレットの作

　成・配布、講演会・相談会の開催、介護予防教室の開催等）を行う。

③地域介護予防活動支援事業：誰でも一緒に参加できる活動の地域展開を

　目指し、住民主体の通いの場等、介護予防活動の育成・支援を行う。

④一般介護予防事業評価事業：介護保険事業計画に定める目標値の達成状

　況等の検証を通じて総合事業全体を評価し、結果に基づき改善する。

⑤地域リハビリテーション活動支援事業：地域における介護予防の取組み

　を機能強化する活動（技術的助言やケアマネジメント支援等）の実施に

　努める。実施担当者は、リハビリテーション専門職の理学療法士、作業

　療法士、言語聴覚士が想定されるが職種を限定するものではない。

［2］包括的支援事業

　包括的支援事業は、(1) 地域包括支援センターの運営による事業と、2014（平成 26）年法改正で創設された (2) 社会保障充実分による事業に大別される。

(1) 包括的支援事業（地域包括支援センターの運営）

　次の1)〜4)を一体的に実施する。

1)介護予防ケアマネジメント（第１号介護予防支援事業）（法 115 条の 45 第１項１号）

　基本チェックリスト該当者を対象とする介護予防ケアマネジメントである。総合事業 (1) 介護予防・生活支援サービス事業（第１号事業）の4)介

護予防ケアマネジメントと一体的に実施する。費用は総合事業として賄われる。また、一部を指定居宅介護支援事業所に委託することができる。

2）総合相談支援業務（法115条の45第2項1号）

高齢者が住み慣れた地域で安心してその人らしい生活を継続していくことができるよう、適切な保健・医療・福祉サービス、機関・制度の利用につなげる支援を目的として、「地域におけるネットワークの構築」「実態把握」「総合相談支援（初期段階の相談対応、継続的・専門的な相談支援）」を行う。その際、家族を介護する者に対する相談支援は、[3] 任意事業の（2）家族介護支援事業と連携して行うよう留意する。また、2017（平成29）年の社会福祉法改正を踏まえて、複合化・複雑化した地域生活課題に対しては、地域共生社会の観点に立った包括的な支援に努めることとなった。

3）権利擁護業務（法115条の45第2項2号）

地域の住民、民生委員、介護支援専門員等の支援だけでは問題解決できない等、困難な状況にある高齢者が地域での尊厳ある生活が維持できるよう、専門的・継続的な観点から必要な支援を行う。特に、権利擁護の観点からの支援を必要とする場合には、「成年後見制度の活用促進」「老人福祉施設等への措置の支援」「高齢者虐待への対応」「困難事例への対応」「消費者被害の防止」等、諸制度を活用した支援を行う。

4）包括的・継続的ケアマネジメント支援業務（法115条の45第2項3号）

高齢者が住み慣れた地域で暮らし続けることができるよう支援するには、介護支援専門員、主治医、地域の関係機関等の連携、在宅と施設の連携等、多職種相互の協働等による包括的・継続的ケアマネジメントが重要となる。

そのため、地域における連携・協働の体制づくりや個々の介護支援専門員に対する支援等を目的として、「包括的・継続的なケア体制の構築」「地域における介護支援専門員のネットワークの活用」「日常的個別指導・相談」「支援困難事例等への指導・助言」を行う。

以上、1）〜4）の業務の実施に際しては、「地域包括支援ネットワークの構築」、ならびに「地域ケア会議の実施」について留意することとされる。両者の内容は、「**2. 地域包括支援センター**」のB. [1]（3）の通りである。

（2）包括的支援事業（社会保障充実分）

1）在宅医療・介護連携推進事業（法115条の45第2項4号）

医療と介護を必要とする状態の高齢者が、住み慣れた地域で自分らしい暮らしを人生の最期まで続けることができるよう、在宅医療と介護を一体的に提供するために、医療機関と介護事業所等の関係者の連携を推進することを目的として、市町村は、次の①〜⑧の事業をすべて実施する。

①地域の医療・介護の資源の把握、②在宅医療・介護連携の課題の抽出と対応策の検討、③切れ目のない在宅医療と在宅介護の提供体制の構築推進、④医療・介護関係者の情報共有の支援、⑤在宅医療・介護連携に関する相談支援、⑥医療・介護関係者の研修、⑦地域住民への普及啓発、⑧在宅医療・介護連携に関する関係市町村の連携。

2）生活支援体制整備事業（法115条の45第2項5号）

市町村が中心となって、生活支援サービスを担う事業主体（NPO法人、民間企業、ボランティア、社会福祉法人、社会福祉協議会、介護サービス事業所、シルバー人材センター、老人クラブ、民生委員等）と連携しながら、多様な日常生活上の支援体制の充実・強化および高齢者の社会参加の推進を一体的に図って行くことを目的として、次の3事業を実施する。

①生活支援コーディネーター（地域支え合い推進員）の配置（図7-1-2）

高齢者の生活支援・介護予防サービス（以下、生活支援等サービス）の体制整備を推進していくため、生活支援等サービスの提供体制の構築に向けて、コーディネート機能を有する者を「生活支援コーディネーター（地域支え合い推進員）」とし、市町村区域（第1層）、および日常生活圏域（中学校区域等）（第2層）に配置する。地域包括支援センターとの連携を前提としたうえで、地域の実情に応じた多様な配置が可能である。

②協議体の設置（図7-1-2）

生活支援等サービスの体制整備に向けて、生活支援コーディネーターを補完し、多様な主体間の情報共有、および連携・協働による体制整備を推進することを目的として、定期的な情報の共有・連携強化の場を設置する。

設置主体は市町村である。地域包括支援センター等の行政機関、生活支援コーディネーターのほか、NPO法人、社会福祉法人、社会福祉協議会、地縁組織、協同組合、民間企業、ボランティア団体、介護サービス事業者、シルバー人材センター等の地域の関係者で構成され、ネットワーク化を図りながら設置する。この他にも地域の実情に応じて適宜参画者を募る。

③就労的活動支援コーディネーター（就労的活動支援員）の配置

2020（令和2）年度に新設された事業である。役割がある形での高齢者の社会参加等を促進するためのコーディネーターを配置することができる。配置先等は限定されておらず、地域の実情に応じて、就労的活動の場を提供できる民間企業・団体等と就労的活動を実施したい事業者等とをマッチングし、高齢者個人の特性や希望に合った活動をコーディネートする。

3）認知症総合支援事業（法115条の45第2項6号）

保健医療福祉に関する専門的知識を有する者による、認知症の総合的な支援として、次の3事業からなる。

生活支援コーディネーター（地域支え合い推進員）
特定の資格・要件は定められていないが、市民活動への理解があり、地域の多様なサービス提供主体と連絡調整できる立場の者であって、国や都道府県の実施する研修を修了した者が望ましいとされる。

協議体
地域の関係者のネットワーク化を図りながら設置することが重要であり、早期設置を推進する観点から、既存の会議等も積極的に活用しつつ、参画者を徐々に増やしていくといった方法も有効とされる。

就労的活動支援コーディネーター（就労的活動支援員）
特定の資格・要件は定められていないが、生涯現役社会の実現や市民活動への理解があり、地域の多様なサービス提供主体や民間企業と連絡調整できる立場の者が望ましいとされる。

図7-1-2　生活支援・介護予防体制整備におけるコーディネーター・協議体の役割

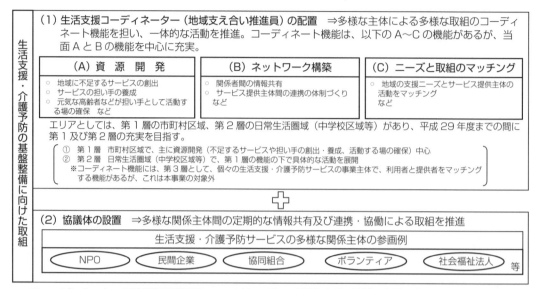

※コーディネーターの職種や配置場所については、一律には限定せず、地域の実情に応じて多様な主体が活用できる仕組みとする予定であるが、市町村や地域包括支援センターと連携しながら活動することが重要。

出典）厚生労働省ウェブサイト「『介護予防・日常生活支援総合事業のガイドライン』の一部改正について」（平成30年5月10日老発0510第4号）.

①認知症初期集中支援推進事業

認知症になっても本人の意思が尊重され、できる限り住み慣れた地域のよい環境で暮らし続けられるよう、認知症の人やその家族に早期に関わる**「認知症初期集中支援チーム」**を配置し、早期診断・早期対応に向けた支援体制を構築することを目的とする（**図7-1-3**）。

②認知症地域支援・ケア向上事業

認知症疾患医療センターを含む医療機関や介護サービス、および地域の支援機関の間の連携を図るための支援や、認知症の人やその家族を支援する相談業務、地域において「生きがい」をもった生活を送ることができるよう社会参加活動のための体制整備等を行う**認知症地域支援推進員**（以下、推進員）を配置する。推進員を中心として、医療・介護等の連携強化等による、地域における支援体制の構築と認知症ケアの向上を図る（**図7-1-3**）。

③認知症サポーター活動促進・地域づくり推進事業

2020（令和2）年度に新設された事業である。認知症の人やその家族の支援ニーズと認知症サポーターを中心とした支援をつなぐ仕組みを地域ごとに整備し、認知症施策推進大綱（令和元年6月18日認知症施策推進関係閣僚会議決定）に掲げた「共生」の地域づくりの推進を目的とする。

チームオレンジコーディネーター（認知症地域支援推進員が兼務しても

認知症初期集中支援チーム
地域包括支援センター、認知症疾患医療センターを含む病院・診療所等に配置する。チーム員は、認知症サポート医である専門医1名と、訪問活動等を行う専門職（保健師、看護師、介護福祉士、社会福祉士、精神保健福祉士等、一定の要件を満たす医療・保健・福祉の専門職）2名以上の合計3名以上で編成される。支援チームは、認知症が疑われる人や認知症の人、その家族を訪問し、初期の支援を包括的、集中的に行い、自立生活をサポートする。初回訪問では、原則として医療系職員と介護系職員それぞれ1名以上で訪問する。

認知症地域支援推進員
地域包括支援センター、市町村本庁、認知症疾患医療センター等に1名以

図 7-1-3　認知症初期集中支援チームと認知症地域支援推進員

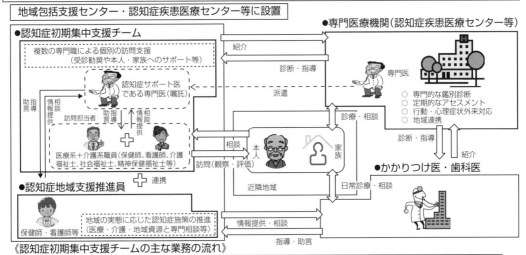

認知症専門医による指導の下（司令塔機能）に早期診断、早期対応に向けて以下の体制を地域包括支援センター等に整備
- ○**認知症初期集中支援チーム**――複数の専門職が認知症が疑われる人、認知症の人とその家族を訪問（アウトリーチ）し、認知症の専門医による鑑別診断等を
　（個別の訪問支援）　　　　ふまえて、観察・評価を行い、本人や家族支援などの初期の支援を包括的・集中的に行い、自立生活のサポートを行う。
- ○**認知症地域支援推進員**――認知症の人ができる限り住み慣れた良い環境で暮らし続けることができるよう、地域の実情に応じて医療機関、介護サービス事業
　（専任の連携支援・相談等）　所や地域の支援機関をつなぐ連携支援や認知症の人やその家族を支援する相談業務等を行う。

《認知症初期集中支援チームの主な業務の流れ》

①訪問支援対象者の把握、②情報収集（本人の生活情報や家族の状況など）、③初回訪問時の支援（認知症への理解、専門的医療機関等の利用の説明、介護保険サービス利用の説明、本人・家族への心理的サポート）、④観察・評価（認知機能、生活機能、行動・心理症状、家族の介護負担度、身体の様子のチェック）、⑤専門医を含めたチーム員会議の開催（観察・評価内容の確認、支援の方針・内容・頻度等の検討）、⑥初期集中支援の実施（専門的医療機関等への受診勧奨、本人への助言、身体を整えるケア、生活環境の改善など）、⑦引き継ぎ後のモニタリング

出典）厚生労働省ウェブサイト「地域における医療及び介護の総合的な確保を推進するための関係法律の整備等に関する法律の概要」（平成 26 年介護保険法改正）を一部修正．

よい）を地域包括支援センター等に配置し、「**チームオレンジ**」を立ち上げ、メンバーによる外出支援、見守り・声かけ、話し相手等の支援を行う。

4）地域ケア会議推進事業

　事業の内容は、地域包括支援センター運営の包括的支援事業における「地域ケア会議」（法 115 条の 48 第 1 項に定める会議）の通りであるが、費用については本事業に計上する。

［3］任意事業

　市町村は、介護保険事業の安定化を図るとともに、被保険者、および要介護被保険者を現に介護する者（以下、介護者）等を対象に、地域の実情に応じた必要な支援を行うため、(1)〜(3) について、創意工夫を生かしつつ、多様な事業形態で実施することができる。2014（平成 26）年に地域支援事業が再編された際、任意事業の一部見直しも行われた。

(1) 介護給付等費用適正化事業（法 115 条の 45 第 3 項 1 号）

　適切なサービス提供環境の整備を図るとともに、介護給付等（指定事業者による介護予防・生活支援サービス事業も含む）に要する費用の適正化

上配置する。資格・要件は、認知症の医療や介護における専門的知識および経験を有する、医療・保健・福祉の専門職である。

チームオレンジ
地域の認知症の人やその家族の支援ニーズと認知症サポーター（認知症サポーター養成講座に加え、より実際の活動につなげるためのステップアップ講座を受講した者）を中心とした支援をつなぐ仕組み。

のための事業である。

　主要介護給付等費用適正化事業（①認定調査状況チェック、②ケアプランの点検、③住宅改修等の点検、④医療情報との突合・縦覧点検、⑤介護給付費通知）の5事業のほか、⑥給付実績を活用した分析・検証事業、⑦介護サービス事業者等への適正化支援事業を実施することができる。

(2) 家族介護支援事業（法115条の45第3項2号）

　介護者の支援のために必要な事業を実施する。対象は次の通りである。

1）介護教室の開催

　適切な介護知識・技術や外部サービスの利用方法の習得等を内容とした教室を開催する。

2）認知症高齢者見守り事業

　認知症に関する広報・啓発活動、徘徊高齢者を早期発見できる仕組みの構築・運用、認知症高齢者に関する知識のあるボランティア等による見守りのための訪問等を実施する。

3）家族介護継続支援事業

　家族の身体的・精神的・経済的負担の軽減を目的とする、①健康相談・疾病予防等事業、②介護者交流会の開催、③介護自立支援事業。

(3) その他の事業（法115条の45第3項3号）

　介護保険事業の運営の安定化、および被保険者の地域における自立した日常生活の支援のため必要な事業を実施する。対象は次の通りである。

1）成年後見制度利用支援事業

2）福祉用具・住宅改修支援事業

3）認知症対応型共同生活介護事業所の家賃等助成事業

4）認知症サポーター等養成事業

5）重度のALS患者の入院におけるコミュニケーション支援事業

6）地域自立生活支援事業

　①高齢者の安心な住まいの確保に資する事業、②介護サービス等の質の向上に資する事業、③地域資源を活用したネットワーク形成に資する事業、④家庭内の事故等への対応の体制整備に資する事業。

家族介護継続支援事業
介護用品の支給については、2015（平成27）年度以降、原則として対象外となった。例外的な激変緩和措置として、引き続き第8期（2021〜2023年度）介護保険事業計画期間において実施する場合、任意事業としての介護用品の支給に係る事業の縮小・廃止に向けた具体的方策を検討することとされている。

2. 地域包括支援センター

A. 創設と目的

[1] 創設

　地域包括支援センター（以下、センター）は、地域支援事業とともに2005（平成17）年の介護保険法改正において創設された。センターの目指すところは、小規模多機能型居宅介護に代表される地域密着型サービスと同様、住み慣れた地域を拠点とする新たなサービス体系の確立とされ、なかでも地域包括ケアの体制づくりの中核機関としての役割を担うことになった。

　センターに寄せられた期待は、在宅介護の総合援助機関であった在宅介護支援センターの役割の再検討ならびに機能強化とともに、介護保険により市場化されたサービスの質の確保・向上とも密接に関わっていた。

　在宅介護支援センターは、1989（平成元）年12月に策定された「高齢者保健福祉推進十か年戦略（ゴールドプラン）」において、1999（平成11）年度までに1万ヵ所の設置を目標として、1990（平成2）年度から整備が開始された[3]。そのサービス内容は、在宅介護に関して、身近なところで専門家による相談や指導が24時間体制で受けられるというものである。相談やサービスの調整等は、社会福祉士等のソーシャルワーカーまたは保健婦（現、保健師）のうち1名、介護の指導は看護婦（現、看護師）または介護福祉士（在宅介護指導員）のうち1名を配置し、介護機器の展示コーナー等では使い方の指導も行われた。また、きめ細かな連絡体制を確保するため、在宅介護相談協力員（民生委員、老人クラブ、社会福祉協議会、身近な商店等）を配置していた。

　その後、法的な位置づけのなかった在宅介護支援センターは、1994（平成6）年に、「老人介護支援センター」として老人福祉法（5条の3）に定める老人福祉施設の1つに規定された。これを機に、役割が整理されている[4]。しかし、設置数は伸び悩み、目標年度であった1999（平成11）年の達成率（10月1日現在）は56.4％（5,636ヵ所）にすぎなかった[5]。介護保険導入以降、民間事業者への委託も認められ、「基幹型」と「地域型」に再編されたが、このうち「地域型」の9割にのぼる施設が居宅介護支援事業所を併設し、介護保険サービスのケアマネジメントを行っていた[6]。

2003（平成15）年5月に、社会保障審議会介護保険部会において2005（平成17）年の法改正に向けた議論が開始され、2004（平成16）年7月に「介護保険制度の見直しに関する意見」がとりまとめられた。このなかで、ケアマネジメントの公平・公正の確保、および包括的・継続的マネジメントの強化の観点から、ケアマネジメントの体系的な見直しの必要性が指摘されている。「地域包括支援センター」（当時は仮称）の創設は、予防重視型システムへの転換を踏まえ、地域における総合的なケアマネジメントを担う中核機関と位置づけていた。

新たなセンターに期待する機能は、①地域の高齢者の実態把握や、虐待への対応など権利擁護を含む「総合的な相談窓口機能」、②「新・予防給付」のマネジメントを含む「介護予防マネジメント」、③介護サービスのみならず、介護以外のさまざまな生活支援を含む「包括的・継続的なマネジメント」とされた。地域支援事業の創設時の包括的支援事業にあたることがわかる。

これらの機能を担う施設として、当時の在宅介護支援センターのなかには、立地や力量の面で十分でないところもあるとの見方を示し、「在宅介護支援センターの再編や統廃合、居宅介護支援事業所との役割分担の明確化などを図りつつ、市町村を責任主体とし、『地域に開かれた』センターとして十分機能できるような運営主体の在り方」の検討が求められていた。こうした議論を経て、地域包括支援センターの創設となった。

以下、2018（平成30）年4月1日より適用された「**地域包括支援センターの設置運営について**」をもとに、センターの概要をみていく。

[2] 目的および設置主体

地域包括支援センターは、地域住民の心身の健康の保持および生活の安定のために必要な援助を行うことにより、地域住民の保健医療の向上および福祉の増進を包括的に支援することを目的として、**包括的支援事業等**を地域において一体的に実施する役割を担う中核機関として設置される（法115条の46第1項）。

センターは、市町村（特別区、一部事務組合、広域連合等を含む。以下同）が設置できるほか、次の通り、包括的支援事業の実施の**委託を受けた者も設置**できる（法115条の46第2項）。

包括的支援事業の委託を受けることができる者は、同事業を適切、公正、中立かつ効率的に実施することができる法人であって、老人介護支援センター（在宅介護支援センター）の設置者、地方自治法に基づく一部事務組合または広域連合を組織する市町村、医療法人、社会福祉法人、包括的支

地域包括支援センターの設置運営について
センターの創設時に、厚生労働省老健局計画課長、振興課長、老人保健課長による通知（平成18年10月18日老計発第1018001号、老振発第1018001号、老老発第1018001号）として発出され、以降随時、本通知の一部改正によって実施されている。

包括的支援事業等
センターの業務は、介護保険制度に定める地域支援事業として実施する、①包括的支援事業、②多職種協働による地域包括支援ネットワークの構築、③地域ケア会議の実施、ならびに、予防給付における④指定介護予防支援に大別できる。

センターの設置状況
厚生労働省ウェブサイト「地域包括支援センターの概要」によれば、2019（平成31）年4月末現在、センターは、すべての市町村に設置されており、全国に5,167ヵ所である。そのうち、市町村直営が21.7%、委託型が78.3%であり、年々、委託型が増加傾向にある。委託先法人の構成割合は、社会福祉法人54.4%、社会福祉協議会17.6%、医療法人等17.6%、その他10.4%となっている。

援事業を実施することを目的として設置された公益法人またはNPO法人その他市町村が適当と認めるものとされている（介護保険法施行規則〔以下、施行規則〕140条の67）。

［3］市町村の責務

　市町村は、センターの設置にあたり、①適切な人員体制の確保、②市町村との役割分担および連携の強化、③センター間における役割分担と連携の強化、④効果的なセンター運営の継続を踏まえながら体制整備に努める責務がある。その際、2018（平成30）年度から市町村、センターによる評価の実施と、その結果を踏まえて必要な措置を講じることが義務化された。

　責任主体である市町村は、自ら設置する場合と包括的支援事業を委託して設置した場合のいずれの場合においても、センターの運営について適切に関与しなければならない。また、センターの設置に係る担当圏域は、人口規模、業務量、運営財源や専門職の人材確保の状況、日常生活圏域との整合性に配慮し業務が最も効果的・効率的に行えるよう市町村が設定する。

B. 業務内容と組織体制

［1］業務内容

　センターの業務は、(1) 包括的支援事業、(2) 多職種協働による地域包括支援ネットワークの構築、(3) 地域ケア会議の実施、(4) 指定介護予防支援に大別できる。

（1）包括的支援事業

　センターは、地域住民の保健医療の向上および福祉の増進を包括的に支援するため、次の1)～4)の業務を一体的に実施する。市町村がこれらの業務を委託する場合には、一括して委託しなければならない（法115条の47第2項）。事業の内容は、「1. 地域支援事業」C. [2] (1) の通りである。

1)介護予防ケアマネジメント事業（第1号介護予防支援事業）（法115条の45第1項1号ニ、居宅要支援被保険者に係るものを除く）
2)総合相談支援業務（法115条の45第2項1号）
3)権利擁護業務（法115条の45第2項2号）
4)包括的・継続的ケアマネジメント支援業務（法115条の45第2項3号）

　センターが上記1)～4)の業務を一体的に取り組むことを前提として、住民に身近な地域で相談を受け付け、センターにつなぐための窓口（ブランチ）を設けることができる。

　また、これらの業務とは別に、市町村が取り組む以下の5)～7)の事業の

全部、または一部についてもセンターに委託することができる（法115条の47第1項）。なお、センター以外に事業を委託する場合、センターと緊密に連携・調整できる体制を確保することが必要である。

5）在宅医療・介護連携推進事業（法115条の45第2項4号）

6）生活支援体制整備事業（法115条の45第2項5号）

7）認知症総合支援事業（法115条の45第2項6号）

　事業の内容については、「1. 地域支援事業」C. [2] (2) の通りである。

(2) 多職種協働による地域包括支援ネットワークの構築

　包括的支援事業を効果的に実施するためには、介護サービスに限らず、地域の保健・福祉・医療サービスやボランティア活動、インフォーマルサービスなどのさまざまな社会的資源が有機的に連携できるような環境整備が重要である（法115条の46第7項）。このため、こうした連携体制を支える共通的基盤として多職種協働による「地域包括支援ネットワーク」を構築することが必要である。

　地域包括支援ネットワークの構築に当たっては、①センター単位のネットワーク、②市町村単位のネットワーク、③市町村の圏域を超えたネットワークなど、地域の特性に応じたネットワークを構築することにより、地域の関係者との相互のつながりを築き、日常的に連携が図られるよう留意する必要がある。

(3) 地域ケア会議の実施

　市町村は、センターにおける (1) 4）包括的・継続的ケアマネジメント支援業務の効果的な実施のために、介護支援専門員、保健医療および福祉に関する専門的知識を有する者、民生委員その他の関係者、関係機関・団体により構成される会議（以下、地域ケア会議）の設置に努めなければならない（法115条の48第1項）。

　地域ケア会議は、医療、介護等の専門職をはじめ、民生委員、自治会長、NPO法人、社会福祉法人、ボランティアなど地域の多様な関係者が協働し、介護支援専門員のケアマネジメント支援を通じて、介護を必要とする高齢者の住み慣れた地域での生活を支援していくことを目的とする。

　主にセンターが主催する「地域ケア個別会議」の機能は、個別課題の解決、地域包括支援ネットワークの構築、地域課題の発見などである。また、検討内容によってセンターまたは市町村が主催する「地域ケア推進会議」は、地域づくり・資源開発や、次期介護保険事業計画に反映させるなど政策形成につなげる役割が期待されている。

　個別ケースの検討により共有された地域課題を地域づくりや政策形成に結びつけていくことで、地域包括ケアシステムの構築に向けた施策の推進

にもつながることから、市町村とセンターが緊密に連携し、推進していくことが求められる（法115条の48第2項）。

(4) 指定介護予防支援

指定介護予防支援の業務はセンターが行う業務とされており、市町村の指定を受ける必要がある（法115条の22）。これは、市町村が直営するセンターであっても同様である。予防給付の対象となる要支援者が介護予防サービス等の適切な利用等ができるよう、その心身の状況や置かれている環境等を勘案し、介護予防サービス計画を作成するとともに、介護予防サービス事業者等の関係機関との連絡調整などを行う。

(5) その他

センターは、(1)～(4)の業務のほか、地域支援事業に定める①第1号介護予防支援事業（居宅要支援被保険者に係るものに限る）、②一般介護予防事業、③任意事業の委託を受けることができる（法115条の46第1項・施行規則140条の64）。

[2] 組織体制

(1) 職員配置

センターには、担当区域における第1号被保険者数おおむね3千～6千人ごとに、原則として①保健師、②社会福祉士、③主任介護支援専門員を各1人置くことになっている。しかしながら、これらの職種の確保が困難等の事情による場合、3職種に準ずる者の配置も認められている。なお、保健師に準ずる者は、地域ケア、地域保健等に関する経験のある看護師（准看護師は含まない）とされていたが、2019（平成31）年度より、高齢者に関する公衆衛生業務の経験も1年以上有することが要件に加わった。また、社会福祉士ならびに主任介護支援専門員に準ずる者については、将来的には、社会福祉士、主任介護支援専門員を配置することとされた。

上記のほか、第1号被保険者数が3千人未満の市町村や、運営上の観点等から地域包括支援センター運営協議会が認めた場合には、例外的な配置ができることになっている。

また、[1](4)の業務の通り、指定介護予防支援事業者として、指定介護予防支援事業所ごとに保健師、社会福祉士、介護支援専門員等で介護予防支援に関する知識を有する職員を必要数配置しなければならない。この場合、センターの職員と指定介護予防支援事業所の職員とは、各配置基準の要件を満たしていれば兼務することができる。

(2) 地域包括支援センター運営協議会

　センターは、市町村が設置した地域包括支援センター運営協議会（以下、運営協議会）の意見を踏まえて、適切、公正かつ中立な運営を確保することとされている（施行規則140条の66第2号ロ）。そのため、運営協議会は、センターが提出した年度ごとの事業計画書等をもとに各業務の評価等を行い、センターの適切、公正かつ中立な運営の確保を目指す。

　市町村ごとに原則として1つの運営協議会を設置し、事務局を市町村に置く。構成員は、①介護（予防）サービスに関する事業者および職能団体、②介護（予防）サービスの利用者、介護保険の被保険者、③地域の社会的資源や権利擁護、相談事業等を担う関係者、④地域ケアに関する学識経験者を標準とし、地域の実情に応じて市区町村長が選定する。なお、構成員は非常勤とし、再任することができる。

　運営協議会の所掌事務は、①センターの設置等に関する事項の承認、②センターの行う業務にかかる方針、③センターの運営、④センターの職員の確保、⑤その他の地域包括ケアに関する事項である。

C. 機能強化の方向性

　2017（平成29）年6月に公布された「地域包括ケアシステムの強化のための介護保険法等の一部を改正する法律」に基づき、地域包括支援センターの設置者は、事業の質の向上を図るため、その評価を行うとともに、必要な措置を講じることが義務づけられた（法115条の46第4項）。

　これに基づき、すべての市町村およびセンターは、国の策定した**評価指標**をもとに、個々の業務の実施状況を把握し、運営協議会等での検討を通じて、人員体制の確保や業務の重点化・効率化を進めることになった。

　センターは、今後、地域包括ケアシステムの構築を推進していくうえで、その機能強化が重要課題とされている一方で、総合相談支援業務や指定介護予防支援など、業務負担が過大となっているとの指摘がある。評価指標を機能強化につなげるための創意工夫による活用や、評価を通じて業務の状況を明らかにし、センターの機能強化を図ることが求められている（**図7-2-1**）[7]。

評価指標（「市町村及び地域包括支援センターの評価指標」）
「地域包括支援センターの事業評価を通じた機能強化について（通知）」（平成30年7月4日老振発0704第1号厚生労働省老健局振興課長通知）により、全国で統一して用いる評価指標が示された。評価項目は、①組織・運営体制、②個別業務、③事業間連携（社会保障充実分事業）に大別される。これらについて、市町村指標は合計59項目、センター指標は合計55項目から構成されている。

図7-2-1　地域包括支援センターの機能強化

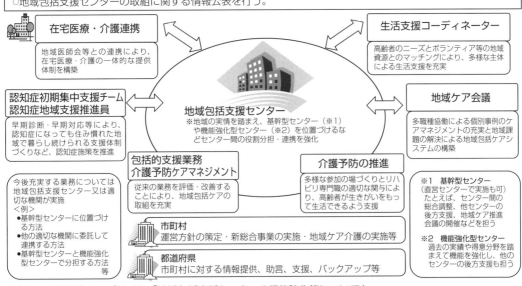

○高齢化の進展、相談件数の増加等に伴う業務量の増加及びセンターごとの役割に応じた人員体制を強化する。
○市町村は運営方針を明確にし、業務の委託に際しては具体的に示す。
●直営等の基幹型センターや、機能強化型のセンターを位置づけるなど、センター間の連携を強化し、効率的かつ効果的な運営を目指す。
○地域包括支援センター運営協議会による評価、PDCAの充実等により、継続的な評価・点検を強化する。
○地域包括支援センターの取組に関する情報公表を行う。

在宅医療・介護連携
地域医師会等との連携により、在宅医療・介護の一体的な提供体制を構築

生活支援コーディネーター
高齢者のニーズとボランティア等の地域資源とのマッチングにより、多様な主体による生活支援を充実

**認知症初期集中支援チーム
認知症地域支援推進員**
早期診断・早期対応等により、認知症になっても住み慣れた地域で暮らし続けられる支援体制づくりなど、認知症施策を推進

地域包括支援センター
※地域の実情を踏まえ、基幹型センター（※1）や機能強化型センター（※2）を位置づけるなどセンター間の役割分担・連携を強化

地域ケア会議
多職種協働による個別事例のケアマネジメントの充実と地域課題の解決による地域包括ケアシステムの構築

今後充実する業務については地域包括支援センター又は適切な機関が実施
〈例〉
●基幹型センターに位置づける方法
●他の適切な機関に委託して連携する方法
●基幹型センターと機能強化型センターで分担する方法　等

**包括的支援業務
介護予防ケアマネジメント**
従来の業務を評価・改善することにより、地域包括ケアの取組を充実

介護予防の推進
多様な参加の場づくりとリハビリ専門職の適切な関与により、高齢者が生きがいをもって生活できるよう支援

※1　基幹型センター
（直営センターで実施も可）
たとえば、センター間の総合調整、他センターの後方支援、地域ケア推進会議の開催などを担う

※2　機能強化型センター
過去の実績や得意分野を踏まえて機能を強化し、他のセンターの後方支援も担う

市町村
運営方針の策定・新総合事業の実施・地域ケア介護の実施等

都道府県
市町村に対する情報提供、助言、支援、バックアップ等

出典）厚生労働省ウェブサイト「地域包括支援センターの機能強化等について」.

3. 地域包括ケアシステム

A. 地域包括ケアと介護保険制度

[1] 国際的動向からみた地域包括ケア

地域包括ケアの考え方は、介護保険導入以降サービス利用の急増による制度の持続可能性の観点から、団塊の世代の高齢化問題への関心が高まるなか、市町村による「地域包括ケアシステム」の構築として展開している。

こうした日本における地域包括ケアの取組みを、国際的な動向からみると、次の通り、**統合ケア**を実現するための数あるモデルの1つとして位置づけることができる[8]。高齢化の進む先進諸国に共通する課題は、医療や介護の複合的ニーズをもつ高齢者に、いかにして適切なケアを提供するかであった。そこでは、重複するサービスにかかる無駄な財源の肥大化も大

統合ケア
integrated care
統一された定義はないが、WHOとOECDがケアの目標の本質として、ヘルスケアシステムの統合を示したことで、多くの国が政策に取り込んだとされる[8]。

171

きな課題となっていたことから、ヘルスケアシステムの改革が必要となり、国家施策としての統合ケアに向けた取組みが始められた。

　日本での統合ケアの取組みは、介護保険の保険者である市町村が、介護保険事業計画において設定した圏域を単位として進められている。このモデルは国際的にみると希少であり、成功例はないとも指摘されている[8]。したがって、2025（令和7）年を目途とする「地域包括ケアシステム」の実現には、実効性のある取組みが求められているといえる。こうした観点から、地域支援事業や地域包括支援センターの役割を理解することも重要である。

［2］介護保険制度のもとでの展開

（1）地域包括ケアシステム構築に向けて

　地域包括ケアの原点は、広島県御調町（現、尾道市）の公立みつぎ総合病院の山口昇医師が1974（昭和49）〜1975（昭和50）年に開始した、寝たきりゼロ作戦での訪問看護や訪問リハビリ等による在宅ケアの実践[9]として広く知られている。その後、1983（昭和58）年に、町の保健・福祉行政の機能を合わせた健康管理センター（現、保健福祉センター）を院内に設置し、医療と保健福祉の統合化を実現したとされる。

　1990年代は、老人保健福祉計画策定の義務化に象徴される通り、遅れていた介護サービス等の基盤整備が、住民に身近な市町村によって進められた。そして、2000（平成12）年に開始された介護保険によって保健医療サービスと福祉サービスが一体的に提供されるようになった。また、ケアマネジメントを位置づけ、利用者がサービスを選択できるよう支援する仕組みが導入された。その点、保健医療福祉の統合化において一定の前進があったものといえる。しかし、地域包括ケアの考え方が明確にされていたわけではない。

　地域包括ケアの考え方が国政論議に登場し脚光を浴びたのは、**高齢者介護研究会**が2003（平成15）年6月にとりまとめた報告書『2015年の高齢者介護』においてであった[10]。団塊の世代がみな、介護保険の被保険者となりきる2015（平成27）年までに、実現すべき高齢者介護の姿を描いた同報告書のなかで、「地域包括ケアシステムの確立」の必要性が指摘された。

　それは、「住み慣れた街で最期までその人らしく生きることを保障するための方法」として、「個々の高齢者の状況やその変化に応じて、介護サービスを中核に、医療サービスをはじめとするさまざまな支援が継続的かつ包括的に提供される仕組み」を確立するというものであった。

高齢者介護研究会
介護保険制度の中長期的な課題や高齢者介護のあり方等を検討するため、厚生労働省老健局長の私的研究会として、2003年3月に設置された。

この提言をもとに、2005（平成17）年の介護保険法改正において、地域支援事業、ならびに地域包括支援センターや地域密着型サービスが創設され、「地域包括ケアシステム」構築に向けた基盤が築かれたものといえる。

厚生労働省の説明[11]によれば、制度改正における「地域包括ケア」の考え方は、「高齢者が住み慣れた地域で尊厳のある生活を継続することができるよう、要介護状態になっても高齢者のニーズや状態の変化に応じて必要なサービスが切れ目なく提供される『包括的かつ継続的なサービス体制』を目指すもの」である。こうした体制を支える地域の中核機関として、「地域包括支援センター」の設置が進められることになった。また、地域密着型サービスの創設にあたり、市町村は、むこう3年間の介護保険事業計画に、**日常生活圏域**を単位とする事業量を盛り込むことになった。

(2) 地域包括ケアシステムの普遍化

2005（平成17）年の制度改正を受けて、地域包括ケアシステムを普遍化する観点からの検討が、地域包括ケア研究会によってはじめられ、2009（平成21）年に、第5期介護保険事業計画（2012〜2014年度）以降を展望した「地域包括ケア研究会報告書」[12]が公表された。これより次の通り、国の進める地域包括ケアシステムの共通認識が図られたものといえる。

地域包括ケアシステムとは、「ニーズに応じた住宅が提供されることを基本とした上で、生活上の安全・安心・健康を確保するために、医療や介護のみならず、福祉サービスを含めたさまざまな生活支援サービスが日常生活の場（日常生活圏域）で適切に提供できるような地域での体制」ということである。その理想的な地域包括ケア圏域は、「おおむね30分以内に駆けつけられる圏域」とし、具体的には、中学校区を基本とする。

2011（平成23）年6月に公布された「介護サービスの基盤強化のための介護保険法等の一部を改正する法律」では、政策目標として「地域包括ケアシステム」の構築が掲げられ、「医療」「介護」「予防」「住まい」「生活支援」の各サービスが切れ目なく提供されるよう、基盤強化を目指すことになった。この理念は、介護保険法の**「国及び地方公共団体の責務」**（法5条3項）として明文化された。国では、「地域包括ケアシステム」の概念図（**図7-3-1**）とともに、実現に向けた方針を示している[13]。

(3) 自助・互助・共助・公助の役割分担

地域包括ケアシステム構築にあたっては、その前提となる自助、互助、共助、公助の役割分担の確立が「地域包括ケア研究会報告書」において指摘され、「今後の社会保障の在り方について」（平成18年5月・社会保障の在り方に関する懇談会）等の議論を参考に、次の通り定義されている[12]。
- 自助：自ら働いて、又は自らの年金収入等により、自らの生活を支え、

日常生活圏域
市町村介護保険事業計画において創設された地域密着型サービスの事業量を盛り込む際に、「地理的条件、人口、交通事情その他社会的条件、介護給付等対象サービスを提供するための施設の整備の状況等を総合的に勘案し、利用者の最も身近な圏域」を単位とすることとされた。

国及び地方公共団体の責務（法5条3項）
「国及び地方公共団体は、被保険者が、可能な限り、住み慣れた地域でその有する能力に応じ自立した日常生活を営むことができるよう、保険給付に係る保健医療サービス及び福祉サービスに関する施策、要介護状態等となることの予防又は要介護状態等の軽減若しくは悪化の防止のための施策並びに地域における自立した日常生活の支援のための施策を、医療及び居住に関する施策との有機的な連携を図りつつ包括的に推進するよう努めなければならない。」

173

図7-3-1　地域包括ケアシステム

> ○ 団塊の世代が75歳以上となる2025年を目途に、重度な要介護状態となっても住み慣れた地域で自分らしい暮らしを人生の最後まで続けることができるよう、**住まい・医療・介護・予防・生活支援が一体的に提供される地域包括ケアシステムの構築**を実現していきます。
> ○ 今後、認知症高齢者の増加が見込まれることから、認知症高齢者の地域での生活を支えるためにも、地域包括ケアシステムの構築が重要です。
> ○ 人口が横ばいで75歳以上人口が急増する大都市部、75歳以上人口の増加は緩やかだが人口は減少する町村部等、高齢化の進展状況には大きな地域差が生じています。
> 地域包括ケアシステムは、保険者である市町村や都道府県が、地域の自主性や主体性に基づき、地域の特性に応じて作り上げていくことが必要です。

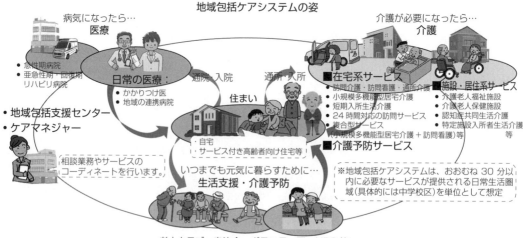

地域包括ケアシステムの姿

出典）厚生労働省ウェブサイト「地域包括ケアシステム」.

自らの健康は自ら維持すること。

● 互助：インフォーマルな相互扶助。例えば、近隣の助け合いやボランティア等。

● 共助：社会保険のような制度化された相互扶助。

● 公助：自助・互助・共助では対応できない困窮等の状況に対し、所得や生活水準・家庭状況等の受給要件を定めた上で必要な生活保障を行う社会福祉等。

そのうえで、自助を基本としながら互助、共助、公助の順で取り組むこと、また、互助の取組みが高齢者に好影響を与えているとして、これまでの地縁・血縁に依拠するだけでなく、さまざまなきっかけによる多様な関係をもとに互助を進めることが提案されている。地域包括ケアシステムの構築にあたり、こうした前提となる考え方を理解しておくことも重要となる。

共助
ここでの定義は、制度化された相互扶助として、社会保険を指していることに留意が必要である。介護保険は社会保険であり、「国民の共同連帯の理念に基づき」（法1条）設けられていることから、共助という解釈である。

B. 地域包括ケアシステムの深化・推進

[1] 社会保障と税の一体改革のもとで

　国策となった地域包括ケアシステムの構築は、介護保険制度に内在する課題に留まらず、社会保障制度全般に対する改革のもとで加速化している。国では、社会保障と税の一体改革の議論を進めてきたなかで、2012（平成24）年8月22日に成立した社会保障制度改革推進法の規定に基づき、1年以内に必要な法制上の措置をとることになった。しかし、制度改革の範囲は少子化対策・医療制度・介護保険制度・公的年金制度など広範なため、期限の2013（平成25）年8月21日に、改革の手順を示す法案骨子を閣議決定した。そして、10月には安倍首相（当時）が消費税率の引上げ（2014年度に5％から8％）を表明し、12月に「持続可能な社会保障制度の確立を図るための改革の推進に関する法律(社会保障制度改革プログラム法)」が成立した。

　同法において、改革の検討項目および実施時期等が明らかにされ、順次、個別の改正法案が国会に提出されることになった。そして、2014（平成26）年6月に、「地域における医療及び介護の総合的な確保を推進するための関係法律の整備等に関する法律（医療介護総合確保推進法）」が成立した。

　医療介護総合確保推進法により、従来、介護給付サービス等を対象としてきた「地域における公的介護施設等の計画的な整備等の促進に関する法律（地域介護施設整備促進法）」が、「地域における医療及び介護の総合的な確保の促進に関する法律（医療介護総合確保法）」へと改正された。

　医療介護総合確保法の目的には、「地域において効率的かつ質の高い医療提供体制を構築するとともに地域包括ケアシステムを構築することを通じ、地域における医療及び介護の総合的な確保を促進する」（1条）ことが明記されている。同時に、「地域包括ケアシステム」の定義が次の通り明文化された。

　「『地域包括ケアシステム』とは、地域の実情に応じて、高齢者が、可能な限り、住み慣れた地域でその有する能力に応じ自立した日常生活を営むことができるよう、医療、介護、**介護予防**（中略）、住まい及び自立した日常生活の支援が包括的に確保される体制をいう」（2条1項）。

　また、医療介護総合確保推進法に基づき、2015（平成27）年度に施行された改正介護保険法の内容は、社会保障と税の一体改革のもとで、地域包括ケアシステム構築の観点から進められたものといえる。

　サービスの重点化、効率化の観点から、既述の通り、予防給付の訪問介

介護予防
（中略）とした箇所で次の通り説明している。「要介護状態若しくは要支援状態となることの予防又は要介護状態若しくは要支援状態の軽減若しくは悪化の防止をいう。」

護と通所介護が地域支援事業に移行し、市町村の実情による多様なサービス提供が可能となった。あわせて、社会保障充実分の新事業（在宅医療・介護連携推進事業、生活支援体制整備事業、認知症総合支援事業、地域ケア会議推進事業）が包括的支援事業に加わり、地域支援事業が拡充された。

また、通知によっていた地域ケア会議を、介護保険法に定めることとし、地域課題の把握から、介護保険事業計画等への反映が期待されている。そして、2025（令和7）年を見据えて、第6期（2015〜2017年度）以降の介護保険事業計画を地域包括ケア計画と位置づけ、第5期（2012〜2014年度）で開始した地域包括ケア実現のための方向性を継承しつつ、在宅医療介護連携等の取組みを本格化していくことになった。

［2］ 地域共生社会の実現に向けて

今日、地域包括ケアシステムの構築は、団塊ジュニアが高齢期に入る2040（令和22）年に向けて、地域共生社会の実現の観点から推進することも重要となっている。その背景として、日本社会が人口減少を続けるなかで高齢化が進行していることから、地域社会のつながりの希薄化による課題が顕在化したことを挙げられる。そのうえ、対象者別、機能別の公的支援では対応困難な複合化、複雑化した社会福祉課題が増加している。

そこで、地域共生社会の実現に向けて、「地域包括ケアの理念を普遍化し、高齢者のみならず、生活上の困難を抱える障害者や子どもなどが地域において自立した生活を送ることができるよう、地域住民による支え合いと公的支援が連動し、地域を『丸ごと』支える包括的な支援体制を構築し、切れ目のない支援を実現」することが重要課題となっている(14)。

2017（平成29）年6月に公布された「地域包括ケアシステムの強化のための介護保険法等の一部を改正する法律」においては、地域包括支援センターの機能強化を図るため、2015（平成27）年度に導入されたセンターの設置者による事業の評価が義務化された。また、地域支援事業の実施状況および効果に関する評価については、創設された**保険者機能強化推進交付金**に関する指標により、毎年度実施することになった。

そして、2020（令和2）年6月に公布された「地域共生社会の実現のための社会福祉法等の一部を改正する法律」による介護保険法改正において、「国及び地方公共団体の責務」（法5条）に関し、保険給付に係る施策等の包括的な推進にあたり、「地域住民が相互に人格と個性を尊重し合いながら、参加し、共生する地域社会の実現に資するよう努めなければならない」ことが盛り込まれることになった(15)。

地域包括ケアシステムの普遍化には、地域共生社会の実現に向けた、包

保険者機能強化推進交付金
介護保険における高齢者の自立支援、重度化防止等に関する市町村や都道府県の取組みを推進するための新たな交付金（自治体への財政的インセンティブ）として創設され、2018（平成30）年度に開始された。

括的支援体制の構築が不可欠となる。地域支援事業の拡充とともに、地域
包括支援センターの役割は増しており、責任主体である市町村には、地域
共生社会の実現を見据えた事業展開が求められている。

注)

ネット検索によるデータの取得日は，いずれも 2020 年 9 月 23 日.

(1) 本章では、「法」と略記する場合、「介護保険法（平成 9 年 12 月 17 日法律第 23 号)」を指している。

(2) 厚生省『厚生白書（平成 12 年版)』ぎょうせい，2000.

(3) 厚生省大臣官房政策課『21 世紀への架け橋―高齢者保健福祉推進十か年戦略（ゴールドプラン)』ぎょうせい，1991.

(4) 全国社会福祉協議会『在宅介護支援センター事業運営の方法』1997.

(5) 厚生労働省ウェブサイト「平成 11 年社会福祉施設等調査の概況」.

(6) 全国在宅介護支援センター協議会「これからの高齢者介護における在宅介護支援センターの在り方に関する検討委員会報告書」2004.

(7) 厚生労働省ウェブサイト「地域包括支援センターの機能強化等について」.

(8) 筒井孝子『地域包括ケアシステム構築のためのマネジメント戦略―integrated care の理論とその応用』中央法規出版，2014.

(9) 山口昇「地域包括ケアのスタートと展開」高橋紘士編『地域包括ケアシステム』オーム社，2012，pp. 12–37.

(10) 高齢者介護研究会『2015 年の高齢者介護―高齢者の尊厳を支えるケアの確立に向けて（高齢者介護研究会報告書 2003 年 6 月 26 日)』法研，2003.

(11) 厚生労働省ウェブサイト「介護保険制度改革の概要―介護保険法改正と介護報酬改定」.

(12) 三菱 UFJ リサーチ＆コンサルティングウェブサイト「地域包括ケア研究会　報告書―今後の検討のための論点整理」（平成 20 年度老人保健健康増進等事業).

(13) 厚生労働省ウェブサイト「地域包括ケアシステム」.

(14) 厚生労働省ウェブサイト「『地域共生社会』の実現に向けて」.

(15) 厚生労働省ウェブサイト「地域共生社会の実現のための社会福祉法等の一部を改正する法律」の公布について（通知）（令和 2 年 6 月 12 日社援発 0612 第 30 号，老発 0612 第 1 号，保発 0612 第 1 号，政統発 0612 第 1 号　厚生労働省社会・援護局長ほか).

▌理解を深めるための参考文献

● 辻哲夫ほか編『地域包括ケアの原点　小山剛の仕事』第一法規，2019.

「箱を作りたいのではなく、ケアのある地域を作りたい」という小山剛氏の信念に基づいた新潟県長岡市での実践を通して、地域包括ケアの本質に触れることができる。

コラム 地域包括支援センター──複合的な課題の増加

　地域共生社会に関する議論の中で、さまざまな分野の相談機関において、相談内容が多様化し、かつ1人の相談者が複数の課題を抱えているということが指摘されている。

　この傾向は**地域包括支援センター**の個別相談の現場においても同様である。高齢者が抱える課題の複雑化により、解決に至るまでのプロセスが長期化する事例も多くなっている。

　一例を挙げると、対象者は、高齢・独居・認知症・精神疾患で公営住宅に居住しているが、水漏れ騒動等によりご近所トラブルとなっている。一方ご家族は、市内に居住しているものの、娘、孫とも精神疾患があり日常生活のサポートが必要、といったケースがある。

　この事例に関しては、地域包括支援センター、市の高齢・障害関連所管、保健所、介護・障害サービス事業所が連携を図りながら、支援プランの作成、実施する上での役割分担の明確化により課題解決に向けた支援を実施した。こうした、世帯・家族単位で捉えた時に、解決すべき複数の課題がある事例は、高齢者をはじめ多くの相談機関で増えていると聞く。あわせて、既存の相談機関の多くが制度に基づいて設置されていることから、いわゆる**制度の狭間問題**（生活上の課題はあるが、制度に当てはまらない）も顕在化している。

　では、こうした相談にどうアプローチをすればよいのだろうか。国において、将来的に、分野を超えた包括的な相談を受け止められる機関を創設するといった方向性もあるようだが、一相談員のキャパシティや各制度における専門性の違いを考えると一足飛びにそうした機関ができるとは考えにくい。現状の中でできることは何か、ありきたりの言葉ではあるが、分野を超えた連携の仕組みを構築するということである。どこの市町村においても、高齢・障害・子どもなどそれぞれの分野での関係機関ネットワークはかなり構築されてきている。今後は、こうしたネットワーク同士をつなげていくことが重要である。

　定期的に事例検討を行い、連携における課題等について議論していく。また、制度の狭間の課題については、そのネットワークを活用して支援を行う。こうした地道な取組みを進めることで、市町村の中の複合的課題への支援基盤を構築する。まさに、地域包括支援センター業務の1つである「**地域包括支援ネットワーク**」構築への取組みがいま求められているのである。

第8章 高齢者に関連するその他の法律・施策

高齢者の多様なニーズに応えるためには、老人福祉法や介護保険法以外にも、質の高い生活を支える制度が必要である。この章では、高齢者の権利を擁護し、安全で自立した生活を支えるための制度、さらに高齢者を支える人びとを支援する仕組みについて学ぶ。

1

高齢者の人権を擁護し、また介護者の支援を行う高齢者虐待防止法について、その制度概要や虐待への対応方法を学習するとともに、高齢者虐待の実態やその背景について理解する（第1節）。

2

医療のニーズが高くなる高齢期の医療制度について、高齢化が進む中で継続可能性が模索されてきたこれまでの経緯を把握するとともに、現行の制度について学習する（第2節）。

3

安心して暮らせる住居の確保のための高齢者住まい法（第3節）、高齢期の安全な生活を保障するための法律、すなわち外出時の安全のためのバリアフリー法（第4節）、さらに高齢者の経済的な自立と安心のための高年齢者雇用安定法と就労支援（第5節）について、理解を深める。

4

仕事と家族のケアの両立を支援する育児・介護休業法について、主に介護休業の仕組みに焦点をあて学習する（第6節）。

5

認知症高齢者の増加を見据えた国の認知症施策について学び、認知症罹患者と共生する社会への理解を深める（第7節）。

1. 高齢者虐待防止法

A. 高齢者虐待防止法の概要

[1] 高齢者虐待防止法制定の背景

不適切なケア
手荒く介護する、乱暴な言葉と使うなど、虐待とまでは言えない、あるいは虐待とは判断できないが、そのまま放置すると虐待につながりかねないケアをいう。

　高齢者に対する虐待や**不適切なケア**は、「世話になっている」という意識から本人や家族が言い出しにくい、身体的・精神的な状況から本人が訴えるのが困難などの理由から表面化しにくい。特に家族が介護をしている場合には、高齢者本人に不適切なケアを受けているという意識がないことや、家族をかばって隠すことも少なくない。

　しかし、2000（平成12）年に介護保険制度が施行されて、家庭内に介護支援専門員（ケアマネジャー）をはじめとしたサービス事業者が入り、それら虐待や不適切なケアの実態が把握されるようになった。

　高齢者介護施設等においても、介護保険指定基準において禁止の対象となる具体的な行為に「身体的拘束その他入所者（利用者）の行動を制限する行為」が明記されたことや、施設サービスの利用が一般化し、利用者や家族の施設サービスへの期待が高まったこともあり、虐待防止への意識が強くなった。

　厚生労働省では身体拘束ゼロ作戦推進会議を設置し、2001（平成13）年には「身体拘束ゼロへの手引き～高齢者ケアに関わるすべての人に～」を発行して、身体拘束をはじめとする不適切なケアを排するよう進めてきた。

　2003（平成15）年には厚生労働省が財団法人医療経済研究機構に委託して、全国の介護保険事業所、保健所・保健センターを対象に「家庭内における高齢者虐待に関する調査」を行い、高齢者虐待の実態が明らかになった。また、研究者や実務家による日本高齢者虐待防止学会も同年に発足し、高齢者虐待防止に向けた体制整備に対する社会的要望が高まった。

　そして2005（平成17）年11月「**高齢者虐待の防止、高齢者の養護者に対する支援等に関する法律**」（以下、高齢者虐待防止法）が議員立法で可決、成立し、2006（平成18）年4月1日から施行された。

　なお虐待防止に関する法律は、このほか児童虐待防止法（2000年施行）、配偶者からの暴力の防止及び被害者の保護等に関する法律（DV防止法、2001年施行）、そして障害者虐待防止法（2012年施行）がある。

［2］高齢者虐待防止法の概要

（1）高齢者虐待防止法の内容

　高齢者虐待防止法では、国および地方公共団体の公的責任のもとで、高齢者虐待の防止と養護者の負担軽減、高齢者虐待の早期発見・早期対応の施策を進めることを定めている。そして市町村による相談・通報体制の整備、事実確認や被虐待高齢者の保護に係る権限の付与、養護者への支援措置、養介護施設等における虐待の防止および対応、市町村や都道府県の適切な権限行使等について規定している。

　また、国民全般に高齢者虐待に係る通報義務等を課し、福祉・医療関係者に高齢者虐待の早期発見等への協力を求めている。

（2）高齢者虐待とは

　高齢者虐待防止法では、「高齢者」を65歳以上の者とし（65歳未満の者であっても養介護事業にかかるサービスを利用している障害者も「高齢者」とみなす）、養護者による虐待と養介護施設従事者等による高齢者虐待に分けたうえで、以下の5つを虐待としている（**表8-1-1**）。

　また、高齢者虐待防止法には規定はないが、「セルフ・ネグレクト」「自己放任」の状態にある高齢者への支援も必要である。「セルフ・ネグレクト」とは、加齢による心身機能の低下、認知症や精神疾患、依存症などの理由から、生活意欲や生活能力が低下し、客観的に見れば本人の人権が侵害されている状態である。いわゆる「ゴミ屋敷」などで生活する高齢者もセルフ・ネグレクトに該当するといえる。セルフ・ネグレクトを「虐待」に含めるかどうかについては議論があるが、支援が必要であることは間違いない[1]。したがって、高齢者虐待に準じた対応として、**高齢者見守りネットワーク**や地域ケア会議のシステムを使いながら連携体制を構築し、本人等に粘り強く接しながら介入の機会を待つことが求められる。

　高齢者虐待防止法における養護者とは、「高齢者を現に養護する者であ

表8-1-1　高齢者虐待にあたる行為

身体的虐待	高齢者の身体に外傷が生じ、又は生じるおそれのある暴行を加えること
介護・世話の放棄・放任	高齢者を衰弱させるような著しい減食又は長時間の放置等、養護を著しく怠ること
心理的虐待	高齢者に対する著しい暴言又は著しく拒絶的な対応その他の高齢者に著しい心理的外傷を与える言動を行うこと
性的虐待	高齢者にわいせつな行為をすること又は高齢者をしてわいせつな行為をさせること
経済的虐待	高齢者の財産を不当に処分することその他当該高齢者から不当に財産上の利益を得ること

出典）高齢者虐待防止法2条より筆者作成.

高齢者見守りネットワーク
普段の生活や仕事の中で、できる範囲で高齢者に声かけなどを行いつつ、生活の異変や不調にいち早く気づき、必要なサービス等につなぐ緩やかなネットワークをいう。

地域ケア会議
高齢者個人に対する支援の充実と、それを支える社会基盤の整備とを同時に進めていく、地域包括ケアシステムの実現に向けた手法。地域包括支援センター等が主催し、
①医療、介護等の多職種が協働して高齢者の個別課題の解決を図るとともに、介護支援専門員の自立支援に資するケアマネジメントの実践力を高める。
②個別ケースの課題分析等を積み重ねることにより、地域に共通した課題を明確化する。
③共有された地域課題の解決に必要な資源開発や地域づくり、さらには介護保険事業計画への反映などの政策形成につなげる。
という目的を持つ。

養護者による介護・世話の放棄・放任
養護者による介護・世話の放棄・放任には、養護者以外の同居人による虐待行為の放置も含む。

表 8-1-2　高齢者虐待防止法に定める「養介護施設従事者等」の範囲

	養介護施設	養介護事業	養介護施設従事者等
老人福祉法による規定	・老人福祉施設 ・有料老人ホーム	・老人居宅生活支援事業	「養介護施設」又は「養介護事業」の介護保険法（※）業務に従事する者
介護保険法（※）業務に従事する者による規定	・介護老人福祉施設 ・介護老人保健施設 ・介護療養型医療施設 ・介護医療院 ・地域密着型介護老人福祉施設 ・地域包括支援センター	・居宅サービス事業 ・地域密着型サービス事業 ・居宅介護支援事業 ・介護予防サービス事業 ・地域密着型介護予防サービス事業 ・介護予防支援事業	

（※）業務に従事する者とは、直接介護サービスを提供しない者（施設長、事務職員等）や、介護職以外で直接高齢者に関わる他の職種も含む（高齢者虐待防止法 2 条）。

出典）厚生労働省「市町村・都道府県における高齢者虐待への対応と養護者支援について（平成 30 年改訂版）Ⅰ高齢者虐待防止の基本」2018, p.3.

って養介護施設従事者等以外の者」であり、金銭の管理、食事や介護などの世話、自宅の管理など、高齢者の世話をしている家族、親族、同居人等や、同居以外でも現に身辺の世話をしている親族・知人等が該当する。

　養介護施設従事者等による虐待の対象となる施設、事業は、**表 8-1-2** に列挙した通りである。なお、要件を満たさず対象施設に含まれない施設の場合は「養介護施設従事者等による虐待」の規定は適用されないが、「高齢者を現に養護する者」による虐待と考えられる場合は、「養護者による高齢者虐待」として対応する。

　医療機関における高齢者への虐待については高齢者虐待防止法の対象外であるが、医療法の規定に基づき都道府県等が検査し、不適正な場合には指導等を通じて改善を図ることになる。

B. 高齢者虐待の現状

　厚生労働省では高齢者虐待防止法に基づいて、全国の市町村や都道府県における高齢者への虐待対応の状況を 2007（平成 19）年から毎年調査している。本項では 2018（平成 30）年度の「高齢者虐待の防止、高齢者の養護者に対する支援等に関する法律に基づく対応状況等に関する調査結果」[2] から、高齢者虐待の現状を見ていくこととする。

［1］虐待の発生件数

　2018（平成 30）年度に高齢者虐待と認められた件数は、養護者によるものは 1 万 7,249 件と前年度より 171 件（1.0％）増加し、養介護施設従事者等によるものが 621 件と前年度より 111 件（21.8％）増加した（**表 8-1-3**）。

表 8-1-3　高齢者虐待の判断件数、相談・通報件数（平成 29 年度対比）

	養介護施設従事者等によるもの		養護者によるもの	
	虐待判断件数	相談・通報件数	虐待判断件数	相談・通報件数
30 年度	621 件	2,187 件	17,249 件	32,231 件
29 年度	510 件	1,898 件	17,078 件	30,040 件
増減 （増減率）	111 件 （21.8%）	289 件 （15.2%）	171 件 （1.0%）	2,191 件 （7.3%）

出典）厚生労働省「平成 30 年度『高齢者虐待の防止、高齢者の養護者に対する支援等に関する法律』に基づく対応状況等に関する調査結果」2019, p.3.

　このように、高齢者虐待防止法施行後の高齢者虐待の通報数、虐待判断件数は、年々増加しており、特に養介護施設従事者による虐待については、2006（平成 18）年度に 273 件であった通報が 2018 年度に 2,187 件と大幅に増えている。また、養護者による虐待および養介護施設従事者による虐待ともに通報件数と虐待判断件数には開きがあり、虐待に対しては、双方の事情を十分に考慮した慎重な判断と介入が求められることを示している。

［2］ 養護者による虐待

（1） 虐待の状況

　2018（平成 30）年度の養護者による虐待の相談・通報は 3 万 2,231 件であり、虐待判断事例は 1 万 7,249 件、被虐待高齢者の総数は 1 万 7,686 人であった。

　相談・通報者の内訳は、「介護支援専門員」が 28.4 % と最も多く、「警察」が 24.7 %、「家族・親族」が 8.4 %、「被虐待者本人」が 6.7 %、「介護保険事業所職員」が 6.2 %、「当該市町村行政職員」が 6.1 % であった。

　虐待判断事例 1 万 7,249 件、被虐待高齢者の総数 1 万 7,686 人の虐待の種別を見ると、「身体的虐待」が 67.8 % と最も多く、次いで「心理的虐待」39.5 %、「介護等放棄」が 19.9 %、「経済的虐待」が 17.6 %、「性的虐待」が 0.4 % となっている。

　虐待の程度（深刻度）は、5 段階評価で「3 生命・身体・生活に著しい影響」が 34.6 % と最も多く、次いで「1 生命・身体・生活への影響や本人意思の無視等」が 29.3 % であった。最も重い「5 生命・身体・生活に関する重大な危険」も 7.8 % と高い比率で発生している。虐待等による死亡事例（介護放棄、殺人、心中など）も 21 事例に上っており、深刻な状況にある。

　被虐待高齢者から見た虐待者の続柄は、「息子」が 39.9 % で最も多く、次いで「夫」が 21.6 %、「娘」が 17.7 % であった。虐待者の年齢は、「50 〜 59 歳」が 24.8 % と最も多く、次いで「40 〜 49 歳」が 17.3 %、「60 〜

69歳」が16.4％、「70～79歳」が15.4％の順となっている。家族形態は、「被虐待者のみと同居」が50.9％で最も多く、「被虐待者及び他家族同居」の36.1％と合わせると、86.9％が被虐待者の同居家族であった。

虐待の発生要因としては、「虐待者の介護疲れ・介護ストレス」が25.4％で最も多く、次いで「虐待者の障害・疾病」18.2％であった（**表8-1-4**）。

ここからは、同居している介護者（特に男性）が、家事や介護を担う中でストレスをため、そこに自らの疾病等が重なって虐待に至る状況が浮かび上がってくる。

表8-1-4　虐待の発生要因

	発生原因	件数	割合
虐待者側の要因	虐待者の介護疲れ・介護ストレス	2,447	25.4%
	虐待者の障害・疾病	1,757	18.2%
	被虐待者と虐待者の虐待発生までの人間関係	1,214	12.6%
	虐待者の性格や人格（に基づく言動）	912	9.5%
	虐待者の知識や情報の不足	841	8.7%
	虐待者の精神状態が安定していない	722	7.5%
	虐待者の飲酒の影響	534	5.5%
	虐待者の介護力の低下や不足	466	4.8%
	虐待者の理解力の不足や低下	148	1.5%
	虐待者の孤立・補助介護者の不在等	105	1.1%
	虐待者の外部サービス利用への抵抗感	60	0.6%
	虐待者のギャンブル依存	25	0.3%
	周囲の声やプレッシャー	2	0.0%
	虐待者側のその他の要因	187	1.9%
被虐待者の状況	被虐待者の認知症の症状	1,376	14.3%
	被虐待者のその他の身体的自立度の低さ	344	3.6%
	被虐待者の精神障害、知的障害、認知機能の低下	332	3.4%
	被虐待者本人の性格や人格（に基づく言動）	282	2.9%
	被虐待者が外部サービスの利用に抵抗感がある	55	0.6%
	被虐待者への排泄介助の困難さ	51	0.5%
	被虐待者側のその他の要因	87	0.9%
家庭の要因	経済的困窮（経済的問題）	1,042	10.8%
	家庭内の経済的利害関係（財産、相続）	181	1.9%
	家庭における養護者と他の家族との問題	109	1.1%
	配偶者や家族・親族の無関心、無理解、非協力	102	1.1%
	家庭におけるその他の要因	77	0.8%
その他	ケアサービスの不足・ミスマッチ等のマネジメント	24	0.2%
	その他のケアマネジメントや制度関係の問題	0	0.0%

（注）回答のあった9,637件の事例を集計（複数回答）。

出典）厚生労働省「平成30年度『高齢者虐待の防止、高齢者の養護者に対する支援等に関する法律』に基づく対応状況等に関する調査結果　表38」2019, pp.14-15.

(2) 被虐待高齢者の状況

　一方虐待を受けている被虐待高齢者を見ると、被虐待高齢者 1 万 7,686 人のうち「女性」が 76.3％を占め、年齢では「80 〜 84 歳」が 24.4％、「75 〜 79 歳」が 20.5％であった。要介護認定の状況は、「認定済み」が 67.7％であり、要介護別の内訳は「要介護 1」が 24.4％、「要介護 2」が 21.8％、「要介護 3 以上」が 38.2％であった。また、要介護認定者における認知症高齢者の日常生活自立度Ⅱ以上は 71.7％、要介護認定者のうち障害高齢者の日常生活自立度 A 以上は 70.6％であった。さらに、被虐待高齢者に重度の認知症がある場合には「介護等放棄」を受ける割合が高く、軽度の認知症の場合は「身体的虐待」が多いという傾向がみられた。

　ここからは、身の回りの自立ができなくなり、なんらかの認知症状が出現した女性が、同居家族の介護を受けながら在宅生活を送る中で、被虐待者となっている状況が見えてくる。

(3) 虐待への対応状況

　養護者による虐待については、虐待への対応として「被虐待高齢者と虐待者を分離していない事例」が 50.0％であった。分離していない事例の対応としては、「養護者に対する助言・指導」が 53.1％で最も多く、次いで「ケアプランの見直し」が 26.8％、「被虐待者が新たに介護保険サービスを利用」が 7.8％、「被虐待者が介護保険以外のサービスを利用」が 5.0％、「養護者が介護負担軽減のための事業に参加」が 2.7％であった。

　一方、分離を行った事例は全体の 27.8％であり、その内容としては「介護保険サービスの利用」が 32.3％で最も多く、次いで「医療機関への一時入院」が 17.2％、「やむを得ない事由等による措置」が 14.7％、「住まい・施設等の利用」が 14.1％、「緊急一時保護」が 10.5％、「転居など」が 6.1％であった。

　また、被虐待者の権利擁護については、成年後見制度利用は 1,586 人（うち市町村長申立 980 人）、日常生活自立支援事業の利用は 340 人であった。

［3］ 養介護施設従事者等による虐待

(1) 虐待の状況

　2018（平成 30）年度の養介護施設従事者等による虐待の相談・通報件数は、2,187 件、虐待判断件数は 621 件、特定された被虐待高齢者は 927 人であった。

　相談・通報者の内訳は「当該施設職員」が 21.6％と最も多く、次いで「家族・親族」が 19.7％、「当該施設管理者等」が 15.3％、「当該施設元職員」が 7.6％であった。なお、「本人による届出」は 2.0％となっている。

認知症高齢者の日常生活自立度
認知症高齢者の介護の度合いを分類したもの。
Ⅰ：何らかの認知症を有するが、日常生活は家庭内および社会的にほぼ自立している。
Ⅱ：日常生活に支障を来たすような症状・行動や意思疎通の困難さが多少見られても、誰かが注意していれば自立できる。
Ⅲ：日常生活に支障を来たすような症状・行動や意思疎通の困難さが見られ、介護を必要とする。
Ⅳ：日常生活に支障を来たすような症状・行動や意思疎通の困難さが頻繁に見られ、常に介護を必要とする。
M：著しい精神症状や問題行動あるいは重篤な身体疾患が見られ、専門医療を必要とする。

障害高齢者の日常生活自立度
高齢者の日常生活自立度を客観的かつ短時間に判定することを目的として作成したもの。
J：生活自立
何らかの障害等を有するが、日常生活はほぼ自立しており独力で外出する。
A：準寝たきり
屋内での生活はおおむね自立しているが、介助なしには外出しない
B：寝たきり
屋内での生活は何らかの介助を要し、日中もベッド上での生活が主体であるが、座位を保つ。①車いすに移乗し、食事、排泄はベッドから離れて行う。②介助により車いすに移乗する。
C：寝たきり
1日中ベッド上で過ごし、排泄、食事、着替えにおいて介助を要する。①自力で寝返りをうつ。②自力では寝返りもうてない。

日常生活自立支援事業
認知症高齢者、知的障害者、精神障害者等のうち

判断能力が不十分な人が地域において自立した生活が送れるよう、利用者との契約に基づき、福祉サービスの利用援助等を行う。実施主体は都道府県・指定都市社会福祉協議会であるが、実際の窓口業務等は市町村の社会福祉協議会等で実施している。

虐待の事実が認められた 621 施設の種別としては、「特別養護老人ホーム（介護老人福祉施設）」が 34.9％で最も多く、次いで「有料老人ホーム」が 23.0％、「認知症対応型共同生活介護（グループホーム）」が 14.2％、「介護老人保健施設」が 8.1％であった。

虐待の種別では「身体的虐待」が 57.5％で最も多く、次いで「心理的虐待」27.1％、「介護等放棄」19.2％、「経済的虐待」5.8％、「性的虐待」5.4％であり、これら虐待事例のうち 21.9％に身体拘束があった。虐待の程度（深刻度）では、5 段階評価で最も軽い「1 生命・身体・生活への影響や本人意思の無視等」が 60.4％である一方、最も重い「5 生命・身体・生活に関する重大な危険」が 2.9％あり、死亡事例も 1 件発生している。

虐待を行ったと特定された職員は、「介護職」が最も多く 84.1％であり、相対的に男性の比率が高く、また男女ともに 30 歳未満の若年層が多い傾向がある。虐待の発生要因としては、「教育・知識・介護技術等に関する問題」が 58.0％で最も多く、次いで「職員のストレスや感情コントロールの問題」が 24.6％、「倫理観や理念の欠如」「人員不足や人員配置の問題及び関連する多忙さ」がそれぞれ 10.7％であった。

また、虐待の事実が認められた 621 件の施設・事業所のうち、32.2％にあたる 200 件が過去何らかの指導等を受けているほか、過去にも虐待事例が発生していたケースも 20 件あり、虐待の背景に事業所運営に関する構造的要因があることも推察できる。

(2) 被虐待高齢者の状況

被虐待高齢者 927 人のうち、「女性」が 74.2％であり、年齢は「85 ～ 89 歳」が 24.8％、「90 ～ 94 歳」が 21.3％であった。また、要介護度 3 以上の者が 78.2％、認知症高齢者の日常生活自立度 II 以上の者が 80.5％、障害高齢者の日常生活自立度 A 以上の者が 64.0％であった。特に、被虐待高齢者の認知症が重度の場合は、身体的虐待を受ける割合が高かった。

ここからは、認知症があり、要介護度 3 以上の高齢の女性が被虐待者になりやすいことがわかる。

(3) 虐待への対応状況

市町村または都道府県が、虐待の事実を認めた事例 691 件[3] について、市町村または都道府県による指導等（複数回答）は、「施設等に対する指導」が 487 件、「改善計画提出依頼」が 438 件、「従事者等への注意・指導」が 287 件であった。

介護保険法に基づいた権限の行使としては「報告徴収、質問、立入検査」が 210 件、「改善勧告」が 80 件、「改善勧告に従わない場合の公表」が 3 件、「改善命令」が 21 件、「指定の効力停止」が 3 件であった。また

老人福祉法に基づいた権限の行使としては「報告徴収、質問、立入検査」が53件、「改善命令」が17件、「事業の制限、停止、廃止」が1件であった。

[4] 虐待対応の体制整備の現況

　市町村における体制整備等については、「高齢者虐待の対応の窓口となる部局の住民への周知」が8割以上の市町村で実施されているが、高齢者虐待防止ネットワークのうち、「保健医療福祉サービス介入支援ネットワーク」の構築、「関係専門機関介入支援ネットワーク」の構築は、いずれも半分程度にとどまっている。

　都道府県における体制整備等については、「普及啓発（市町村職員等の研修）」は9割程度、「権利擁護相談窓口の設置」は7割の都道府県で実施されていた。しかし、「普及啓発（地域住民向けのシンポジウム等）」「身体拘束ゼロ作戦推進会議の開催」などの実施は3割程度にとどまっている。

C. 虐待への対応と虐待予防

　高齢者虐待防止法では、高齢者虐待の防止、高齢者虐待を受けた高齢者の迅速かつ適切な保護および適切な養護者に対する支援を行うため、国および地方公共団体、国民、高齢者の福祉に業務上または職務上関係のある団体および従事者等に対する責務を定めている。

　本項では、高齢者虐待防止法と厚生労働省発行の「市町村・都道府県における高齢者虐待への対応と養護者支援について（平成30年改訂版）」[4]から、国および地方公共団体の施策や体制を確認し、虐待の予防や対応の施策、実践について見ていく。

[1] 国および地方公共団体等各主体の役割

(1) 国の責務と役割

　国は高齢者虐待の事例分析を行って、虐待への適切な対応方法や養護の方法その他必要な事項の調査研究を行うこととなっており（26条）、法に基づく対応状況等調査として、高齢者虐待の要因分析や虐待防止に資する市町村の体制整備等に関する調査研究を毎年行っている。この他、「高齢者権利擁護等推進事業」として職員研修の実施などの介護施設・サービス事業者への支援、専門的相談体制構築などの市町村への支援、地域住民への普及啓発などを実施する都道府県に対しては、事業費の2分の1を補助している。また、地方公共団体とともに、成年後見制度の周知および利用

に係る経済的負担の軽減のための措置等を講じ、成年後見制度が広く利用されるようにすることとなっている（28条）。

(2) 都道府県の責務と役割

都道府県は、養護者による高齢者虐待については市町村間の連絡調整と市町村への情報提供と助言（19条）を行い、養介護施設従事者等による高齢者虐待については老人福祉法または介護保険法に規定する権限の適切な行使（24条）と養介護施設従事者等による高齢者虐待の状況、対応措置等の公表（25条）を図ることとなっている。

(3) 市町村の責務と役割

市町村は、第一義的に、高齢者虐待の防止、高齢者虐待を受けた高齢者の迅速かつ適切な保護および適切な養護者に対する支援を行い、役割を果たすこととなっている（表8-1-5）。なお、市町村は高齢者虐待対応協力者のうち適当と認められる機関に事務の一部または全部を委託することが可能（17条）であり、実際にはより地域に密着した立場である地域包括支援センターが、高齢者虐待対応協力者として市町村と協力しながら虐待対

高齢者虐待対応協力者
老人介護支援センター、地域包括支援センター、その他関係機関、民間団体等（9条、16条）。

高齢者虐待対応協力者に委託可能な事務
①相談、指導および助言（6条）
②通報または届出の受理（7条、9条）
③高齢者の安全の確認、通報または届出に係る事実確認のための措置（9条）
④養護者の負担軽減のための措置（14条）

老人福祉法に規定する措置をとった場合
養護老人ホームや特別養護老人ホームへの入所など老人福祉法に規定する措置をとった場合、市町村長または当該措置に係る養介護施設の長は、養護者による高齢者虐待の防止および当該高齢者の保護の観点から、当該養護者による高齢者虐待を行った養護者について当該高齢者との面会を制限することができる（13条）。

成年後見制度の申立て
本人、配偶者、四親等内の親族、検察官、市町村長が行える。

表8-1-5 市町村の役割

● 養護者による高齢者虐待について
(1) 高齢者や養護者に対する相談、指導、助言（6条）
(2) 通報を受けた場合、速やかな高齢者の安全確認、通報等に係る事実確認、高齢者虐待対応協力者と対応について協議（9条1項）
(3) 老人福祉法に規定する措置及びそのための居室の確保、成年後見制度利用開始に関する審判の請求（9条2項、10条）
(4) 立入調査の実施（11条）
(5) 立入調査の際の警察署長に対する援助要請（12条）
(6) 施設入所した場合の養護者の面会の制限（13条）
(7) 養護者に対する負担軽減のための相談、指導及び助言その他必要な措置（14条）
(8) 専門的に従事する職員の確保（15条）
(9) 関係機関、民間団体等との連携協力体制の整備（16条）
(10) 対応窓口、高齢者虐待対応協力者の名称の周知（18条）
● 養介護施設従事者等による高齢者虐待について
(1) 対応窓口の周知（21条5項、18条）
(2) 通報を受けた場合の事実確認等
(3) 養介護施設従事者等による高齢者虐待に係る事項の都道府県への報告（22条）
(4) 高齢者虐待の防止及び被害高齢者の保護を図るための老人福祉法又は介護保険法に規定する権限の適切な行使（24条）
● 財産上の不当取引による被害防止（27条）
(1) 養護者、親族又は養介護施設従事者等以外の第三者による財産上の不当取引の被害に関する相談の受付、関係部局・機関の紹介
(2) 財産上の不当取引の被害を受け、又は受けるおそれのある高齢者に係る審判の請求

出典）厚生労働省「市町村・都道府県における高齢者虐待への対応と養護者支援について（平成30年改訂版）I 高齢者虐待防止の基本」2018, p.12. 筆者一部改変.

応を行っていることが多い。

　また、市町村には、介護保険法に規定する包括的支援事業として高齢者虐待の防止、対応の義務の実施が義務づけられており、高齢者虐待防止法とともに運用していくこととなっている。

（4）その他の主体の責務と役割

①国民の責務と役割

　国民には、高齢者虐待の防止と養護者に対する支援への理解を深め、国等の施策に協力することが求められている（4条）。そして、養護者による高齢者虐待を発見した場合は、高齢者の生命または身体に重大な危険が生じている場合は市町村に**通報義務**があり、それ以外は市町村への**通報努力義務**がある（通報義務、通報努力義務 7条）。

②保健・医療・福祉関係者の責務と役割

　高齢者の福祉に業務上または職務上関係のある者は、高齢者虐待の早期発見に努め、施策に協力するよう努めなければならない（5条）。

③養介護施設の設置者、養介護事業者等の責務と役割

　養介護施設の設置者および養介護事業を行う者は、従事者に対する研修の実施のほか、利用者や家族からの苦情処理体制の整備その他従事者等による高齢者虐待の防止のための措置を講じなければならない（20条）。また、養介護施設従事者等は、養介護施設従事者等による高齢者虐待を受けたと思われる高齢者を発見した際には、速やかにこれを市町村に通報しなければならない（養介護事業者従事者等の通報義務 21条1項）。

［2］虐待への対応とその予防

（1）**養護者**による虐待への対応とその予防

　養護者による虐待や不適切なケアは、家庭内という密室で起こっており発見しにくいという特性があるため、虐待等の発生要因を理解し、地域とともに未然に防ぐための取組みが必要である。

1）虐待の発生要因等の理解

　虐待は虐待者と被虐待者双方の経済的な問題や心理的問題、社会的問題、それまでの家族関係などの多様な原因が重なって引き起こされることが多い（**表8-1-4**）。家庭全体の状況や社会との関係から、虐待の背景を理解していかなければならない。

2）虐待対応の基本的視点

　高齢者虐待に介入する際は、以下の基本的視点に基づいて組織的に対応することが必要である。

包括的支援事業
○総合相談支援業務
○権利擁護業務
○包括的・継続的ケアマネジメント支援業務
○介護予防ケアマネジメント業務
○地域包括支援センターの運営
○地域ケア会議の充実
○在宅医療・介護連携推進事業
○認知症総合支援事業
○生活支援体制整備事業

養介護事業者従事者等の通報義務
当該養介護施設または養介護事業において業務に従事する者が、施設および事業所で虐待を発見したときは、通報義務がある。また、養介護施設従事者等による高齢者虐待を従業員以外が見つけた場合には、生命の危険があれば通報義務、そうでない場合は通報努力義務がある（21条2・3項）。

①継続的な支援

　虐待の発生予防から、虐待を受けた高齢者が安定した生活を送れるまでの継続的な切れ目ない支援体制を構築する。

②高齢者自身の意思の尊重

　虐待を受けた高齢者の気持ちに配慮し、高齢者自身が安心して自由に気持ちを表出できるような支援が必要である。生命・身体の保護のためやむを得ず養護者と分離するなどの場合も、丁寧な説明を続け、同意を得るように努めていく。

③未然に防ぐための積極的なアプローチ

　養護者の心身の疲労を防ぎ負担の軽減を図るため、介護知識の伝達や介護保険制度等の利用を勧めるなど、地域とともに働きかける。

④早期発見・早期対応

　民生委員や、自治会・町内会等の地域の組織との協力連携、地域住民への普及啓発、関係機関等との連携体制など早期発見の仕組みを構築する。

⑤養護者への支援

　養護者自身も支援が必要な状況であるとの認識の下、養護者と高齢者が安心して地域での生活を送るための支援を行う。しかし、高齢者と養護者の利害が対立する場合も少なくないため、複数の職員が高齢者の支援と養護者の支援を別々に担当する体制をとることも必要である。

⑥関係機関との連携とチームでの対応

　虐待はさまざまな要因から発生するため、介護保険サービスを始め、高齢者福祉制度、障害福祉制度、医療・保健、生活保護制度など、多様な支援を使いながら地域での暮らしを支えていく。専門機関と地域がネットワークを組み、事例ごとにチームを構成して支援していくこととなる。

⑦プライバシーの配慮と保護

　医療・福祉関係事業者が個人情報を第三者に提供する場合は、原則として本人の同意を得ることが必要であるが、高齢者虐待については関係者が連携して解決にあたることが求められており、個人情報保護法23条による例外規定に該当するものとして情報提供を行うことが可能である。しかし、相談や調査内容は家族関係など繊細で複雑なものが多いため、プライバシーへの十分な配慮と守秘義務の徹底は当然である。

3）高齢者虐待防止ネットワークの構築

　市町村においては、高齢者虐待の防止や早期発見、虐待を受けた高齢者や養護者に対する適切な支援を行うために、関係機関や民間団体との連携協力体制を整備することとなっており（16条）、地域の実情に応じて「高齢者虐待防止ネットワーク」を以下のように重層的に構築し、多面的な支

第三者提供の制限（個人情報保護法23条1項2号）の例外規定
個人情報の取扱事業者は、次に掲げる場合を除くほか、あらかじめ本人の同意を得ないで、個人データを第三者に提供してはならない。
「人の生命、身体又は財産の保護のために必要がある場合であって、本人の同意を得ることが困難であるとき」

援のできる体制を整備していく。

① 「早期発見・見守りネットワーク」―住民を中心とした身近な地域における
　見守り機能

　地域住民、民生委員の他、社会福祉協議会、人権擁護委員、自治会、老人クラブ、家族会、特定非営利活動法人・ボランティア団体などさまざまな主体が参加して、高齢者の生活の異変の早期発見・見守りを行う「高齢者等の見守りネットワーク」が、全国的に構成されている。また新聞、郵便、宅配など、普段の暮らしと密着する事業者とのネットワーク協定の締結も増え、多様な視点からの早期発見・見守りによる効果が期待されている。

② 「保健医療福祉サービス介入ネットワーク」―相談・介護支援を中心とした
　一次的な虐待対応機能（一次対応機能）

　介護サービス事業所等が連携し、現に発生している高齢者虐待事例にどのように対応するかをチームとして検討し、具体的な支援を行っていくためのネットワークである。しかし、独立したネットワークだけを指すものではなく日常業務における連携や、地域包括支援センターが開催する地域ケア会議がこのネットワークとしての機能を担っている場合も多い。

③ 「関係専門機関介入支援ネットワーク」―専門的な虐待対応機能（二次対応
　機能）

　虐待に関する専門的な対応が必要な場合のネットワークであり、市町村を中心に、警察、弁護士、保健所、精神科等を含む医療機関、権利擁護団体、消防、消費者センター、精神保健福祉センターなどで構成する。生活困窮者自立支援事業、認知症初期集中支援チーム、医療介護連携の事業との連携も必要である。

4）養護者による虐待発生時の対応

　虐待または虐待につながるような不適切なケアの事例を発見した場合は、図 8-1-1、図 8-1-2 に示す通り、初動期段階→対応段階→終結段階というプロセスで介入を図る。

①初動期段階

　高齢者の生命・身体の安全確保のため、正確な情報を収集し、訪問調査等を実施して高齢者と養護者、家庭の状況を把握したのち、コアメンバー会議を開催して、虐待の有無の判断、緊急性の判断、対応方針の決定を行う。高齢者の生命または身体に関わる事態が生じているおそれがあるにもかかわらず調査や介入が困難な場合には、緊急的な対応措置として、市町村長の権限で立入調査を行うことができる（11 条）。なお、市長村長は、立ち入り調査等の際、必要があると認めるときは、当該高齢者の住所または

認知症初期集中支援チーム
医師、看護師、社会福祉士など複数の専門職が家族の訴え等により認知症が疑われる人や認知症の人およびその家族を訪問し、アセスメント、家族支援などの初期の支援を包括的、集中的（おおむね 6 ヵ月）に行い、自立生活のサポートを行うチーム。地域包括支援センター、診療所、病院、認知症疾患医療センター、市町村に配置される。

コアメンバー会議
高齢者虐待防止を担当する市町村管理職および担当職員と地域包括支援センター職員によって構成され、虐待の有無や緊急性の判断、対応方針を市町村の責任において決定する会議。

図 8-1-1　養護者による高齢者虐待対応の対応手順（全体フロー図 1/2）

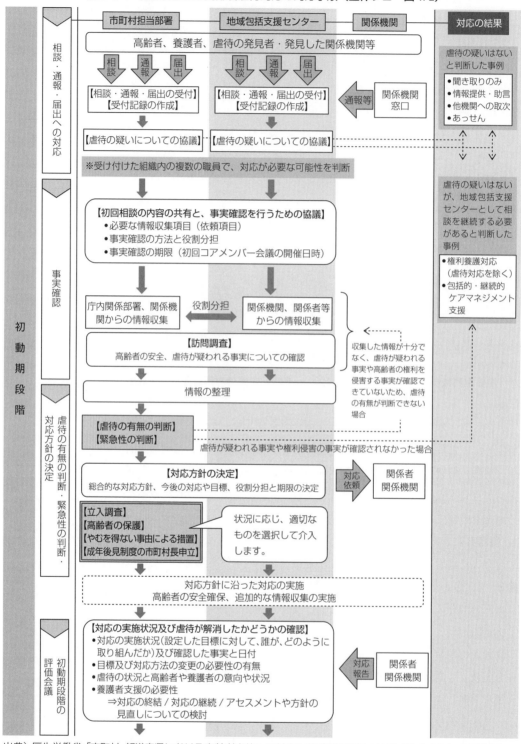

出典）厚生労働省「市町村・都道府県における高齢者虐待への対応と養護者支援について（平成 30 年 3 月改訂）
　　　Ⅱ養護者による虐待への対応（市町村における業務）」2018, p.33 を一部改変.

図 8-1-2 　養護者による高齢者虐待対応の対応手順（全体フロー図 2/2）

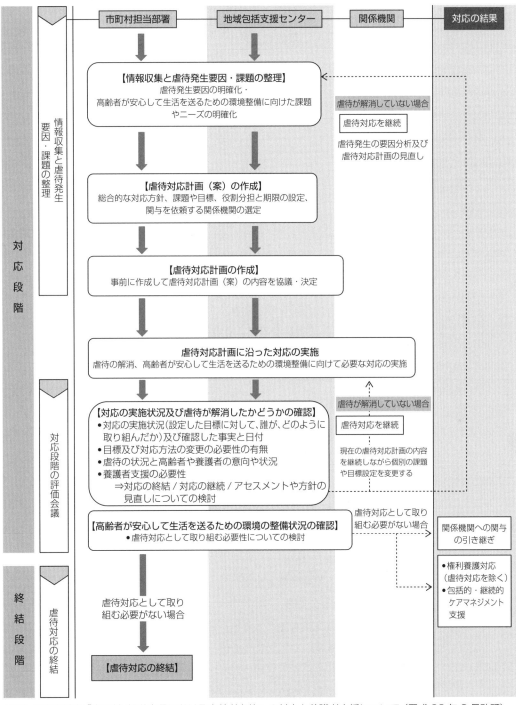

出典）厚生労働省「市町村・都道府県における高齢者虐待への対応と養護者支援について（平成 30 年 3 月改訂）
　　　Ⅱ養護者による虐待への対応（市町村における業務）」2018, p.34 を一部改変.

居所の所在地を管轄する警察署長に対し援助を求めることができる（12条）。

②対応段階

　虐待を解消し、高齢者と養護者の生活の安定を図ることを目的に、虐待状況や要因、高齢者本人や養護者等の状況などをコアメンバー会議でアセスメントして虐待対応計画を作成し、具体的な支援を実施する。また他の方法では虐待の軽減が期待できない場合などには、高齢者を保護するため、養護者等から分離する手段を検討しなければならない。

　高齢者が自分の権利を十分に行使できない場合や、財産上の不当取引や経済的虐待などがある場合は、成年後見制度や日常生活自立支援事業の活用も含めた対応をとる。

③終結段階

　虐待が解消されたこと、また高齢者が安心して生活を送るために必要な環境が整ったことを確認し、評価会議で終結判断を行う。必要に応じて地域包括支援センターや関係機関との連絡体制を構築し、高齢者と養護者が地域で安定した生活を続けられるようにしていく。

(2) 養介護施設従事者等による虐待への対応とその予防

　養介護施設従事者等による虐待は、従事者の専門性や知識の不足のみならず、職員配置や人員不足、組織風土などの組織の構造的要因が関連して発生している。したがって、虐待の発生の予防から対応までの措置を組織的に講ずることが求められる。

1）職員および管理職の研修

　養介護施設における高齢者虐待の発生要因としては、教育、知識、技術の不足や職員のストレス問題がある。定期的に研修を実施して知識を高め、従事者の資質向上につなげることが重要である。また虐待防止教育だけではなく、虐待発見時の通報義務があることを周知する必要がある。

　虐待は組織的な取組みが必要なため、直接ケアにあたる職員だけではない幅広い層への研修機会を設けていく。

2）苦情体制等の整備

　養介護施設従事者等による虐待の疑いが生じた場合、その背後にはなれなれしい言葉遣いや、手荒な介護、利用者との個人的な関係などの不適切なケアが日常的に存在していることが多い。虐待につながる不適切ケアをなくすためにも、介護事故および苦情の原因解明や再発防止策の策定が重要である。具体的には、リスクマネジメント委員会や事故防止委員会などを組織し、事故のみならず事故に至る前のインシデント（ヒヤリハット）の報告と分析を組織的に進め、共有する取組みを進めていく。日ごろからケアに対して意見を言い合える風通しのよい組織を心がけるとともに、地

域との積極的な交流、第三者委員の設置、介護相談員派遣事業の利用を行い、透明性を向上していく。

3) 身体拘束廃止への継続的な取組み

高齢者施設では、転落や転倒、外出などを防ぐために「事故防止のためにやむを得ない」という理由で、身体拘束が行われてきた経緯がある。しかし、身体拘束は本人に屈辱感を与える重大な人権侵害であるとともに、拘束が拘束を生む悪循環に至り、虐待の発生につながりかねない。介護保険法施行時には介護保険事業者指定基準に身体拘束禁止が規定され、2001（平成13）年に「**身体拘束ゼロへの手引き**」が厚生労働省から発行された。身体拘束をなくすためには、身体拘束廃止委員会を設置するなど、経営層から現場職員まで一丸となって取り組むことが重要であり、身体拘束を廃止していく過程で提起されたさまざまな課題を真摯に受け止め、よりよいケアの実現に取り組んでいくことが求められる。

4) 養介護施設等における虐待発生時の対応

養介護施設等において虐待が発生した場合は、市町村が主体となって以下のように対応する。

①通報・事実確認

通報等を受けた市町村は高齢者虐待防止法の趣旨を受け、当該養介護施設等への指定権限等の有無にかかわらず、事実確認と対応を行う。当該市町村が指定権限を有していない場合は、指定権限等を有する都道府県と連携し実施する。

②虐待対応ケース会議の開催

事実確認の結果に基づいて、高齢者虐待担当部署職員、介護保険担当部署職員およびその他関連するメンバーによる虐待対応ケース会議で虐待の有無の判断と緊急性の判断、対応方針の決定を行う。

③改善計画の確認

養介護施設等に対し訪問調査の結果を報告し、改善が必要と考えられる事項と指導内容を通知する。養介護施設等は、通知を受けた後、定められた期限内に指導内容に対する改善計画書を提出する。提出された改善計画に、指導内容に対し具体的な行動計画に基づいた取組内容が記載されているか、組織全体として虐待の発生防止にかなった内容が記載されているか確認する。具体性に欠ける計画の場合は、修正の指導を行う。

④評価会議・モニタリング

改善計画書受理後、達成目標期日が経過した段階で、市町村は当該養介護施設等を訪問し、再発防止に向けた改善取組に対する評価を行う。改善取組が滞ったり、改善意識が見られない場合は、都道府県と連携して改善

第三者委員
社会福祉法78条1項（福祉サービスの質の向上のための措置等）により、事業者が地域住民や学識経験者など利害関係のない第三者に依頼して設置する。公正な立場で、かつ利用者に配慮しながら苦情解決などにあたる。

介護相談員派遣事業
市町村の研修と委嘱を受け、市町村に登録された相談員が介護サービスの現場を訪問し、利用者の疑問や不満を汲み取り、介護サービス提供事業者にフィードバックして事業者・利用者・保険者である市町村等の間の橋渡し役を果たし、利用者の不安解消を図るとともに、サービスの改善に結びつけるもの。介護保険上の地域支援事業の任意事業に位置づけられている。

身体拘束禁止の例外
ただし、高齢者本人や他の利用者の生命または身体が危険にさらされるなど、「緊急やむを得ない場合」は、例外的に高齢者虐待に該当しないとされている。その場合は、以下の3要件をすべて満たすことが必要である。
○切迫性：利用者本人または他の利用者の生命または身体が危険にさらされる可能性が著しく高い場合
○非代替性：身体拘束以外に代替する介護方法がないこと
○一時性：身体拘束は一時的なものであること

通報者の保護等
養介護施設等従事者が通報した場合、通報者は明かさずに調査を行うなど保護され（23条）、通報したことを理由に解雇などの不利益な取扱いを受けない（21条）。

①徘徊しないように、車いすやいす、ベッドに体幹や四肢をひも等で縛る。
②転落しないように、ベッドに体幹や四肢をひも等で縛る。
③自分で降りられないように、ベッドを柵（サイドレール）で囲む。
④点滴、経管栄養等のチューブを抜かないように、四肢をひも等で縛る。
⑤点滴、経管栄養等のチューブを抜かないように、または皮膚をかきむしらないように、手指の機能を制限するミトン型の手袋等をつける。
⑥車いすやいすからずり落ちたり、立ち上がったしないように、Y字型抑制帯や腰ベルト、車いすテーブルをつける。
⑦立ち上がる能力のある人の立ち上がりを妨げるようないすを使用する。
⑧脱衣やおむつはずしを制限するために、介護衣（つなぎ服）を着せる。
⑨他人への迷惑行為を防ぐために、ベッドなどに体幹や四肢をひも等で縛る。
⑩行動を落ち着かせるために、向精神薬を過剰に服用させる。
⑪自分の意思で開けることのできない居室等に隔離する。
出典）厚生労働省ウェブサイト「身体拘束ゼロへの手引き〜高齢者ケアに関わるすべての人に〜」2001, p.7.

勧告や改善命令などの権限を行使し、養介護施設等の改善取組を促す。また、養介護施設等の改善取組を継続させるために、第三者委員や介護相談員などの訪問による状況確認の実施や、養介護施設等内に設置した虐待防止委員会等での改善取組状況の点検等の結果をその都度市町村に報告してもらうなど、改善取組に対するモニタリングを行う。

⑤終結

最終的に必ず終結の判断を行う。

⑥市町村から都道府県への報告等

市町村は、養介護施設従事者等による高齢者虐待に関する通報等を受けた場合、虐待に関する事項を都道府県に報告しなければならず（22条）、都道府県にはその状況やとった措置について公表する義務がある（25条）。養介護施設等が調査に協力しない場合や、さらに都道府県と市町村が共同して事実の確認を行う必要が生じた場合には、高齢者虐待の事実が確認できていなくとも市町村から都道府県へ報告して対応する。

D. 高齢者虐待の今後の課題

高齢者虐待防止法の施行後多くの施策がなされたが、2018（平成30）年度の高齢者虐待は養護者によるもの、養介護施設従事者等によるものともに過去最高の発生件数であり、死亡事例も発生するなど深刻な状況である。

国においては、高齢者権利擁護等推進事業などの体制整備を進めているものの、虐待予防や虐待対応には地方自治体間での違いも出ている。

高齢者がどこで暮らしていても、意思や人格、生活歴や生活習慣を尊重され、安心して暮らせる社会を作るためには、地域における重層的なネットワークとアウトリーチの体制構築が不可欠であり、虐待予防、早期発見と早期介入にむけた国、地方自治体、養介護施設等従事者、および地域住民の一層の努力が求められている。

注）

ネット検索によるデータの取得日は，いずれも 2020 年 8 月 17 日.

(1) 東京都福祉保健局「高齢者虐待防止に向けた体制構築のために—東京都高齢者虐待対応マニュアル」2006,p.10.

(2) 厚生労働省「平成 30 年度『高齢者虐待の防止、高齢者の養護者に対する支援等に関する法律』に基づく対応状況等に関する調査結果」2019.

(3) 2017（平成 29）年度以前に虐待と認定して 2018（平成 30）年度に対応した 70 件を含む。

(4) 厚生労働省「市町村・都道府県における高齢者虐待への対応と養護者支援について（平成 30 年 3 月改訂）Ⅰ　高齢者虐待防止の基本、Ⅱ　養護者による虐待への対応（市町村による業務）、Ⅲ　養介護施設従事者等による虐待への対応」2018.

コラム　高齢者虐待の実態──いわゆるごみ屋敷について

　厚生労働省の統計によれば、2018（平成30）年度高齢者虐待に関する相談・通報件数は、養護者によるものだけで前年度に比べ7.3％伸びている。こうした状況を反映してか、当包括支援センターにおいても虐待に関する相談件数が少しずつ増加している。多くは高齢者虐待防止法に規定する5つの類型に当たるものが中心だが、法の対象外となる、いわゆる**セルフネグレクト**に該当する事例も散見される。

　ある辞書によれば、「セルフネグレクト＝成人が通常の生活を維持するために必要な行為を行う意欲・能力を喪失し、自己の健康・安全を損なうこと。必要な食事をとらず、医療を拒否し、不衛生な環境で生活を続け、家族や周囲から孤立し、孤独死に至る場合がある」と書かれている。セルフネグレクトの一例として必ず出てくるのが**ごみ屋敷**である。ごみ屋敷＝セルフネグレクトと捉えられやすいが、イコールではない。その状況は、量的には、足の踏み場もないという程度のものから屈まないと家の中に入れないといったものまで、また、質的には、集積物が食べ物中心の場合から、紙や衣類など乾いているもの中心の場合、時には生きている虫や動物中心の場合まで多様である。

　しかし、イコールではないと言った理由は、目に見える部分が多様というだけではなく、その背景も多様だということである。

　昨今環境への配慮からごみの分別や出し方も複雑になっており、認知症や精神疾患等によりごみ出しがうまくできず、結果としてごみがたまってしまう事例、さまざまなものを収集するタイプの事例、ごみに愛着（愛情）を持っている事例などなど。背景や原因が違えば支援（解決）の方法も変わる。収集癖のある利用者の方の自宅がごみ屋敷状態になったからと言って、ご本人の了解を得て片づけたとしても、根本的な原因が解決されなければ、早晩元の状態に戻ってしまう。

　基本的なことだが、**アセスメント**が大切だということである。生活の全体像を明らかにする情報収集、課題の抽出、分析を確実に行うということが、結果として適切な支援への近道となる。つまり相談の内容は、虐待などさまざまであっても、基本的なマネジメントのプロセスは変わらないということである。ただし忘れてならないのは、虐待の事例においては、生命の危険が伴うケースが多々あることから、行政を交えたチームでの対応、緊急性の判断などスピード感と確実性、そして何よりも慎重さが求められることである。

2. 高齢者医療確保法

A. 高齢者を対象とする保健・医療に関する制度の展開過程

[1] 高齢者を対象とする保健医療施策の概略

医療保障
一般的には、傷病者が医療サービスを受けられるようにする現物的な保障と、医療受診時の費用負担を軽減する経済的な保障との組み合わせと解釈されている。

わが国で高齢者のみを対象とする**医療保障**の制度ができたのは、地方自治体による先駆的な取組みが国を突き動かしたことによるものであった。当初は、高齢者の健康長寿のために医療を提供しやすくすることに重きが置かれていたが、その背景には、高度経済成長による国民生活水準の向上と税収の増加があったからであり、「経済から福祉へ」を願う国民世論が背景にあった。しかし、オイルショックによる経済成長の鈍化と老人医療費の増加、さらに人口の少子高齢化を背景に、高齢者への医療保障のあり方が転換していくことになる。そのポイントは、国庫負担を中心とした福祉の拡充から国庫負担の縮小および医療費削減のための、①高齢者による一定の自己負担、②各医療保険者からの支援（拠出金や支援金という名目）、③高齢者特有の傷病に適合する医療サービスの提供、④入院から地域へ、⑤予防の観点からの保健事業の充実、というものであった。

制度の具体的な変遷をみると、老人福祉法に基づく老人医療費支給制度が端緒となり、老人保健法に基づく老人医療制度への転換を経て、現行の高齢者医療確保法に基づく後期高齢者医療制度および前期高齢者医療制度に至っている。少子高齢化が進展するなかで、制度をどう維持していくかが課題となっている。

[2] 窓口での自己負担額が無料になる「老人医療費無料化」の実施

国民皆保険体制
日本の医療保険制度は、被用者を対象とする制度と、農業者や自営業者などの被用者以外の一般国民を対象とする国民健康保険制度が創設されていたが、後者の国民健康保険は当初、任意設立・任意加入の形態を採用していたため、適用対象から漏れてしまう国民が約3,000万人（人口の3分の1）存在していた。1958（昭和33）年の国民健康保険法の改正によって、市町村による保険事業の設立と対象住民の加入が義務化され、同法が1961年に施行されたことにより、「皆保険体制」が確立した。

わが国で最初に創設された高齢者を対象とする医療保障の制度は、1973（昭和48）年に実施された**老人医療費支給制度**である。一般的には、「老人医療費無料化」と呼ばれているが、70歳以上の高齢者（所得による支給制限あり）が、医療機関で受診した際の自己負担額を免除（無料に）するというもので、この費用は、老人福祉法の一部改正によって老人福祉制度の予算（国が3分の2、都道府県・市町村がそれぞれ6分の1を負担）から補助された。

この制度が創設された背景には、1961（昭和36）年にいわゆる「国民皆保険体制」が確立し、誰もが何らかの医療保険制度の対象とはなったも

のの、高齢者に医療が十分に行き届いていなかったことがある。高齢者の多くが市町村の運営する**国民健康保険**の被保険者となるか、健康保険や共済組合などの被用者保険の被保険者となっている親族（例：子ども）の被扶養者となっていたが、1961年当時、国民健康保険と被扶養者の給付率（＝自己負担割合）は原則5割であり、有病率が高いにもかかわらず、負担能力が決して高くない高齢者の受診率が低調であったことが「国民皆保険体制の欠陥」として指摘されていたのである[1]。

こうした課題に対して、独自の政策を進める地方自治体が登場する。その先駆けとなったのが、岩手県和賀郡沢内村（現・和賀郡西和賀町）である。同村では、高齢者の短命さと乳児の死亡率の高さを改善するために、1960（昭和35）年12月より65歳以上の高齢者を対象に「老人健康管理無料診療」を実施し、翌1961（昭和36）年4月からは60歳以上の高齢者と乳児に対し、国民健康保険の10割給付を実施した。その後、1969（昭和44）年に東京都と秋田県が老人医療費の無料化に踏み切ったことを契機に、各地の地方公共団体が追随し、1972（昭和47）年には、2県を除いて全国で老人医療費が無料化される状況となった[2]。これに政治情勢の影響も加わり、翌1973（昭和48）年1月より、国の制度として70歳以上の高齢者を対象とする「老人医療費無料化」が実施されることになった。

国民健康保険
戦前の1938（昭和13）年に国民健康保険法が制定される。サラリーマンなどの被用者を対象とする医療保険の対象とならない自営業者や退職後の高齢者などの一般国民が適用される医療保険で、市町村による運営（保険者）が原則であった。1958（昭和33）年の法改正で対象者の加入が義務化され、「皆保険」が確立する。2018（平成30）年度より、都道府県・市町村の共同運営となっている。

図8-2-1　老人医療費と1人当たり老人医療費の推移

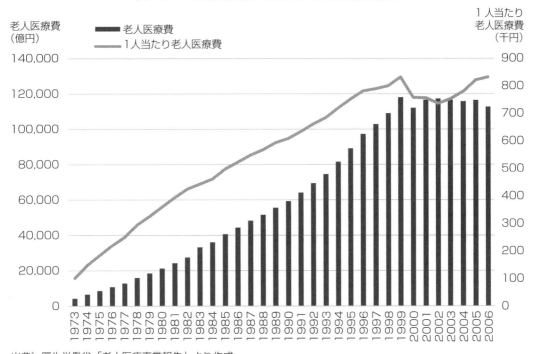

出典）厚生労働省「老人医療事業報告」より作成.

しかし、「老人医療費無料化」が実現できたのも、高度経済成長によって税収が増加したからであるが、同年に発生した第1次オイルショックによる経済成長の鈍化によって税収減が起こり、さらに受診率の上昇による老人医療費の増加が財政状況を圧迫していくことになる（図8-2-1）。国は、「増税なき財政再建」を旗印に国庫支出の削減を断行していくことになる。

[3] 老人保健法の制定による医療費の有料化へ

(1) 老人保健法制定の背景

1980年代に入ると、財政再建が政策課題となり、歳出の削減が社会保障にも及ぶようになる。とりわけ、「老人医療費無料化」の導入以降に顕著となっていた老人医療費の増加をどう抑制するかが大きな課題となっていたが、特別養護老人ホームなどの福祉サービスの量的な不足を医療機関が補い、「社会的入院」を生み出していたことも大きな要因の1つであった。とりわけ、定年退職者は被用者保険から国民健康保険の被保険者となる場合が多く、国民健康保険の高齢者の加入率が高まるだけでなく、老人医療費補助制度によって受診率も高まり、国民健康保険の財政を圧迫していた。被用者保険と国民健康保険の制度間の不均衡が高まるなか、各医療保険者の負担の公平化を図るべく、1982（昭和57）年8月に老人保健法が成立し、翌1983（昭和58）年2月から施行された。これにより70歳以上の者（寝たきりの場合65歳以上）[3]が医療機関を受診する際の一部負担金が導入（有料化）され、「老人医療費無料化」制度は廃止となった。

(2) 老人保健制度の概要

老人保健制度は、「医療」（以下、老人医療）と「医療以外の保健事業」（以下、保健事業）から構成され、老人医療については、医療機関での受診（外来・入院とも）の際に健康手帳を提示すると、高齢者の心身の特性に応じた医療が提供され、医療費の一部（当初は定額制、のちに定率制へ）を自己負担するというものであった。また、保健事業は、40歳以上の住民に対して市町村が各種の保健事業を実施し、健康管理や成人病予防など、老後の健康保持が推進されることになった。

①老人医療

老人医療の診療報酬については、高齢者の心身の特性等を踏まえ、㋐不必要な長期入院を是正し、できるだけ入院医療から地域および家庭における医療への転換を促進、㋑投薬、注射、点滴等より日常生活についての指導を重視した医療を確立する、という基本的な考え方が示された。また、一般病院や診療所とは異なる**老人病院**や老人病棟においては、新たな「**老人特掲診療料**」を定め、出来高払方式ではなく、定額方式（現在の包括払

方式に通じる）が採用され、過剰な医療供給や不必要な入院を抑制することが期待された[4]。

②保健事業

　市町村が実施主体となり、70歳以上（寝たきりの場合65歳以上）の住民などに対して「健康手帳」を交付したほか、40歳以上の住民に対する健康教育、健康相談、機能訓練、訪問指導のほか、**健康診査**（一般健康診査やがん検診）などが事業内容であった。

③老人保健制度の財源

　老人医療の財源は、老人医療費支給制度が公費（租税）で賄っていたのに対して、公費負担を圧縮するために、各医療保険からの「老人保健拠出金」という制度間の財政調整の仕組みが導入されることになった。当初は、公費が全体の3割で、各医療保険からの拠出金が7割となっており、のちにそれぞれ5割となる[5]。各医療保険からの拠出金の内訳は、半分を各医療保険者が給付した老人医療費の額に応じて割り振り（医療費按分）、残りの半分を加入率の低い保険者が加入率の高い保険者の老人医療費の一部を負担する方式（加入者按分）で賄うことになった。

　一方、保健事業については、国・都道府県・市町村が3分の1ずつ負担することになった。

［4］老人保健制度の変遷過程

　老人保健制度の施行によって医療費の一部負担金の導入や一部診療報酬の見直しがなされたものの、老人医療費の抑制にはつながらず（**図8-2-1**参照）、一部負担金が少しずつ増加する方向に改定され、財源調達のあり方についても見直しが行われていくこととなった。

（1）1986（昭和61）年12月改正（1987〔昭和62〕年1月施行）

①一部負担金の改定：自己負担額の引上げ（**表8-2-1**参照）。

②加入者按分率の引上げ

　国庫からの支出の多い国民健康保険の財政負担を軽減するために、高齢者加入率の低い健康保険組合などからの按分率を高めることで、各医療保険間の財政均衡が図られた。加入者按分率を段階的に引き上げ、1986年度が80％、1987〜89年度は90％、1990年度以降は100％（医療費按分の実質廃止）となった。

③特定療養費制度の創設

　特定療養費制度は医療保険各法に準じて創設されたが、保険診療と自由診療の組み合わせによる「混合診療」の端緒である。「健康保険法に規定する特定承認保険医療機関又は国民健康保険法に規定する特定承認療養取

混合診療
原則としては、ある傷病に対して保険診療を中心に診療行為を行ったとしても、一部でも保険外診療（自由診療）が含まれると、医療費は全額、患者の自己負担となる。しかし混合診療は、一定の範囲内で保険診療と保険外診療との組み合わせを認めるものである。たとえば、がんの治療において、保険診療が認められていない遺伝子治療のような高度先進医療と、保険診療が認められている抗がん剤治療のような一般的な医療とを組み合わせる場合、保険診療に該当する医療は保険給付が行われ、自由診療に該当する医療は全額自己負担となり、患者の費用負担が軽減される。

扱機関につき、療養を受けたとき」や「保険医療機関等につき、その者の選定に係る特別の病室の提供その他の厚生大臣が定める療養を受けたとき」に市町村長は、特定療養費（のちの「保険外併用療養費」）を支給するものとされた。

④老人保健施設の創設

　老人保健施設を、医療を主とする医療機関と介護を主とする特別養護老人ホームの中間に位置づけられる「中間施設」として整備することが組み入れられた。対象は、比較的病状が安定していて入院治療を必要とはしないが、リハビリテーション、看護・介護などが必要な高齢者である。老人保健施設は、のちに介護保険法に基づく介護老人保健施設に移行されることとなる。

（2）1991（平成3）年10月改正（1992〔平成4〕年1月施行）

①一部負担金の改定：自己負担額の引上げ（**表8-2-1**参照）。

②物価スライド制の導入

　1995（平成7）年度より、消費者物価指数の変動率に応じて、一部負担金を改定することになり、導入年度および翌年度の自己負担額が引き上げられた（**表8-2-1**参照）。

③老人訪問看護制度の創設

　在宅で寝たきり等の状態にある高齢者に対し、かかりつけの医師の指示に基づき地域の老人訪問看護ステーションから看護師等が訪問し、看護サービスを行う**老人訪問看護制度**が1992年4月より実施されることになった。

④介護部分の公費負担割合の引上げ

　老人保健施設の療養費および特例許可老人病院のうち政令で定める看護・介護体制の整った病院の入院医療費について、公費負担割合を3割から5割に引き上げることになった。

（3）1994（平成6）年6月改正（同年10月施行）

　1994年の改正法は、健康保険法等の医療保険制度における給付の見直しに連動した形で行われた。

①付き添い看護・介護の廃止

　基準看護（患者数に対して看護師数の比率を満たしている看護体制）をとっていない病院においては、患者が付き添い者をつけることができ、かかった費用を健康保険に請求すれば給付分（5〜7割）が返還されていたが、これを1996（平成8）年3月末までに廃止することになった。これにより、医療機関の責任において看護サービスが提供されるよう「新看護体系」が創設され、看護体制が拡充されることになった。

②入院時食事療養費の創設

入院時の食事代を食事療養費として患者が負担するもので、その上限が標準負担額となる。1994年10月から1996年9月まで負担額を引き下げる経過措置が取られたが、1996年10月以降は一定の額を負担することになった（**表8-2-1参照**）。

③拠出金による老人保健施設等の整備

社会保険診療報酬支払基金は、医療保険各保険者から事業費拠出金を徴収し、1999（平成11）年度末までの間、「老人保健施設の整備に対する助成」「老人訪問看護ステーションの整備に対する助成」「指定法人（財団法人テクノエイド協会）が行う福祉用具普及モデル事業に対する助成」など、老人保健関係業務を行うこととなった。

(4) 1995（平成7）年3月改正（同年4月施行）

①老人加入率上下限の見直し

老人保健拠出金については、**加入者按分率**によって負担割合が決められてきたが、老人加入率については上限を20％として算定されてきた。しかし、高齢化が進んで全体の加入率が上昇した状態で、各保険者の加入率の上限を20％に据え置いた状態で算定すると、実際の老人加入率が高い保険者の老人保健拠出金の負担が大きくなってしまうという問題が生じてきた。また、加入率の低い保険者も同様であった。そのため、加入率の上限を20％から段階的に24％まで、下限を1％から1.4％までそれぞれ引き上げることで、拠出金の負担が過大にならないように調整することになった。加えて、実質的負担の著しく多い老人保健拠出金に係る特別調整も実施されることになった。なお、老人加入率の上限については、1997（平成9）年度に25％、1998（平成10）年度に30％に引き上げられ、2002（平成14）年10月に撤廃された。

②その他

「公費負担割合が5割の老人医療費の対象拡大」や「老人保健拠出金の算定方式の見直し（3年以内）」がなされることになった。

(5) 1997（平成9）年6月改正（同年9月施行）

1997年の改正法は、健康保険法等の医療保険制度における給付の見直しに連動した形で行われた。

①一部負担金の改定：自己負担額の引上げ（**表8-2-1参照**）

同年の改正では、一部負担金（薬剤の一部負担金を除く）の額については、医療費の伸びに応じてスライドすることとなり、外来では1999（平成11）年度から導入され、入院についても2001（平成13）年度から導入されることになった。

入院時食事療養費の基準額
老人保健法31条の2第2項に基づき、厚生大臣が定める基準により算定した費用の額であり、法改正を経ずに金額の変更が可能となる。現行の高齢者医療確保法においても74条に同様の規定がなされている。

社会保険診療報酬支払基金（審査支払機関）
主な業務は、保険医療機関・保険薬局（各種医療保険の被保険者等に診療や処方を行う）から請求される診療報酬について、請求内容の審査を行い、診療報酬の支払いを行う公法人である。なお、国民健康保険の診療報酬および介護保険の介護報酬については、各都道府県国民健康保険団体連合会が同様の業務を行っている。

加入者按分率
「全保険者の平均老人加入率÷各保険者の老人加入率」で算定し、老人加入率の高い保険者の老人保健拠出金の負担が軽くなり、老人加入率の低い保険者の老人保健拠出金の負担が重くなる仕組みであった。しかし、老人加入率に上限や下限が設定されると、老人加入率の上限を上回る保険者は、加入者按分率が実際より高くなってしまい、老人保健拠出金の負担が大きくなり、老人加入率が下限を下回る保険者は、加入者按分率が実際よりは高く算定されるうえ、全保険者の平均老人加入率が上昇するのに比例して老人保健拠出金の負担が増加してしまうという課題があった。

表 8-2-1 高齢者医療制度における一部負担金等の変遷

制度	根拠法	法・改正法成立年月	施行等年月	制度の特徴・変更点など	対象	自己 外来
老人医療費支給制度	老人福祉法	1972（昭和47）年6月	1973（昭和48）年1月～	医療費の自己負担分の給付	70歳以上の者（所得制限あり）	なし
老人保健制度	老人保健法	1982（昭和57）年8月	1983（昭和58）年2月～	〈「医療等」の給付内容〉 ①医療、②入院時食事療養費（1994年より）、③入院時生活療養費（2006年より）、④特定療養費（1987年より）→保険外併用療養費（2006年より）、⑤老人訪問看護療養費、⑥移送費、⑦高額療養費	70歳以上の者（65歳以上の寝たきりの者）	400円／月
		1986（昭和61）年12月	1987（昭和62）年1月～	（ア）自己負担額の引上げ （イ）加入者按分率の引上げ（ウ）特定療養費制度の創設 （エ）老人保健施設の創設		800円／月
		1991（平成3）年10月	1992（平成4）年1月～	（ア）一部負担金の改定 （イ）物価スライド制の導入		900円／月
			1993（平成5）年4月～	（ウ）老人訪問看護制度の創設 （エ）介護部分の公費負担割合の引上げ		1,000円／月
			1995（平成7）年4月～			1,010円／月
			1996（平成8）年4月～			1,020円／月
		1994（平成6）年6月	1994（平成6）年10月～	（ア）付き添い看護・介護の廃止 （イ）入院時食事療養費の創設（ウ）拠出金による老人保健施設等の整備		
		1995（平成7）年3月	1995（平成7）年4月～	（ア）老人加入率上下限の見直し （イ）老人保健拠出金の特別調整の実施（ウ）公費負担5割の対象拡大 （エ）老人保健拠出金の算定方式の見直し		
		1997（平成9）年6月	1997（平成9）年9月～	（ア）一部負担金の改定 （イ）薬剤負担の創設（ウ）訪問指導の対象者の拡大		500円／日（月4回、2,000円を限度）
		1998（平成10）年4月～				1,100円／日
		1999（平成11）年4月～				530円／日（月4回を限度）
		2000（平成12）年11月	2001（平成13）年1月～	（ア）一部負担金の改定 （イ）外来薬剤費の一部負担金の廃止（ウ）入院時食事療養費の標準負担額の引上げ		○定率1割（上限付き）●診療所および病院（200床未満）：上限3,000円／月●病院（200床以上）：5,000円／月
			2002（平成14）年4月～			○定率1割●診療所および病院（200床未満）：上限3,200円／月●病院（200床以上）：5,300円／月
		2002（平成14）年9月	2002（平成14）年10月～	（ア）対象年齢を70歳以上から75歳以上への段階的引上げ（イ）一部負担の改定：定率1割負担、一定以上所得者2割（ウ）高齢医療における負担限度額の設定（エ）老人医療の費用負担と拠出金の算定方法の見直し	75歳以上の者および65歳以上75歳未満の者であって一定程度の障害の状態にある旨の市町村長の認定を受けた者	○定率1割（一定以上所得者2割）○高額療養費（個人の1ヵ月の負担上限）●一般：12,000円●低所得者：8,000円●一定以上所得者：40,200円
			2005（平成17）年4月～			○定率1割（現役並み所得者2割）○高額療養費（個人の1ヵ月の負担上限）は改定
		2006（平成18）年6月	2006（平成18）年10月～	（ア）現役並み所得者の自己負担を3割に引き上げ（イ）療養病床に入院している高齢者の食費・居住費の負担を引き上げ（入院時生活療養費の創設）（ウ）保険外併用療養費の創設（特定療養費制度の廃止）		○定率1割（現役並み所得者3割）○高額医療費（個人の1ヵ月の負担上限）●一般：12,000円●低所得者：8,000円●現役並み所得者：44,400円
後期高齢者医療制度	高齢者医療確保法		2008（平成20）年4月～	〈後期高齢者医療給付〉①療養の給付、②入院時食事療養費、③入院時生活療養費、④保険外併用療養費、⑤療養費、⑥訪問看護療養費、⑦特別療養費、⑧移送費、⑨高額療養費、⑩高額介護合算療養費〈その他〉（ア）一部負担金の改定（イ）療養病床に入院している高齢者の食費・居住費の負担を引き上げ		○定率1割（現役並み所得者3割）○高額療養費（個人単位の負担上限）●現役並み所得者：44,400円●一般所得者：12,000円●低所得者：8,000円
		2015（平成27）年5月	2016（平成28）年4月～	〈持続可能な医療保険制度を構築するための国民健康保険法等の一部を改正する法律〉（ア）後期高齢者支援金の全面総報酬割の導入（イ）入院時食事療養費の見直し		
		2017（平成29）年7月	2017（平成29）年8月～	〈健康保険法施行令の一部を改正する政令〉（ア）70歳以上の被保険者等に係る高額療養費の算定基準額の見直し（イ）70歳以上の被保険者等の外来療養に係る年間の高額療養費制度の創設		○定率1割（現役並み所得者3割）○高額療養費（個人単位の負担上限）●現役並み所得者：57,600円●一般：14,000円（年144,000円上限）●低所得者：8,000円
		（再掲）2015（平成27）年5月	2018（平成30）年4月～	〈持続可能な医療保険制度を構築するための国民健康保険法等の一部を改正する法律（再掲）〉（イ）入院時食事療養費の見直し		○高額療養費（世帯単位の1ヵ月の上限額）●現役並み所得者：80,100円＋（医療費−267,000）●一般所得者：57,600円　●低所得者Ⅱ：24,600円●低所得者Ⅰ：15,000円
		（再掲）2017（平成29）年7月	2018（平成30）年8月～	〈健康保険法施行令の一部を改正する政令（再掲）〉（ア）70歳以上の被保険者等に係る高額療養費の算定基準額の見直し（イ）70歳以上の被保険者等の外来療養に係る年間の高額療養費制度の創設		○定率1割○高額療養費（個人単位の負担上限）●一般：14,000円（年144,000円上限）●低所得者：8,000円○高額療養費（世帯単位の1ヵ月の上限額）●一般所得者：57,600円（多数該当（4回目以降））●低所得者Ⅱ：24,600円　●低所得者Ⅰ：15,000円○現役並み所得者：3割　○高額療養費（世帯単位）●現役並み所得者（年収約1,160万円以上）：（多数回（4回）以降140,100円）●現役並み所得者（年収約770～1,160万円）：（多数回（4回）以降93,000円）●現役並み所得者（年収約370～770万円）：（多数回（4回）以降44,400円）

出典）著者作成.

負担	給付内容・その他		
入院	入院時の食事費等	入院時の生活費等	その他
なし	―	―	―
300円／日（2ヵ月まで）			
400円／日（期限撤廃。ただし、低所得者への特例あり）			
600円／日（低所得者は300円／日：2ヵ月まで）			
700円／日（低所得者は300円／日：2ヵ月まで）			
710円／日（低所得者は300円／日：2ヵ月まで）	○入院時食事療養費の創設 ※1994（平成6）年10月～ ●一般：1日600円 ●低所得世帯Ⅱ：1日450円（入院90日超から300円） ●低所得世帯Ⅰ：1日200円 ※1996（平成8）年10月～ ●一般の患者：1日760円 ●低所得世帯Ⅱ：1日650円（入院90日超から500円） ●低所得世帯Ⅰ：1日300円		
1,000円／日			
1,200円／日			
○定率1割（上限付き） ●一般：37,200円／月 ●市町村民税非課税世帯等：24,600円／月 ●非課税世帯＋老齢福祉年金受給者：15,000円／月	○入院時食事療養費の改定 ●一般：1日780円 ●低所得者については変更なし		
○定率1割（一定以上所得者2割） ○高額医療費（同一世帯に属する高齢者全員の1ヵ月の負担上限） ●一般：40,200円　●低所得者Ⅰ：15,000円 ●低所得者Ⅱ：24,600円 ●一定以上所得者：72,300円＋（医療費－361,500円）×1%（多数該当（4回目以降）は40,200円）			
なし			
○定率1割（現役並み所得者3割） ○高額医療費（同一世帯に属する高齢者全員の1ヵ月の負担上限） ●一般：44,400円 ●低所得者Ⅰ：15,000円 ●低所得者Ⅱ：24,600円 ●現役並み所得者：80,100円＋（医療費－267,000円）×1%（多数該当（4日目以降）は44,400円）	○入院時食事療養費の改定 ※「1日当たり」から「1食当たり」の標準負担額に変更 ●一般：1食260円 ●低所得Ⅱ：1食210円 ●低所得Ⅰb：1食160円 ●低所得Ⅰa：1食100円	○入院時生活療養費の創設 ●一般（A）：1食460円（＊）＋1日当たり居住費320円 ●低所得Ⅱ：食費210円＋居住費320円 ●低所得Ⅰb：食費130円＋居住費320円 ●低所得Ⅰa：食費100円＋居住費0円 ＊管理栄養士等を配置していない保険医療機関に入院している場合は420円	
○定率1割（現役並み所得者3割） ○高額医療費（同一世帯に属する高齢者全員の一部負担金の上限） ●現役並み所得者：80,100円＋（医療費－267,000円）×1%（多数該当（4回目以降）は44,400円） ●一般：44,400円 ●低所得者Ⅱ：24,600円 ●低所得者Ⅰ：15,000円	○入院時食事療養費の改定 ●一般：1食260円（変更なし） ●低所得Ⅱ： 　入院日数90日以下：1日210円 　入院日数90日超：1日160円 ●低所得Ⅰ：1食100円	○入院時生活療養費の改定 ●一般：1食460円（＊）＋居住費1日320円 ●低所得Ⅱ：食費1食210円＋居住費1日320円 ●低所得Ⅰ：食費1食130円＋居住費1日320円 ＊管理栄養士等を配置していない保険医療機関に入院している場合は420円	●高額介護合算療養費 ●現役並み所得者：67万円 ●一般所得者：56万円 ●低所得者Ⅱ：31万円 ●低所得者Ⅰ：19万円（※介護サービス利用者が世帯内に複数いる場合は31万円）
定率1割（現役並み所得者3割）	○入院時食事療養費の改定 ●360円（原則） ※在宅療養との公平等の観点から、調理費が含まれるよう段階的に引き上げ		
円）×1%（多数該当（4回目以降）は44,400円）	○入院時食事療養費の改定 ●460円（原則）食事費＋調理費 ※在宅療養との公平等の観点から、調理費が含まれるよう段階的に引き上げ		
			高額介護合算療養費 ○現役並み所得者Ⅲ：212万円 ○現役並み所得者Ⅱ：141万円 ○現役並み所得者Ⅰ：67万円 ○一般所得者：56万円 ○低所得者Ⅱ：31万円 ○低所得者Ⅰ：19万円（※介護サービス利用者が世帯内に複数いる場合は31万円）
は44,400円）			
の1ヵ月の上限額） 252,600円＋（医療費－842,000円）×1%			
167,400円＋（医療費－558,000円）×1%			
80,100円＋（医療費－267,000円）×1%			

②外来薬剤費の一部負担金の創設（全患者共通）

　投薬される種類や量（日数・個数）に応じた**外来薬剤費の自己負担**の仕組み（一部負担金）が新たに創設された。

(6) 2000（平成12）年11月改正（2001〔平成13〕年1月施行）

　2000年の法改正は、2000年4月からの介護保険制度の実施に合わせて、老人保健施設や老人訪問看護の療養費、療養型病床群等の介護的要素が強い医療費の公費負担割合を3割に統一し、老人保健施設を要介護者に対してサービスを提供する施設として介護保険法に根拠を移す等の改正が行われた。また、同改正は、健康保険法等の一部改正に伴うもので、主な内容は以下の通りである。

①一部負担金の改定：上限付き定率1割負担に

　一部負担金について月額上限付きの**定率1割負担**が導入されることになった。また、**指定老人訪問看護**に係る基本利用料についても、一部負担金と同様に、指定老人訪問看護に要した費用の1割に相当する額とし、上限についても同一月に同一の訪問看護ステーションに支払う基本利用料の合計額を3,000円とした。なお、診療所の外来一部負担金については、定率制の導入に伴う診療所の窓口等における事務処理に直ちに対応できないところに配慮して、定率1割負担に代えて、1日当たり800円、1ヵ月に4回までの定額の負担とすることを診療所が選択できることとした。また、指定老人訪問看護の基本利用料についても、定率1割負担に代えて、1日当たり600円、1ヵ月に5回までの定額の負担とすることを診療所が選択できることとした。

　その後、2002（平成14）年4月に外来受診の自己負担の上限が引き上げられ、診療所および病院（200床未満）については1ヵ月3,200円となり、病院（200床以上）については1ヵ月5,300円となった。

　また、入院受診については、原則（一般）の上限が1ヵ月37,200円となり、市町村民税非課税世帯等については1ヵ月24,600円、市町村民税非課税世帯かつ老齢福祉年金受給者については1ヵ月15,000円、厚生労働大臣が定める疾病に係る医療を受けている者であって市町村長の認定を受けた者については、1ヵ月10,000円となった。

②外来薬剤費の一部負担金の廃止

　1997（平成9）年に導入された外来薬剤費の一部負担金は、1999（平成11）年4月から外来薬剤費の一部負担金を臨時特例措置として国が支払っていたが、2000年の法改正において定率1割負担が導入されたことにより、2001年1月に廃止となった。

③入院時食事療養費に係る標準負担額の引上げ

　入院時食事療養費に係る標準負担額については、健康保険と同様の改正が行われ、一般の患者の場合、1日760円から780円に引き上げられた。

(7) 2002（平成14）年9月改正（同年10月施行）

　2002年の法改正は、健康保険法等の一部改正に伴うもので、世代間の負担の不均衡を是正する内容となった。

①対象年齢を70歳以上から75歳以上への段階的引上げ

　拠出金負担の軽減や後期高齢者への施策の重点化を図る観点から、対象年齢を70歳以上から75歳以上に段階的に引き上げ、75歳以上の者および65歳以上75歳未満の者であって一定程度の障害の状態にある旨の市町村長の認定を受けた者とした。なお、施行日の前日において70歳以上である者については、75歳以上に該当するに至った日の属する月の末日までの間は、その者を75歳以上の者とみなすことになった。

②一部負担金の改定：定率1割負担、一定以上所得者2割に

　従来の外来一部負担金に係る月額上限制および診療所に係る定額負担選択制を廃止し、定率1割負担を徹底することとなった。また、現役世代と遜色のない負担能力を有する老人に応分の負担を求めることとし、新たに定率2割負担となる者（一定以上所得者）の区分を設けることになった。

③高額医療費における負担限度額の設定

　月額上限制等を廃止し、定率1割負担を徹底することとしたことに伴い、窓口負担を世帯単位で合算した額が一定額を超える場合には、高齢者の負担能力を踏まえつつ、超えた額を高齢者に対し**高額医療費**として償還することとした。なお、患者負担の急激な増加を緩和する観点から、外来の負担に対して個人単位で適用される自己負担限度額を所得に応じて設定することとした（**表8-2-1**参照）。

　また、入院受診については、同一の医療機関において自己負担限度額を超える部分については**現物給付**化することとした。さらに、入院療養以外の療養であって、同一の医療機関による総合的かつ計画的な医学的管理の下における療養として厚生労働大臣が定めるもの（寝たきり老人在宅総合診療または在宅末期医療総合診療）についても、外来の限度額を超える部分については現物給付化することとした。

④老人医療の費用負担と拠出金の算定方法の見直し

　各保険者からの拠出金負担の軽減を図るため、5年間で段階的に公費負担割合を3割から5割に引き上げることとした。これにより、各保険者からの拠出金が12分の6（5割）となり、公費部分は、国が12分の4（公費の3分の2）、都道府県と市町村がそれぞれ12分の1（公費の6分の1）

現物給付
直接的な対人サービスのことをいい、現金給付の対義関係として用いられる。高額医療費は、患者が負担した自己負担額が上限を超えた場合に、その超えた額が現金給付されることになる。しかし、同一の医療機関内であれば、自己負担限度額までを患者が負担し、超えた分の負担をしなくて済むようにしたため、「現物給付化」としている。なお、2007（平成19）年4月に新設された「限度額適用認定証」は、これを具体化したものといえる。

という負担割合になった。

　一方、拠出金については、算定に用いられる各保険者の老人加入率の上限を撤廃し、下限については政令で定める割合とすることになった。また、拠出金の実質的負担額が著しく過大となる保険者の過大部分を、全保険者間で拠出金額に応じ再按分する方法により調整する措置（負担調整）を老人保健法本則に位置づけることとした。

B. 高齢者の医療の確保に関する法律（高齢者医療確保法）制定の道のり

［1］老人保健法から高齢者医療確保法へ

　老人医療費の増加が続くなか、各保険者からの老人保健拠出金の負担が大きくなり、健康保険組合による「老人保健拠出金不払い運動」が起こるなど、高齢者への医療保障のあり方が大きな議論となる。2000年代に入ると、抜本的な制度改革を求める声が相次ぎ、「独立方式」や「継続加入方式」「リスク構造調整方式」などの提案が、関係団体から提示された。こうした情勢が後押しをし、厚生労働省は、2005（平成17）年に「医療制度構造改革試案」を公表し、政府・与党医療改革協議会が「医療制度改革大綱」をまとめた。これを受け、2006（平成18）年2月に「健康保険法等の一部を改正する法律案」が国会に提出され、同年6月に成立した。その骨子は、「医療費適正化の総合的な推進」「新たな高齢者医療制度の創設」「保険者の再編・統合」であった。この一連の法改正のなかで、老人保健法の改正が行われた。法改正の施行は二期に分けられ、前者は2006年10月に施行され、後者は抜本的な制度改正であったこともあり、2年後の2008（平成20）年4月からの施行となった。

（1）2006（平成18）年10月施行の制度改正

①一部負担金の改定：現役並み所得者の自己負担を3割に引き上げ（**表8-2-1参照**）

②療養病床に入院している高齢者の食費・居住費の負担を引き上げ

　2005（平成17）年の介護保険法改正において、介護保険施設での食費・居住費（通称、ホテルコスト）が保険給付の対象から外れ、原則自己負担となった。介護保険との均衡の観点から、療養病床に入院する70歳以上の者の生活療養に要した費用について、保険給付として入院時生活療養費を支給することとし、入院患者は厚生労働大臣が定める**生活療養標準負担額**を負担することとなった。

③保険外併用療養費の創設

　特定療養費を廃止し、保険給付として保険外併用療養費を支給すること

生活療養標準負担額
平均的な家計における食費および光熱水費の状況や、病院および診療所における生活療養に要する費用について、介護保険法に規定する食費の基準費用額および居住費の基準費用額に相当する費用の額を勘案して厚生労働大臣が定める額をいう。

保険外併用療養費
保険診療と自由診療の組み合わせによる「混合診療」のことで、以下の給付がある。
①評価療養：先進医療、医薬品・医療機器の治験に関わる診察など。
②患者申出療養：保険外併用療養費制度の対象となっていない先進医療について、患者本人の申出を起点に、国が安全性・有効性等を確認した上で保険診療との併用を認めようとするもの。
③選定療養：特別療養環境室への入院、予約診察・時間外診察、200床以上病院での診察。

になった。保険外併用療養費は、厚生労働大臣が定める高度の医療技術を用いた療養その他の療養であって、保険給付の対象とすべきものであるか否かについて、適正な医療の効率的な提供を図る観点から評価を行うことが必要な療養として厚生労働大臣が定める「評価療養」と、被保険者の選定に係る特別の病室の提供その他の厚生労働大臣が定める「選定療養」とが創設された。なお、2018（平成30）年4月より「患者申出療養」が新設された[6]。

(2) 2008（平成20）年4月施行の制度改正

同年の法改正では、法律名が「老人保健法」から「**高齢者の医療の確保に関する法律（高齢者医療確保法）**」に改称され、内容の改正も行われた。高齢者医療確保法は、高齢者等の病気の予防と医療費の適正化が主な目的である。これを具体化させるため、同法1条では、「医療費の適正化を推進するための計画の作成」「保険者による健康診査等の実施に関する措置」を講じ、高齢者の医療に関しては、「前期高齢者に係る保険者間の費用負担の調整」「後期高齢者に対する適切な医療の給付等を行うために必要な制度」などの施策がなされることが規定された。

図8-2-2の通り、前期高齢者については、退職者医療制度の被保険者に偏重していた各保険者からの財政支援の仕組みを段階的に廃止し、前期高

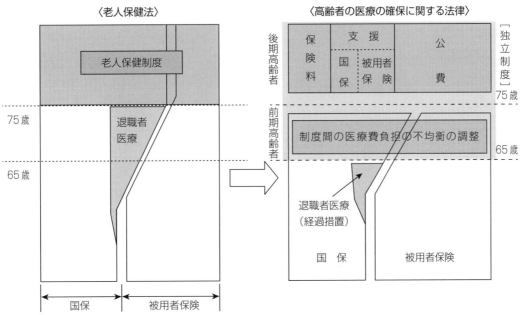

図8-2-2　従来制度と新たな高齢者医療制度の変更点

出典）厚生労働省監修『平成19年度版　厚生労働白書─医療構造改革の目指すもの』ぎょうせい，2007，p.135を一部修正.

齢者全体に支援が行き届くためのリスク構造調整方式による仕組みへの再編がなされた。また、後期高齢者については独立方式による医療保険制度（後期高齢者医療制度）が創設された。

[2] 前期高齢者医療制度の創設と退職者医療制度の廃止

(1) 退職者医療制度創設の背景

　国民健康保険の財政問題は、1973（昭和48）年に実施された70歳以上の高齢者を対象とする老人医療費支給制度によるところが大きかったが、1980年代以降になると、定年退職者の流入の増加もまた、大きな財政上の負担になっていた。それは、多くの定年退職者が被用者保険の対象から外れて国民健康保険に加入してくる構造になっていたためである。厚生労働省「国民健康保険実態調査」によると、世帯主の職業別世帯数の「無職」の割合は、1980（昭和55）年度が15.0％、1985（昭和60）年度が23.7％、1990（平成2）年度が35.4％、2000（平成12）年度が49.5％と上昇している。このことが、国民健康保険の給付費および国庫負担の増加を招く要因の1つになっていた。

　他方で、退職者からも不満があった。それは、被用者保険に加入していた現役時代に傷病に罹患して医療保障を受けた場合、被保険者本人の自己負担がなかったものが、高齢期に差し掛かって有病率が高まる時期に国民健康保険の被保険者になった途端に3割（5割の時も）の自己負担が加わったからである。また、被用者保険の時には配偶者を被扶養者として加入させることができたが、国民健康保険では配偶者の分も保険料が課されるなど、デメリットが多かったからである。こうした点を踏まえて、1984（昭和59）年8月に「健康保険法等の一部を改正する法律」が成立し、「**退職者医療制度**」が創設され、同年10月から実施された。

　退職者医療制度は、一定の条件を満たして退職後に被用者保険を外れて国民健康保険に加入する者およびその親族を対象とし、受診時の自己負担の軽減や高度医療の給付対象とすることなど、保障水準が引き上げられた。給付の費用は「退職者医療拠出金」として各保険者が賄うことになった。

(2) 退職者医療制度の概要

　退職者医療制度の対象は、厚生年金や共済年金などの被用者年金の受給者のうち、その加入期間が20年以上あるか、40歳以降の加入期間が10年以上ある者を国民健康保険の「退職被保険者」とし、老人保健制度の対象となるまでの期間となる。配偶者等の親族についても三親等以内で、年収130万円未満かつ被保険者の所得の2分の1未満の場合に、「退職被保険者被扶養者」とすることになった。

退職被保険者は、国民健康保険の一般被保険者と同様に保険料が課せられ、保険給付の種類と範囲も一般被保険者と同様であったものの、受診時の自己負担の軽減がなされた。退職被保険者については、外来・入院ともに自己負担が2割となり、被扶養者の場合については、外来が3割で入院が2割の自己負担となった。本制度が実施された1984（昭和59）年10月には、被用者保険の被保険者の自己負担が0割から1割に引き上げられ、被用者保険の被扶養者と国民健康保険の被保険者が3割負担であったため、自己負担分の軽減された部分が「**特例療養費**」として給付されていた。しかし、2002（平成14）年9月に成立した「健康保険法等の一部を改正する法律」において、原則すべての医療保険における給付率を7割（3割負担）に統一することとなったため、2003（平成15）年4月より退職被保険者についても3割負担（7割給付）に引き上げられた。

(3) 退職者医療制度から前期高齢者医療制度へ

2008（平成20）年4月に高齢者医療確保法が施行され、新たに前期高齢者の医療費を調整する仕組み（**前期高齢者医療制度**）が導入されたことにより、退職者医療制度が廃止されることとなった。2015（平成27）年度から、新規の対象者がない。

前期高齢者医療制度が創設されたのは、国民健康保険の費用負担が過大になっており、財政赤字に陥る自治体も少なくなかったことが背景にある。そのため、各保険者の加入者数に応じて費用負担を行う仕組みを創設することで、保険者間の費用負担の不均衡を是正することが意図された。

この制度の創設により、前期高齢者のうち、70歳以上75歳未満の各医療保険の被保険者および被扶養者については、一定以上の報酬を有する者を除き、医療費（療養の給付）の自己負担割合を2割とすることになった。

[3] 老人保健制度の廃止と後期高齢者医療制度の創設

2008（平成20）年4月に実施された後期高齢者医療制度は、これまでの老人保健制度の変遷過程を踏まえつつ、介護保険制度の創設による福祉との棲み分けをした、医療と保健の独立した制度として再構築された。

老人保健制度と異なる点は、①対象となるすべての高齢者が新たな制度のもとで保険料を拠出すること、②現役世代の費用負担のあり方が明確になったこと、③制度の財政・運営責任が明確になったこと、などが挙げられる。また、国や都道府県が**医療費適正化計画**を策定し、医療保険の各保険者が40歳以上の加入者に対して**特定健康診査**等を実施することで、高齢期における保健と医療費に対する意識を高めることが期待された。

特例療養費
国民健康保険の一般被保険者よりも自己負担が軽減される部分の給付を指す。特例療養費等の給付を賄うための「退職者医療拠出金」は、「（退職者医療給付費−退職被保険者が負担する保険料総額）×

$$\frac{各保険者（被用者保険）の標準報酬総額}{全保険者（被用者保険）の標準報酬総額の合計額}$$

で算定される。

医療費適正化計画
国民の高齢期における適切な医療の確保を図るために策定される計画である。国（厚生労働大臣）は、医療に要する費用の適正化を総合的かつ計画的に推進するために「医療費適正化基本方針」を策定し、6年（2017年度までは5年）を1期として「全国医療費適正化計画」を定めなければならない。また、都道府県は、医療費適正化基本方針に即して、6年ごとに「都道府県医療費適正化計画」を定めることが義務づけられている。計画の内容は、①健康保持の推進に関する達成目標、②医療の効率的な提供の推進に関する達成目標、③目標を達成するために取り組むべき施策、④目標を達成するための保険者、後期高齢者医療広域連合、医療機関その他の関係者の連携および協力に関する事項、⑤医療に要する費用の調査および分析に関する事項、⑥計画の達成状況の評価に関する事項、などである。

C. 後期高齢者医療制度の現状

［1］後期高齢者医療制度の対象者と給付内容および保険料

（1）対象者

　後期高齢者医療制度は、社会的支援要素が強く、典型的な社会保険の方式ではないものの、対象者から保険料を徴収する形になっているため、対象者は「被保険者」となる。原則75歳以上の住民に適用されるが、65歳以上75歳未満の一定程度の障害を有する住民にも適用され、被保険者となる。ただし、生活保護受給者は適用除外となる。これまで親族等が被用者保険の被保険者で、その被扶養者になっていた場合には保険料の負担がなかったが、この制度の創設により、軽減措置等はあるものの、すべての被保険者が保険料を負担することになった。

　なお、40歳以上75歳未満の者については、生活習慣病予防を目的とした特定健康診査・特定保健指導の対象となる。ここでは、糖尿病などの生活習慣病および予備群の減少を目的に数値目標が設定され、対象者が加入する各医療保険の保険者に対して、達成状況に応じた後期高齢者医療支援金の加算・減算（最大10％）が行われている。

（2）給付内容（一部負担金含む）

　高齢者医療確保法56条には、後期高齢者医療給付の種類について規定されており、「一　**療養の給付**並びに入院時食事療養費、入院時生活療養費、**保険外併用療養費**、療養費、訪問看護療養費、**特別療養費**及び**移送費**の支給」「二　高額療養費及び高額介護合算療養費の支給」「三　前二号に掲げるもののほか、後期高齢者医療広域連合の条例で定めるところにより行う給付」が給付内容となる。以下、主要な給付について、受給する際に課される一部負担金とあわせて説明する。

①療養の給付

　療養の給付は、被保険者が疾病に罹患した際や負傷した際に、その治癒のために行われる諸給付であり、被保険者が医療機関等で受診した際に、原則として医療費の1割を自己負担すれば受給できるため、9割に相当する費用が給付されることになる。ただし、現役並み所得者（年収約370万円以上）については、自己負担が3割（7割給付）となる。なお、いずれに該当する場合にも医療費の自己負担額が高額になった場合には、年収に応じて負担額の上限が定められている（高額療養費）。

②入院時食事療養費

　一般病床や精神病床に入院する被保険者に対して食費の一部を支給するもので、「厚生労働大臣の算出基準による食事療養費」から「平均的な家

療養の給付
診察、薬剤、治療材料の支給、処置・手術その他の治療、居宅における療養上の管理およびその療養に伴う世話その他の看護、病院または診療所への入院およびその療養に伴う世話その他の看護。

療養費
やむを得ない理由で保険医療機関以外の医療機関等で受診した場合、緊急時等やむを得ない事情で被保険者証の確認をせずに受診した場合など、療養の給付と同程度の給付を行う場合がある。

特別療養費
保険料の悪質な滞納により、保険証ではなく被保険者資格証明書が発行された者が医療を受診した場合、自己負担分を除く費用を給付するものであり、ケースによっては、保険料滞納分と相殺することがある。

移送費
後期高齢者医療広域連合が必要と認めた場合、被保険者が医療機関で療養の給付を受けるための交通費を支給する。

計の食費と比較した標準負担額」を差し引いた差額が入院時食事療養費となる。つまり、入院する被保険者は食費の一部を「食事療養標準負担額」（**表8-2-1**参照）として負担しなければならない。

③入院時生活療養費

療養病床に長期間入院し、生活療養（食事療養ならびに温度、照明および給水に関する適切な療養環境の形成である療養）を受けた被保険者に対して生活療養費の一部を支給するもので、「厚生労働大臣の算出基準による食事療養費」から「平均的な家計の食費・居住費等と比較した標準負担額」を差し引いた差額が入院時生活療養費となる。つまり、入院する被保険者は生活療養費の一部を「生活療養標準負担額」（**表8-2-1**参照）として負担しなければならない。

④高額療養費・高額介護合算療養費（70歳以上について）

世帯（家計）にとって医療費の自己負担が重くならないよう、医療機関や薬局の窓口で支払う医療費が1ヵ月で上限額を超えた場合、その超えた額を支給するのが「高額療養費制度」である。また、医療保険と介護保険における1年間（毎年8月1日～翌年7月31日）の医療・介護の自己負担の合算額が高額となり、限度額を超えた被保険者に対して、その超えた金額を支給し、自己負担を軽減するのが「高額介護合算療養費制度」である。いずれも制度発足後、複数回の改定が行われている（**表8-2-1**参照）。

（3）保険料

被保険者は、後期高齢者医療制度が行う給付の費用（給付費）のうち、10％分に相当する額を保険料として拠出する。保険料の算定においては、「応益（**均等割**）：応能（**所得割**）＝50：50」と想定されていたが、低所得者に配慮した保険料の軽減措置が取られてきたため（**表8-2-2**参照）、実際には給付費に占める保険料の割合は10％に及ばず、7％程度にとどまっている。

表8-2-2　1人当たり年間保険料調定額（円）

年度	2008	2010	2015	2019
全被保険者 （月額平均）	63,977 (5,331)	63,083 (5,257)	66,738 (5,562)	72,146 (6,012)
（再掲）軽減されていない者	134,120	134,713	155,470	150,886
（再掲）所得割軽減被保険者	40,555	40,886	39,196	24,644

出典）厚生労働省「後期高齢者医療制度被保険者実態調査」より作成.

保険料の徴収方法には、普通徴収と特別徴収が設けられている。普通徴収は納付書が被保険者に送付され、金融機関等において保険料を納付する

高額療養費・高額介護合算療養費の基準
高齢者医療確保法84条2項に「高額療養費の支給要件、支給額その他高額療養費の支給に関して必要な事項は、療養に必要な費用の負担の家計に与える影響及び療養に要した費用の額を考慮して、政令で定める」、また、同法85条2項には「前条第2項の規定は、高額介護合算療養費の支給について準用する」と規定されており、どちらも基準が「政令（内閣が制定する命令）」によって定められている。

高額介護合算療養費
世帯内の後期高齢者医療制度の被保険者全員が、1年間に支払った医療保険と介護保険の自己負担を合計し、基準額を超えた金額を払い戻すことで負担を軽減する仕組みである。

均等割と所得割
被保険者の保険料を算定する際に用いられる考え方で、均等割は1人当たりに割り当てられる基本分の保険料であり、所得割は所得に応じて割り当てられる保険料である。

特別徴収の例外
高齢者医療確保法施行令23条では、①介護保険料と合わせた保険料額が徴収対象の公的年金等の2分の1を超える場合、②口座振替による保険料納付の申出があり、普通徴収のほうが徴収を円滑に行うことができると市町村が認めた場合、普通徴収の方法を認めている。

方法である（口座振替も可）。これに対して、**特別徴収**は年金給付の際に天引きする方法で、原則として年額18万円以上の年金受給者が対象となる。

［2］　後期高齢者医療制度の運営主体と財源

(1)　後期高齢者医療制度の運営主体

　後期高齢者医療制度の運営主体は、各都道府県別に設立されている**後期高齢者医療広域連合**（以下、広域連合）となるが、都道府県区域内のすべての市町村が加入して設立されることとなる。広域連合は、いわゆる「保険者」としての役割を担うことになり、一般的には、保険料の徴収と諸給付の事務を行うことになるが、保険料の徴収業務は市町村が担う形になっているため、広域連合は給付の事務等の財政管理を担うことになる（**図8-2-3**参照）。

図8-2-3　後期高齢者医療制度の構造図

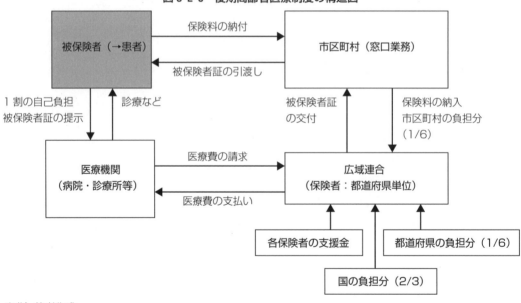

出典）筆者作成.

後期高齢者支援金の算定
各医療保険者が負担する支援金の割当ては当初、「加入者割」を採用しており、各医療保険の被保険者数に応じて支援金を割り当てるものであった。しかし、所得の低い層が多く加入する医療保険の負担が重くなる傾向

(2)　後期高齢者医療制度の財源

　被保険者が医療機関等で受診した際に、原則1割に相当する額を自己負担することになるため、残りの9割分が給付費となる。この給付費の部分を、被保険者と公費（国・都道府県・市町村）と各医療保険者からの**後期高齢者支援金**で賄うこととなり、その割り当てが「被保険者の保険料：公費：後期高齢者支援金＝10：50：40」となっている。

(3) 「住所地特例」について

　本来、後期高齢者医療の適用は住所地で行われるため、特別養護老人ホームなどの社会福祉施設等に入所したことにより住所が移った者については、その施設所在地の広域連合で適用を受けることになる。しかし、転居者の医療費が施設所在地の広域連合の負担を重くさせるという不公平が生じるため、負担の均衡を保つために、施設等への入所により他の広域連合から転入してきた者については、入所前の広域連合の被保険者として扱う。

D. 高齢者医療制度をめぐる今後の課題

　少子高齢化と同時にライフスタイルが多様となる中で、誰もが安心できる社会保障制度に関わる検討を行うために2019（令和元）年9月に「全世代型社会保障検討会議」が設置された。同年12月の「中間報告」では、「後期高齢者（現役並み所得者は除く）であっても一定所得以上の方については、その医療費の窓口負担割合を2割」に引き上げることが盛り込まれ、対象となる所得の線引きをめぐる議論が続いてきた。2020（令和2）年6月の「第2中間報告」では、「中間報告で示された方向性や進め方に沿って、更に検討を進め、本年末の最終報告において取りまとめる」こととされた。

注)

(1) 横山和彦・田多英範編『日本社会保障の歴史』学文社，1991，p.173.

(2) 厚生労働省監修『平成19年版　厚生労働白書—医療構造改革の目指すもの』ぎょうせい，2007，p.16.

(3) 2002（平成14）年の法改正で段階的に75歳に引き上げられることとなった。

(4) 厚生省編『昭和58年版　厚生白書—新しい時代の潮流と社会保障』大蔵省印刷局，1983，pp.185-186.

(5) 2002（平成14）年10月から対象年齢の引上げにあわせて、公費負担の割合を5年間で段階的に引き上げ、最終的に5割（内訳：国が33.33%、都道府県・市町村がそれぞれ8.33%）に引き上げられることになった。

(6) 2015（平成27）年5月に成立した「持続可能な医療保険制度を構築するための国民健康保険法等の一部を改正する法律」に基づくものである。

があったことから、2010（平成22）年度から支援金の3分の2を「加入者割」とし、3分の1を所得に応じた「総報酬割」とした。さらに、2015（平成27）年5月に成立した「持続可能な医療保険制度を構築するための国民健康保険法等の一部を改正する法律」によって「後期高齢者支援金の全面総報酬割の導入」が決まり、2015年度から2分の1を総報酬割、2016（平成28）年度から3分の2を総報酬割、2017（平成29）年度から全面総報酬割に移行することになった。

3. 高齢者住まい法

住宅建設五箇年計画
1世帯1住宅を目指し、住宅建設計画法に基づいて行われていた政策。1966年に始まり、2005年まで続いた。その後2006年に住生活基本法が制定され、住宅政策は量の確保から質の向上へ転換した。

シルバーハウジング・プロジェクト
建設省（現・国土交通省）と厚生省（現・厚生労働省）が始めた、ケア付き高齢者向け賃貸住宅のモデル事業。バリアフリー化された公営住宅等と、生活援助員による日常生活支援サービスの提供をあわせて行う。

シニア住宅
住宅・都市整備公団（現・都市再生機構）の計画による、高齢者向けのケア付き集合住宅。入居時に終身年金に加入し、その年金を家賃支払いに充当させる仕組みをもつ。

高齢者円滑入居賃貸住宅（高円賃）
高齢者の入居を拒まない賃貸住宅。2001年より開始。対象となる住宅を登録し、情報提供していた。原則25㎡以上の床面積、洗面所やトイレを必置とするなどの登録基準があった。

高齢者専用賃貸住宅（高専賃）
2005年創設。高齢者の入居を拒まない高齢者円滑入居賃貸住宅のうち、専ら高齢者を対象とした住宅を登録し、情報提供していた。

高齢者向け優良賃貸住宅（高優賃）
1998年創設。良好な居住環境を備えた高齢者向けの賃貸住宅。バリアフリー構造、入居者公募等の認定基準があり、認定されると費用の補助や税制の優遇を受けられた。

A. 日本の住宅政策と高齢者

　日本の戦後の住宅政策は、宅地開発や持ち家促進が中心となり、社会保障のなかには組み込まれてこなかった[1]。公営住宅、公団住宅、住宅金融公庫融資などを柱に、世帯主の年齢と所得が上昇するに従って賃貸住宅等から持ち家への住み替えが行われ、高齢期になればほとんどの世帯が住宅を取得しているものと期待されていたのである。そのため、高齢者向けの住宅政策は主に低所得世帯への施策が中心であったが、本格的な高齢化が明らかになり始めた昭和60年代以降、住宅建設五箇年計画などで次第に正面から取り上げられるようになる。シルバーハウジング・プロジェクト制度（1987年）、シニア住宅制度（1991年）など、高齢者の住宅確保に向けた諸制度も創設されるようになった[2]。

　住宅に関する近年の調査（2018〔平成30〕年）では、高齢者のいる世帯では持ち家が82.1%、借家が17.8%となっており、持ち家比率は全体（61.7%）に比べ高い。しかし、高齢者の持ち家率の推移をみると下降傾向にある。また、高齢者単身世帯では持ち家率が66.2%と相対的に低く、一方で借家割合が33.5%と高い割合を占めている[3]。持ち家からの住み替え需要も含め、高齢期に安心して居住できる賃貸住宅の整備が必要であるといえる。

B. 高齢者の居住の安定確保に関する法律（高齢者住まい法）の概要

［1］高円賃・高専賃・高優賃

　2001（平成13）年に高齢者向け住宅政策の集約として、「**高齢者の居住の安定確保に関する法律**」（**高齢者住まい法**）が施行された。この法律では、「高齢者の居住の安定の確保を図るため、必要な施策を講ずるよう努めなければならない」という国および地方公共団体の責務を規定した。また、「高齢者の居住の安定の確保に関する基本的な方針」を国が定め、それに基づいて**高齢者円滑入居賃貸住宅（高円賃）**、**高齢者専用賃貸住宅（高専賃）**、**高齢者向け優良賃貸住宅（高優賃）**等の諸施策を実施するものとした。なお、これらは2011（平成23）年の改正により廃止され、「サービス付き高齢者向け住宅」に一本化されている。

[2] 高齢者住まい法の改正と「サービス付き高齢者向け住宅」

　その後、「高齢者住まい法」は2011（平成23）年に改正された。この改正により、前述の通り、高円賃、高専賃、高優賃が廃止されて、**サービス付き高齢者向け住宅**に一本化された（図8-3-1）。背景には、高齢者向け賃貸住宅の制度が複雑であったことや、医療や介護との連携や生活支援サービスの提供が任意で、介護が必要となったときは再住み替えが必要であったこと、行政の指導監督権限や情報開示ルールが不十分であったこと、その一方で高齢者に適した住まいが絶対的に不足していたこと、などの課題が認識されたことがある。

図 8-3-1　高齢者住まい法等の改正概要（2011 年）

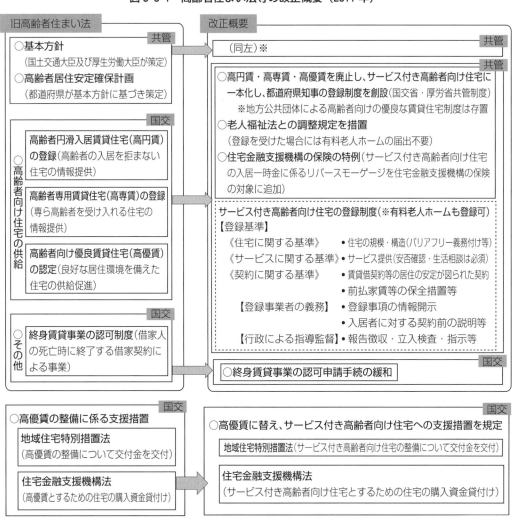

※高齢者居住安定確保計画は、現在では市町村作成も可能となっている。
出典）サービス付き高齢者向け住宅情報供給システムウェブサイト「高齢者住まい法の改正について」.

(1)「サービス付き高齢者向け住宅」の概要

　サービス付き高齢者向け住宅（サ高住）とは、60歳以上、または要介護・要支援認定を受けている高齢者を対象とした、主に賃貸借契約に基づくバリアフリー対応の住宅である。制度は国土交通省と厚生労働省の共管で、両省の大臣が基本方針を策定する。登録・指導・監督は都道府県知事（政令市・中核市の場合は市長）によって行われ、登録の更新は5年ごとである。

　サービスとしては、少なくとも**状況把握（安否確認）サービス・生活相談サービス**を行うこと、また日中は法人の職員または有資格者等が常駐するとともに、夜間に人を配置しない場合は緊急通報システムで対応するものとなっている。契約は、長期入院などを理由に一方的に事業者側から契約解除ができないなど、居住の安定が図られた内容にしなければならない（**表8-3-1**）。

表8-3-1　サービス付き高齢者向け住宅の登録基準

入居者	①単身高齢者世帯　※「高齢者」＝60歳以上の者または要介護・要支援認定を受けている者 ②高齢者＋同居者（配偶者／60歳以上の親族／要介護・要支援認定を受けている親族／特別な理由により同居させる必要があると知事が認める者）
規模・設備等	○各居住部分の床面積は、原則25㎡以上。（ただし、居間、食堂、台所その他の住宅の部分が高齢者が共同して利用するため十分な面積を有する場合は18㎡以上。） ○各居住部分に、台所、水洗便所、収納設備、洗面設備、浴室を備えたものであること。（ただし、共用部分に共同して利用するため適切な台所、収納設備または浴室を備えることにより、各戸に備える場合と同等以上の居住環境が確保される場合は、各戸に台所、収納設備または浴室を備えずとも可。） ○バリアフリー構造であること。（段差のない床、手すりの設置、廊下幅の確保等）
サービス	○少なくとも状況把握（安否確認）サービス、生活相談サービスを提供 ・社会福祉法人、医療法人、指定居宅サービス事業所等の職員または医師、看護師、准看護師、介護福祉士、社会福祉士、介護支援専門員、介護職員初任者研修課程を修了した者が少なくとも日中常駐し、サービスを提供する。 ・常駐しない時間帯は、緊急通報システムにより対応
契約関連	○書面による契約であること。 ○居住部分が明示された契約であること。 ○権利金その他の金銭を受領しない契約であること。（敷金・家賃・サービス費および家賃・サービス費の前払い金のみ徴収可。） ○入居者が入院したことまたは入居者の心身の状況が変化したことを理由として、入居者の同意を得ずに居住部分の変更や契約解除を行わないこと。 ○サービス付き高齢者向け住宅の工事完了前に、敷金及び家賃等の前払い金を受領しないものであること。 【家賃等の前払い金を受領する場合】家賃等の前払い金の算定の基礎、返還債務の金額の算定方法が明示されていること。／入居後3月以内に契約を解除、または入居者が死亡したことにより契約が終了した場合、〔契約解除までの日数×日割り計算した家賃等〕を除き、家賃等の前払い金を返還すること。／返還義務を負うことになる場合に備えて、家賃等の前払い金に対し、必要な保全措置が講じられていること。
	○基本方針及び高齢者居住安定確保計画（策定されている場合）に照らして適切なものであること。

都道府県知事および市町村長が策定する高齢者居住安定確保計画において、告示で定める基準に従い、登録基準の強化または緩和ができる項目：規模の基準、構造および設備の基準、加齢対応の構造等の基準、状況把握サービスおよび生活相談サービスの基準、家賃等の前払金の返還に係る一定の期間（延長のみ可）。

出典）高齢者の居住の安定確保に関する法律7条〜14条、国土交通省・厚生労働省関係高齢者の居住の安定確保に関する法律施行規則、厚生労働省国土交通省告示第4号・第5号.

なお、登録基準については、高齢者の居住の安定確保に関する法律および同法施行規則によるほか、都道府県および市町村が作成する**高齢者居住安定確保計画**で別に定めることもできるとされている。

登録事業者は、契約締結前にサービス内容や費用について書面を交付して説明するとともに、登録事項の情報開示、誇大広告の禁止、契約に従ってサービスを提供することなどが定められている。一方で、都道府県知事は、報告徴収、事務所や登録住宅への立ち入り検査、業務に関する是正指示をする権限があるほか、指示違反や登録基準不適合の場合は登録取り消しなどを行う。

国土交通省では、高齢者人口に対する高齢者向け住宅の割合を、2014（平成26）年の2.1％から2025年に4％へ、また高齢者生活支援施設を併設するサービス付き高齢者向け住宅の割合を2014年の77％から2025年に90％へ上げるという目標を掲げている[4]。サービス付き高齢者向け住宅に関しては、供給促進のための支援制度として、建設・改修を行う事業者に対する国の直接補助、税制の優遇措置、融資制度などが整備されている。これらの促進策を受けて登録数は上昇しており、現在（2020〔令和2〕年6月末時点）、約26万戸が登録されている[5]。なお、事業者の法人等種別では、株式会社が一番多く（61.5％）、次いで医療法人（12.8％）、有限会社（9.8％）、社会福祉法人（8.7％）となっている[6]。

(2)「サービス付き高齢者向け住宅」と老人福祉法・介護保険法との関係

上記のように、サービス付き高齢者向け住宅で義務づけられているサービスは、安否確認（状況把握）サービスと生活相談サービスのみとなっているが、多くのサービス付き高齢者向け住宅ではそれ以外のサービスも行っている。一般社団法人高齢者住宅協会が公表している資料によれば、たとえば食事の提供を行っているところは96.1％、入浴等の介護を行っているところは48.5％となっている（2019年8月末）[6]。このような場合、サービス付き高齢者向け住宅は**有料老人ホーム**の定義にも当てはまるため、老人福祉法の有料老人ホームの規定についても適用対象となる。ただし、サービス付き高齢者向け住宅として登録されていれば、老人福祉法における届け出（新設・変更・廃止・休止）に関する規定は適用されないという特例がある。

また、有料老人ホームは介護保険法における**特定施設**となることから、有料老人ホームに該当するサービスを提供するサービス付き高齢者向け住宅のうち、地域密着型特定施設に該当しない住宅は「住所地特例」の対象となる。さらに、一定の基準を満たした場合、介護保険制度における「特定施設入居者生活介護」「介護予防特定施設入居者生活介護」「地域密着型

高齢者居住安定確保計画
国による基本指針に基づき、都道府県および市町村が定めることができる。高齢者に対する賃貸住宅や老人ホームの供給の促進に関する事項等を定めるほか、サービス付き高齢者向け住宅の登録基準および終身賃貸事業の認可基準について、基準を加重することができる（市町村による作成は2016年より可能となった）。

高齢者向け住宅
有料老人ホーム、軽費老人ホーム、シルバーハウジング、サービス付き高齢者向け住宅などを指す。

有料老人ホームの定義
老人を入居させ、食事の提供、入浴・排泄・食事の介護、洗濯・掃除等の家事、健康管理のいずれかのサービス（複数も可）を提供している施設（老人福祉施設や認知症グループホームなどは除く）。

特定施設入居者生活介護」の指定を受けることが可能である。しかし、現時点（2019年8月末）では、上記いずれかの指定を受けているサービス付き高齢者向け住宅は、7.7％にとどまっている[6]。

［3］終身建物賃貸借制度

「高齢者住まい法」では、サービス付き高齢者向け住宅とは別に、「**終身建物賃貸借制度**」も規定されている。借家に居住している高齢者は、高齢等を理由に借家契約の更新を拒否され、立ち退きを迫られる場合も多い。終身建物賃貸借制度は、こうした事態に対する高齢者の保護のために導入された。この制度は、60歳以上の高齢者が、家賃を支払っている限り、死亡するまで賃貸借を継続することができる仕組みである。都道府県知事の認可を受けた事業者との間で、公正証書等の書面によって契約する場合に限り、借地借家法の特例として、賃借人が死亡したときに賃貸借が終了する旨を定めることができる。住宅はバリアフリー化されている必要がある。

借りることができるのは、自ら居住するため住宅を必要とする高齢者（60歳以上の者。配偶者〔年齢制限なし〕、もしくは、60歳以上の親族と同居することも可能である）で、賃借人が死亡するまで契約が継続されるとともに、死亡後には借家契約が終了する。賃借人は、施設への入所や親族との同居等の理由により、居住ができなくなったり、必要なくなったりした場合には、解約を申し入れることができる。契約者である賃借人が死亡したとき、死亡時に同居していた配偶者や60歳以上の親族は、死亡を知った日から1月を経過する日までの間に申し出を行った場合、引き続き居住することができる。その後、同居人は改めて事業者と終身建物賃貸借の契約をしなければならない。

C. 今後の課題

サービス付き高齢者向け住宅は、地域包括ケアシステムの一環として位置づけられ、比較的自立度の高い高齢者が、生活支援などを受けながら地域で暮らしていく住まいとしてコンセプト化された経緯がある。しかし、現在要介護3以上の入居者が3割を超えるなど[7]、重度化への対応が必要となっている。また、比較的入居費用が高いこと、交通の便が悪い地域に立地していたり、居室面積が十分に確保されていない住宅があることも課題として認識されている。

国土交通省は、サービス付き高齢者向け住宅の今後の課題として、①適

切な立地の推進、②空間の質の向上、③サービスの質の確保・向上、④適切な医療・介護サービスが利用できる地域コミュニティの形成、⑤適切な競争や選択がなされる環境の実現、⑥低所得の高齢者の住まいの確保、を挙げている[8]。

　高齢者が安心して過ごせる住宅は、地域包括ケアの基盤である。今後の制度の充実および選択肢の多様な層への拡大が望まれる。

注）
　　　ネット検索によるデータは，いずれも 2020 年 8 月 17 日取得.
(1)　片桐由喜「高齢社会の住宅政策—改正高齢者住まい法を契機に」社会保険法規研究会編『週刊社会保障』2632（2011.6.13），法研，pp.44-45.
(2)　亀本和彦・福田理・池田勝彦「高齢化社会に向けた住宅・居住環境対策」国立国会図書館調査及び立法考査局『少子化・高齢化とその対策—総合調査報告書』2005, pp.187-188.
(3)　総務省統計局ウェブサイト「平成 30 年住宅・土地統計調査住宅及び世帯に関する基本集計結果の概要」.
(4)　国土交通省ウェブサイト「住生活基本計画（全国計画）」（平成 28 年 3 月 18 日）.
(5)　一般社団法人高齢者住宅協会ウェブサイト「サービス付き高齢者向け住宅の登録状況」（令和 2 年 6 月末時点）.
(6)　一般社団法人高齢者住宅協会ウェブサイト「サービス付き高齢者向け住宅の現状と分析」（令和元年 8 月末時点）.
(7)　PWC コンサルティング合同会社「平成 30 年度老人保健事業推進費等補助金（老人保健健康増進等事業分）高齢者向け住まいにおける運営実態の多様化に関する実態調査研究報告書」（平成 31 年 3 月）p.28.
(8)　国土交通省ウェブサイト「サービス付き高齢者向け住宅の現状と課題」（サービス付き高齢者向け住宅に関する懇談会　第 1 回配布資料）.

┃理解を深めるための参考文献

●井上由紀子『いえとまちのなかで老い衰える—これからの高齢者居住そのシステムと器のかたち』中央法規出版，2006.
　高齢者の「地域居住」のために地域とケアと住まいの関係性がどうあるべきか、一般向けにわかりやすく書かれたもの。高齢者が「地域」で暮らすということが具体的にどういうことなのか、多くの事例から検討されている。

4. バリアフリー法

バリアフリー法
法制定時は「バリアフリー新法」と表記されていたが、近年では「バリアフリー法」が使用されている。バリアフリーとは、高齢者や障害者などが支障なく自立した日常生活を送れるように障壁（バリア）を除去すること。障壁には、物理的なものだけでなく、社会制度、情報の提供、人びとの意識などさまざまなものが含まれる。

特定建築物
学校、病院、劇場、観覧場、集会場、展示場、百貨店、ホテル、事務所、共同住宅、老人ホームその他の多数の者が利用する政令で定める建築物またはその部分をいい、これらに附属する建築物特定施設（出入口、廊下、トイレ等）を含む。バリアフリー法では、建築物移動等円滑化基準に適合させる努力義務がある。

特別特定建築物
特定建築物のうち、病院、百貨店、官公署、福祉施設、飲食店、その他不特定かつ多数の者が利用し、または主として高齢者、障害者等が利用するものであって、移動等円滑化が特に必要なものとして政令で定めるものをいう。バリアフリー法では、床面積2,000㎡以上の特別特定建築物を新築するときは建築物移動等円滑化基準に適合させる義務がある。それ未満のものや、既存のものは努力義務。

ユニバーサルデザイン
障害の有無等にかかわらず、多様な人びとが利用しやすいような製品や生活環境などのデザインを目指す概念。または、そのようなデザイン。

A. バリアフリー法ができるまでの経緯

　日本では急速な高齢化を背景に、1994（平成6）年に「高齢者、身体障害者等が円滑に利用できる特定建築物の建築の促進に関する法律」（以下、ハートビル法）、2000（平成12）年に「高齢者、身体障害者等の公共交通機関を利用した移動の円滑化の促進に関する法律」（以下、交通バリアフリー法）が制定された。

　「ハートビル法」は、デパート、スーパーマーケット、ホテルなど、不特定多数の人が利用する建築物を**特定建築物**とし、建物の出入り口や階段、トイレなどに、高齢者や身体障害者などが円滑に利用できるような措置を講ずるよう努めなければならないとした。2002（平成14）年には、特定建築物が学校や事務所、共同住宅にも拡大され、さらに**特別特定建築物**の建築等について利用円滑化基準に適合することを義務づけるなどの改正が行われた。

　「交通バリアフリー法」は、駅・鉄道車両・バスなどの公共交通機関と、駅などの旅客施設周辺の歩行空間のバリアフリー化を進めるものであり、駅などの旅客施設を新設したり、車両等を新たに導入する場合に基準に適合することを義務づけるほか、市町村の主導により、駅やその周辺の道路、信号機などを一体的にバリアフリー化するための仕組み（基本構想制度）を設けた。

　その後、国際化の進展のなかで、2005（平成17）年には「どこでも、だれでも、自由に、使いやすく」という**ユニバーサルデザイン**の考え方を踏まえ、バリアフリー施策の指針となる「**ユニバーサルデザイン政策大綱**」が取りまとめられた。そのなかで、バリアフリー化を促進する法律が別々につくられていることの弊害や、バリアフリー化が駅など一部の施設にとどまっている状況などが指摘されたほか、国民の理解や情報提供などのソフト面での充実も課題として挙げられた。

B. 高齢者、障害者等の移動等の円滑化の促進に関する法律（バリアフリー法）の概要

こうした経緯から、ハートビル法と交通バリアフリー法の一体化に向けた法制度が検討され、2006（平成18）年に「高齢者、障害者等の移動等の円滑化の促進に関する法律」（以下、**バリアフリー法**）が公布、施行された。バリアフリー法は、ハートビル法と交通バリアフリー法ですでに定められていた内容を踏まえるとともに、次のような新しい内容を盛り込んでいる。

①それまでハートビル法、交通バリアフリー法ともに、対象を「高齢者と身体障害者」としていたが、バリアフリー法では高齢者、身体障害者だけでなく、知的障害者、精神障害者、発達障害者を含む、すべての障害者が対象となった。②バリアフリー化基準（**移動等円滑化基準**）への**基準適合義務等**がある施設等の範囲が、公共交通機関（駅や車両など）、一定の道路、特別特定建築物に加え、一定の路外駐車場、都市公園における一定の公園施設にも広がった。公共交通機関においてもタクシーが新たに対象となった。③小さい旅客施設周辺、または旅客施設が存在しない地区も、市町村が作成する基本構想の重点整備地区とすることができるようになった。④**基本構想**に当事者の視点を反映させるため、市町村、特定事業等の実施主体と見込まれる者、高齢者、障害者、学識経験者などで構成される協議会制度を法的に位置づけた。また、高齢者、障害者、その他の地域住民などが基本構想を提案する制度が新設された。⑤具体的な施策や措置について、「スパイラルアップ」を行い、また移動等円滑化に関する情報提供の確保を行うことが国の責務とされた。このほか、施設設置管理者等は、移動等円滑化のために必要な措置を講ずるよう努めなければならない。さらに、「**心のバリアフリー**」を深めていくことが国と国民の責務とされた[1]。

2018（平成30）年5月には法改正が行われ、当初、2020（令和2）年に予定されていた東京オリンピック・パラリンピックの開催を見据えた理念規定として、「**共生社会の実現**」「**社会的障壁の除去**」という基本理念が明確化された。また、ハード面だけでなくソフト面（接遇や研修など）の充実や、市町村がバリアフリー方針を定める**マスタープラン（移動等円滑化促進方針）**制度の創設（努力義務）、市町村による基本構想作成の努力義務化など、取組みの強化が盛り込まれた。事業者によるバリアフリー化に関する計画の作成、取組み状況の報告も義務化された（**図8-4-1**）。

さらに2020年の改正では、施設設置管理者におけるソフト対策の取組み強化（公共交通事業者等に対する**ソフト基準**適合義務の創設など）、国

ユニバーサルデザイン政策大綱（2005年）
国土交通省が、ユニバーサルデザインの考え方を基盤にまとめた国土交通行政の指針。以下の5つを基本的な考え方としている。①利用者の目線に立った参加型社会の構築、②バリアフリー施策の総合化、③だれもが安全で円滑に利用できる公共交通、④だれもが安全で暮らしやすいまちづくり、⑤技術や手法等を踏まえた多様な活動への対応。

基準適合義務等
施設設置管理者等は、該当する施設等の新設等に際して移動等円滑化基準に適合させる義務を負い、また、既存の施設等については努力義務を負う。

路外駐車場
道路の路面外に設置される自動車の駐車のための一般公共用の施設。

基本構想
市町村の区域内の旅客施設を中心とする地区や、高齢者、障害者等が利用する施設が集まった地区（重点整備地区）についての、移動等円滑化に係る事業の推進に関する基本的な構想。国（主務大臣）が定める基本方針に基づき、市町村が作成する。法制定時には「作成することができる」とされていたが、2018年の改正により作成が努力義務となった。

スパイラルアップ
PDCAサイクルを繰り返して改善していくこと。

心のバリアフリー
高齢者や障害者などの困難を自らの問題として認識し、社会参加に積極的に協力すること[2]。

223

図 8-4-1　バリアフリー法改正概要（2018年）

法案の概要

①理念規定／国及び国民の責務
- ○理念規定を設け、「共生社会の実現」、「社会的障壁の除去」を明確化
- ○「心のバリアフリー」として、高齢者、障害者等に対する支援（鉄道利用者による声かけ等）を明記

②公共交通事業者等によるハード・ソフト一体的な取組の推進
- ○ハード対策に加え、接遇・研修のあり方を含むソフト対策のメニューを国土交通大臣が新たに作成
- ○事業者は、ハード・ソフト計画※の作成・取組状況の報告・公表
  　　　　　　　※施設整備、旅客支援、情報提供、教育訓練、推進体制

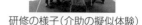

研修の様子（介助の擬似体験）

③バリアフリーのまちづくりに向けた地域における取組強化
- ○市町村がバリアフリー方針を定めるマスタープラン制度を創設
  （協議会等における調整、都道府県によるサポート、作成経費支援（※予算関連））

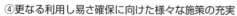

【バリアフリーのマスタープラン】
- ・市町村による方針の作成
- ・重点的に取り組む対象地区^(※)の設定

【基本構想（具体事業調整）】
- ・事業を実施する地区の設定
- ・事業内容の特定

地区内事業者等による事業実施

当事者の参画する協議会の活用等により定期的評価・見直し

※対象地区内
- ・公共交通事業者等の事前届出を通じた交通結節点の調整
- ・バリアフリーマップ作成に対する地区内事業者等の情報提供

- ○近接建築物との連携による既存地下駅等のバリアフリー化を促進するため、協定（承継効）制度及び容積率特例を創設→駅等の旅客施設にスペースの余裕がない場合に近接建築物への通路及びバリアフリートイレ整備が容易に

【バリアフリー対応のバス（リフト付バス）】

④更なる利用し易さ確保に向けた様々な施策の充実
- ○貸切バス・遊覧船等の導入時におけるバリアフリー基準適合を義務化
- ○建築物等のバリアフリー情報の提供を新たに努力義務化
- ○障害者等の参画の下、施策内容の評価等を行う会議の開催を明記

【遊覧船】

出典）国土交通省ウェブサイト「高齢者、障害者等の移動の円滑化の促進に関する法律の一部を改正する法律案」より抜粋.

マスタープラン（移動等円滑化促進方針）
市町村が移動等円滑化促進地区について作成する、バリアフリー化の促進に関する方針。

民に向けた広報啓発の取組推進、バリアフリー基準適合義務の対象拡大等（公立小中学校等の追加）が打ち出された（**図 8-4-2**）。

　国は地域包括ケアの概念を促進し、高齢者が住み慣れた場所でできるだけ長く安心して暮らせる体制の構築を目指している。高齢者等が日々安全に外出できる環境を確保するために、地域社会のバリアフリー化は欠かせない。バリアフリー法により、交通機関や建築物におけるバリアフリー化は一定の成果をあげてきた。しかし、既存の施設等や基準適合義務対象外の施設等におけるバリアフリー化の遅れや、地域間格差、現場職員の習熟水準の差、事業者間での動線の不連続性など、さまざまな課題も指摘されている。2020年の改正でいくつかの改善点が示されたとはいえ、まだ施策は途上である。さらに、災害時の安全確保と避難への対応も検討される必要がある。

図8-4-2　バリアフリー法改正概要（2020年）

法案の概要

1. 公共交通事業者など施設設置管理者におけるソフト対策の取組強化

○公共交通事業者等に対する**ソフト基準**※適合義務の創設（※スロープ板の適切な操作、明るさの確保等）

○公共交通機関の乗継円滑化のため、他の公共交通事業者等からのハード・ソフト（旅客支援、情報提供等）
の移動等円滑化に関する協議への応諾義務を創設

○障害者等へのサービス提供について国が認定する観光施設（宿泊施設・飲料店等）の情報提供を促進

2. 国民に向けた広報啓発の取組推進

（1）優先席、車椅子使用者用駐車施設等の適正な利用の推進

○国・地方公共団体・国民・施設設備管理者の責務等として、「**車両の優先席、車椅子用駐車施設、障害者用
トイレ等の適正な利用の推進**」を追加

○公共交通事業者等に作成が義務付けられたハード・ソフト取組計画の記載項目に「**上記施設の適正な利用の
推進**」等を追加

（2）市町村等による「心のバリアフリー」の推進（学校教育との連携等）（主務大臣に文科大臣を追加）

○目的規定、国が定める基本方針、市町村が定める移動等円滑化促進方針（マスタープラン）の記載事項や、
基本構想に記載する事業メニューの一つとして、「心のバリアフリー」に関する事項を追加

【教育啓発特定事業のイメージ】

○心のバリアフリーに関する「**教育啓発特定事業**」を含むハード・ソフト
一体の基本構想について、**作成経費を補助**（※予算関連）

○バリアフリーの促進に関する地方公共団体への国の助言・指導等　　高齢者疑似体験　車椅子サポート体験

3. バリアフリー基準適合義務の対象拡大

○公立小中学校及びバス等の旅客の乗降のための道路施設（旅客特定車両停留施設）を追加

出典）国土交通省ウェブサイト「高齢者、障害者等の移動の円滑化の促進に関する法律の一部を改正する法律案」
（令和2年2月4日）より抜粋.

注）
(1) 国土交通省総合政策局政策課・交通消費者行政課監修／バリアフリー新法研究会
編『Q&Aバリアフリー新法—高齢者、障害者等の移動等の円滑化の促進に関
する法律の解説』ぎょうせい，2007, pp.2-9.
(2) 国土交通省ウェブサイト「心のバリアフリー」.

ソフト基準
旅客施設等を使用した役
務の提供の方法に関し
て、2020年の改正で創
設された基準。公共交通
事業者等は、旅客施設ま
たは車両等を新設・改良
するときは、公共交通移
動等円滑化基準（ハード
基準）に適合させなけれ
ばならないが、その旅客
施設等を使用した役務の
提供の方法に関しても基
準（ソフト基準）を遵守
しなければならないとさ
れた。既存の場合は努力
義務となる。

5. 高年齢者雇用安定法

A. 高年齢者等の雇用の安定等に関する法律（高年齢者雇用安定法）の概要

[1] 定年制と年金支給開始年齢

高年齢者等の雇用の安定等に関する法律
1971 年「中高年齢者等の雇用の促進に関する特別措置法」として制定され、1986 年に現在の法律名に改称された。

高年齢者等
高年齢者雇用安定法では、「高年齢者」を 55 歳以上の者、「中高年齢者」を 45 歳以上の者と定めている。

定年制
女性の定年年齢は男性よりも低く設定される場合があり、1955 年の人事院調査では、55 歳を定年とするのが男性の場合 92.5 ％であったのに対し、女性では 78.5 ％にとどまっていた[1]。また、内規として女性の結婚退職や若年定年を定める企業もあった。

公的年金の受給開始年齢
受給開始年齢を 65 歳より繰下げた場合、受給できる年金は増額される。増額率は、1 月当たりプラス 0.7 ％で、75 歳まで繰り下げるとプラス 84 ％となる。

高年齢者雇用確保措置
定年の引上げや継続雇用制度等による 65 歳までの高年齢者雇用確保措置は、2000 年に努力義務とされ、2004 年に義務化された。

高齢化の進展による社会保障費用の上昇、労働力人口の減少、また一方で就労意欲のある高齢者の増加という状況のなかで、高齢期の就労に期待が集まり、現在雇用の安定が大きなテーマとなっている。

日本では明治時代に誕生した定年制が、戦後、終身雇用制度と引き換えに民間企業に広く普及し、高度成長期には多くの企業において 55 歳での定年制が導入されていた[1]。しかし次第に、労働組合からの要求や、国による政策に対応するかたちで、定年が延長されていく。1986（昭和 61）年には定年を 60 歳とすることが努力義務化され、1998（平成 10）年には義務となった。

定年年齢が上昇する一方で、公的年金が受給できる年齢も上がっていった。1994（平成 6）年および 2000（平成 12）年の年金制度改革により、老齢厚生年金支給開始年齢は 60 歳から 65 歳へ段階的に引き上げられることになった。2013（平成 25）年 4 月からは、その一環として「特別支給の老齢厚生年金」の報酬比例部分の支給開始年齢の引上げが行われている。最終的に、男性は 2025 年度、女性は 2030 年度に老齢厚生年金の年金支給開始年齢が 65 歳となる予定である。さらに、2020（令和 2）年の法改正により、現在 60 歳から 70 歳の間で選ぶことができる公的年金の受給開始年齢の期間が、2022 年 4 月以降、60 歳から 75 歳の間へと拡大されることになった。

こうした経緯から、少なくとも年金支給開始年齢までの雇用確保を行うことが急務となっている。

[2] 高年齢者雇用安定法の改正

（1）65 歳までの雇用確保措置

上記の状況を背景に、「**高年齢者等の雇用の安定等に関する法律**」（**高年齢者雇用安定法**）の改正が行われてきた。2004（平成 16）年の改正においては、65 歳未満の定年の定めをしている事業主に、雇用する労働者の

65歳までの安定した雇用を確保するため、**高年齢者雇用確保措置**が義務づけられた。高年齢者雇用確保措置とは、次の3つであり、事業主はこのいずれかの措置を実施する義務がある。

① 65歳までの定年引上げ

② 65歳までの継続雇用制度の導入（特殊関係事業主によるものを含む）

③ 定年廃止

　対象事業主は、当該労働者を60歳まで雇用していた事業主である。②については、2012（平成24）年の改正により、「労使協定により基準を定めた場合は、希望者全員を対象としない制度も可」というそれまでの規定が廃止され、希望者全員を対象とすることになった（2024年度末まで経過措置あり）。なお、労働条件については、短時間勤務等の雇用形態も可能とされる[2]。また、高年齢者を雇用する企業の範囲は、グループ企業でもよい[3]。

　「令和2年版高齢社会白書」によれば、従業員31人以上の企業約16万社のうち、高年齢者雇用確保措置を実施済みの企業の割合は99.8％（16万1,117社）となっている。また、希望者全員が65歳以上まで働ける企業の割合は78.8％（12万7,213社）となっている。21.0％の企業は、経過措置の適用となっている（**図8-5-1**）。

特殊関係事業主
特殊関係事業主とされるのは、
①元の事業主の子法人等
②元の事業主の親法人等
③元の事業主の親法人等の子法人等
④元の事業主の関連法人等
⑤元の事業主の親法人等の関連法人等
のグループ会社である[4]。

高年齢者雇用安定法の経過措置
継続雇用について「労使協定により基準を定めた場合は希望者全員を対象としない制度も可」という規定が廃止された時点（2013年4月）より前に、継続雇用に基準を設けていた事業主は、特別支給の老齢厚生年金（報酬比例部分）の受給開始年齢に到達した以降の者を対象に、その基準を12年間引き続き利用することができる。

図8-5-1　雇用確保措置の実施状況の内訳（企業規模別）

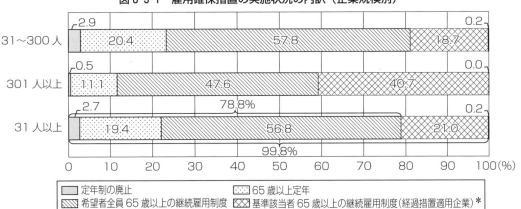

資料：厚生労働省「令和元年『高年齢者の雇用状況』集計結果」（令和元年）より内閣府作成.

（注）継続雇用制度とは、現に雇用している高年齢者が希望するときは、当該高年齢者をその定年後も引き続いて雇用する制度をいう。なお、平成24年度の法改正により、平成25年度以降、制度の適用者は原則として「希望者全員」となった。ただし、平成24年度までに労使協定により継続雇用制度の対象者を限定する基準を定めていた場合は、その基準を適用できる年齢を令和7年度までに段階的に引き上げているところ（経過措置）。また、四捨五入しているため、合計値が100.0％とならない場合がある。

出典）厚生労働省「令和2年版　高齢社会白書」図1-2-1-17.

(2) 70歳までの就業確保措置

2020（令和2）年には、70歳までの就業機会確保、および多様な働き方を促進するため、高年齢者雇用安定法のさらなる改正が行われた（2021〔令和3〕年4月1日施行）。定年を65歳から70歳未満に定めている事業主、70歳未満を対象とした継続雇用制度を導入している事業主については、①～⑤のいずれかの措置を講ずる努力義務が設けられた。

①70歳までの定年引上げ

②70歳までの継続雇用制度の導入（特殊関係事業主に加えて、他の事業主によるものを含む）

③定年廃止

④高年齢者が希望するときは、70歳まで継続的に業務委託契約を締結する制度の導入

⑤高年齢者が希望するときは、70歳まで継続的に以下の事業に従事できる制度の導入

  a. 事業主が自ら実施する社会貢献事業

  b. 事業主が委託、出資（資金提供）等する団体が行う社会貢献事業

対象事業主は、当該労働者を60歳まで雇用していた事業主である。なお、④⑤は**創業支援等措置**（雇用以外の措置）であり、雇用関係がなくなるため、導入にあたっては、労働組合（労働者の過半数で組織するもの）または職場の過半数を代表する者の同意が必要である。また、①～⑤の複数の措置により70歳までの就業機会を確保することもできる。70歳までの就業確保措置は努力義務であるため、対象者を限定することも可能だが、基準を設ける場合には労使間での十分な協議を行うことが望ましく、また、法の趣旨等に照らして適切なものとなるよう留意する必要がある[5]。

B. 高年齢者の就労支援

高年齢者の就労を後押しするため、上記以外にもさまざまな就労支援制度が打ち出されている。65歳以上への定年引上げ等や、高年齢者の雇用環境整備、高年齢の有期契約労働者を無期雇用に転換する措置を講じた事業主に対する助成として、**65歳超雇用推進助成金**が支給される制度がある。また、事業主に対しては、**高齢・障害・求職者雇用支援機構**において、実務的な知識や経験を有する専門家である「高年齢者雇用アドバイザー」による相談・助言サービスをはじめとした各種事業が実施されている。

2016（平成28）年からは、地方自治体が中心となって構成される「協議会」等からの提案に基づき、地域における高年齢者の就労促進に資する

65歳超雇用推進助成金
65歳超継続雇用促進コース、高年齢者評価制度等雇用管理改善コース、高年齢者無期雇用転換コースの3つがある。

高齢・障害・求職者雇用支援機構
高年齢者や障害者等の雇用支援、職業能力開発の支援等を行う独立行政法人。

事業を幅広く実施する**生涯現役促進地域連携事業**が始まっている。また、地域ニーズに応じた高年齢者雇用を支援する**シルバー人材センター事業**では、人手不足分野の就業機会の拡大、地方自治体等と連携した就業機会の創造、就業時間の要件緩和の活用が行われている。

さらに、主要なハローワークに「**生涯現役支援窓口**」を設置し、特に65歳以上の高年齢求職者に対して重点的に再就職支援や求人開拓などが実施されている。2016年からは、公益財団法人産業雇用安定センターにおいて、高年齢退職予定者のキャリア等の情報を登録し、その能力の活用を希望する事業者に提供する**高年齢退職予定者キャリア人材バンク事業**が実施されている。また、高年齢者をハローワーク等の紹介により雇い入れる事業主に対しては、**特定求職者雇用開発助成金**等の各種助成金の支給制度もある[7]。

なお、65歳以上の高齢者は、同じ勤務先に継続雇用される場合を除き、雇用保険の適用除外とされていたが、2017（平成29）年1月より、要件を満たした場合には「高年齢被保険者」として雇用保険に加入できることになった。これにより、離職した場合の高年齢求職者給付金や、育児休業給付金、介護休業給付金、教育訓練給付金の給付が受けられるようになっている。

2020（令和2）年の高年齢者雇用安定法の改正では、厚生労働大臣が、高年齢者就業確保措置の実施および運用に関する指針を定め、必要があれば事業主に対して、必要な指導および助言を行うこと、当該措置の実施に関する計画の作成を勧告すること等ができるとされ、また70歳未満で退職する高年齢者に関しては、事業主が**再就職援助措置**を講ずる努力義務、および多数離職届出を行う義務の対象となった。さらに、事業主が国に毎年1回報告する「定年及び継続雇用制度の状況その他高年齢者の雇用に関する状況」について、高年齢者就業確保措置に関する実施状況を報告内容に追加することになった。一方で、高年齢者の雇用促進のために1995（平成7）年より実施されてきた**高年齢雇用継続給付**は、65歳までの継続雇用が2025年度までに完全義務化されることから、2025年度から縮小されることになった。

C. 今後の課題

2018（平成30）年に閣議決定された高齢社会対策大綱は「エイジレス社会」をキーワードの1つとし、就労をその主な柱としている。人口高齢化が進行するなかで、高齢者が労働力として活動できる制度を整えていく

シルバー人材センター
高年齢者雇用安定法では、定年退職後の高年齢者に対して「臨時的かつ短期的又はその他の軽易な業務」や、ボランティアなど社会参加の機会を提供するための「シルバー人材センター」を規定している。センターは、地域の家庭や企業、公共団体などから請負または委任契約により仕事（受託事業）を受注し、会員として登録した高年齢者の中から適任者を選んでその仕事を遂行する。センターは都道府県知事の指定を受けた公益法人で、原則として市（区）町村単位に置かれている[6]。

生涯現役支援窓口
ハローワークで高年齢者に対する再就職支援を重点的に行う窓口。全国で300ヵ所まで拡大されている（2020年7月現在）。

雇用保険の加入要件
所定勤務時間が週20時間以上で、31日以上雇用される見込みであること。なお、雇用保険の高齢者への適用拡大に伴い、2年間の経過措置を経て、2020年4月1日からは、高年齢労働者についても雇用保険料の納付が求められている。

再就職援助措置
たとえば、教育訓練の受講等のための休暇付与、求職活動に対する経済的支援、再就職のあっせん、教育訓練受講等のあっせん、再就職支援体制の構築など。

多数離職届出
同一の事業所において、1月以内の期間に5人以上の高年齢者等が解雇等により離職する場合に、離職者数や当該高年齢者等に関する情報等を公共職業安定所長へ届け出るもの。

ことは、不可欠なことである。一方で、高齢者の労働能力や健康状態には
個人差が大きいとして、70 歳までの継続雇用に対して消極的な企業もあ
る。企業の不安を解消できるような支援を行うと同時に、企業においては
労働者個々の状況への個別の対応や、働き方の多様性を推進していく必要
があるだろう。さらに、非正規雇用の労働者については、年齢を理由とす
る雇止めへの制定法上の規制が存在しない点にも留意しなければならな
い[8]。高齢者にとって就労が規範化することへの懸念もある。高齢期にお
ける雇用の確保はもちろん、社会保障制度の見直しを含めた高齢期のセー
フティネットのあり方について検討される必要があろう。

注）

ネット検索によるデータは、いずれも 2020 年 8 月 17 日取得.

(1) 武田公男「日本企業の定年制」愛知学院大学『経研会紀要』4（2002），pp.35-49.

(2) 厚生労働省ウェブサイト「高年齢者雇用確保措置の実施及び運用に関する指針
（平成 24 年 11 月 9 日厚生労働省告示第 560 号）」4（3）.

(3) 厚生労働省ウェブサイト「高年齢者等の雇用の安定等に関する法律の一部を改正
する法律」の概要.

(4) 厚生労働省ウェブサイト「高年齢者雇用安定法 Q & A」（高年齢者雇用確保措置
関係）Q5-1.

(5) 厚生労働省「高年齢者雇用安定法改正の概要─70 歳までの就業機会の確保のため
に事業主が講ずるべき措置（努力義務）等について」（令和 3 年 4 月 1 日施行）.

(6) 公益社団法人全国シルバー人材センター事業協会ウェブサイト.

(7) 厚生労働省ウェブサイト「高齢者雇用対策の概要」および内閣府ウェブサイト
「仕事と生活の調和連携推進・評価部会（第 40 回）平成 29 年 2 月 21 日（火）
厚生労働省提出資料（今後の高年齢者雇用対策）」.

(8) 柳澤武「高年齢者雇用の法政策─歴史と展望」日本労働研究機構『日本労働研究
雑誌』674, 2016, p.73.

6. 育児・介護休業法

A. 介護休業制度の展開

[1] 育児休業法から育児・介護休業法へ

　現在では育児休業と介護休業は、育児・介護休業法でともに規定されているが、介護休業に先行して育児休業が先に法整備が進んできた。

　昭和40年代になると、女子教員が増加しこれに伴って育児休業制度が要望されるようになり、議員提案による法制化が何度か試みられたが法案成立には至らなかった。1972（昭和47）年にようやく「**勤労婦人福祉法**」が制定施行された。同法では、事業主が、その雇用する勤労婦人について、必要に応じ、育児休業の実施その他の育児に関する便宜の供与を行うように努めなければならないことが規定された。そして、1975（昭和50）年には、「**義務教育諸学校等の女子教育職員及び医療施設、社会福祉施設等の看護婦、保母等の育児休業に関する法律**」が成立した[1]。同法は、女子教育公務員等で1歳に満たない子を養育する者は、育児休業の許可を申請することができること、任命権者は、育児休業の許可の申請があったときは、臨時的任用が著しく困難な事情がある場合を除き、育児休業の許可をしなければならないこと、などを内容としていた。その後、1989（平成元）年の合計特殊出生率が、丙午であった1966（昭和41）年の1.58を下回る「1.57ショック」を契機とした少子化対策が実施されていく。その先駆けとして1991（平成3）年に「**育児休業等に関する法律**」などが成立した。同法は**勤務時間等**に関し事業主が講ずべき措置を定めることによって、子を養育する労働者の雇用の継続を促進しようとするものであったが、**国家公務員および地方公務員を適用除外**とし、民間の労働者を対象としていた。公務員を対象とした法律については別途、同年12月に成立し、これに伴い「義務教育諸学校等の女子教育職員及び医療施設、社会福祉施設等の看護婦、保母等の育児休業に関する法律」は廃止された。これをもって育児休業の枠組みの法制化はなされたが、介護休業が法制化されるのは、1995（平成7）年法による改正を待たなければならなかった。

　同改正は1995年10月と1999（平成11）年4月の2段階で行われている。第1段階では、法律名が「**育児休業等育児又は家族介護を行う労働者の福祉に関する法律**」に改正され、法の目的で、従来の「労働者の雇用の

育児・介護休業法
正式名称は「育児休業、介護休業等育児又は家族介護を行う労働者の福祉に関する法律」（平成3年法第76号）。

勤務時間等
平成21年法によって、所定外労働（育児関係）の制限が設けられたことに伴い「勤務時間等」は「所定労働時間等」に改正されている。

国家公務員および地方公務員を適用除外
「国家公務員及び地方公務員に関しては、適用しない」と規定していた。しかし、1995年の「育児・介護休業法」への改正で、当該条文の見出しは（適用除外）から（公務員に関する特例）となった。（公務員に関する特例）では、「育児・介護休業法」の多くの規定を「国家公務員及び地方公務員に関しては、適用しない」とした上で、公務員の介護休業について改めて規定している。一方で「国家公務員の育児休業等に関する法律」等には介護休業に関する規定はない。したがって、「育児・介護休業法」では育児休業については民間の労働者を対象とし、介護休業については民間の労働者だけではなく公務員も対象となっている。

公務員を対象とした法律
「国会職員の育児休業等に関する法律」「国家公務員の育児休業等に関する法律」「地方公務員の育児休業等に関する法律」が成立した。

1995（平成7）年法による改正
正式名称は「育児休業等に関する法律の一部を改正する法律」（平成7年6月法第107号）。

継続を促進し、もって労働者の福祉の増進を図り」とされていた部分が「労働者等の雇用の継続及び再就職の促進を図り、もってこれらの者の職業生活と家庭生活との両立に寄与することを通じて、これらの者の福祉の増進を図り」と規定された。また、法全体としては、子の養育または家族の介護を行う労働者を対象としており、国による①事業主等に対する援助、②労働者に対する職業生活と家庭生活との両立の促進等に資するための必要な指導、相談、講習その他の措置、などの一定の支援措置が規定された。第2段階では、法律名が現在の「**育児休業、介護休業等育児又は家族介護を行う労働者の福祉に関する法律**」へと改称され、介護休業について、この時点でようやく法制化されることになった。

［2］育児・介護休業法の改正

　前述のように1995（平成7）年改正法による育児・介護休業法への改正時点で「雇用の継続」だけではなく「職業生活と家庭生活との両立」が法の目的としてすでに謳われていた。仕事と生活の調和（ワーク・ライフ・バランス）の実現という理念に近いものが、すでに法の目的に含まれていたことの意義は大きいが、現在においてもそれが実現されているとは考えにくい。それどころか介護離職が問題となっているように「雇用の継続」への対応も依然として課題となっている。

　とはいえ、当然ながら法もそのままの形で存続している訳ではなく数次の改正が行われている。2001（平成13）年に成立した改正法では、①不利益取扱いの禁止、②時間外労働の制限、③労働者の配置に関する配慮、④国が職業生活と家庭生活との両立について、事業主、労働者その他国民一般の理解を深めるために必要な広報活動その他の措置を講ずること、などを規定した。時間外労働の制限は、労働基準法の**女子保護規定**が撤廃され、また激変緩和措置も2001年度末に終了することから、新たに男女共通の制限制度が設けられたものである[(2)]。この他に育児関連では、子の看護休暇の努力義務、勤務時間短縮の対象年齢を3歳未満に引き上げ、などの改正が行われた。なお、子の看護休暇が義務化されたのは2004（平成16）年の改正法によってである。2009（平成21）年に成立した改正法では、介護休暇制度が創設された。2016（平成28）年3月に成立した「雇用保険法等の一部を改正する法律」による改正で、2017（平成29）年1月より、①介護休業について、介護を必要とする家族（対象家族）1人につき、通算93日まで原則1回に限り取得可能であったものを、対象家族1人につき通算93日まで、3回を上限として介護休業を分割して取得可能とする、②1日単位での取得であった介護休暇について、半日（所定労働時間の2

労働基準法の女子保護規定が撤廃

1999（平成11）年に「雇用の分野における男女の均等な機会及び待遇の確保等のための労働省関係法律の整備に関する法律」による改正が施行され、これに合わせて「労働基準法の一部を改正する法律」が施行された。従前は、「女子」に対して、時間外・休日労働、深夜業についての規制があったが撤廃された。激変緩和のため、2001年度末までの間、子の養育または家族の介護を行う労働者（特定労働者）については、時間外労働を年間150時間を超えないものとする規制がされた。

2009（平成21）年に成立した改正法

本文で示した内容の他に、育児関連を中心とした改正（パパ・ママ育休プラス、所定外労働の制限、など）が行われた。

分の1）単位での取得を可能とする（子の看護休暇も同様）、③介護のための所定労働時間の短縮措置等（**選択的措置義務**）について、介護休業と通算して93日の範囲内で取得可能だったものを、介護休業とは別に、利用開始から3年の間で2回以上の利用を可能とする、④対象家族1人につき、介護終了まで利用できる所定外労働の制限を新設、⑤有期労働者の**介護休業等の取得要件**を緩和する、⑥従来の事業主による妊娠・出産・育児休業・介護休業等を理由とする不利益取扱いの禁止に加えて、上司・同僚からのハラスメントの防止措置を講ずることを義務づけ、などといった改正が行われた。2017（平成29）年3月に成立した「雇用保険法等の一部を改正する法律による改正」（施行は同年10月）では、労働者が対象家族を介護していることを知ったときに、当該労働者に対し介護休業制度等の**個別周知の努力義務**が創設された。また、2019（令和元）年5月には**女性活躍推進法等改正法**が成立し、2020（令和2）年6月には、労働者が事業主に対して相談を行ったこと等を理由とする不利益取扱いを禁止するなどのハラスメント防止対策の強化が行われた。さらに、2021（令和3）年1月には**施行規則**が改正され介護休暇が時間単位で取得できるようになった（子の看護休暇も同様）[3]。

B. 育児・介護休業法に基づく介護休業制度の概要

　以下では、育児・介護休業法に基づく制度のうち、高齢者福祉に関連する（介護関連の）制度を中心にその内容を述べる。

［1］介護休業

　介護休業は負傷、疾病または身体上もしくは精神上の障害により、**2週間以上の期間にわたり常時介護を必要とする状態（要介護状態）にある対象家族**を介護するためにする休業である。なお、ここでいう要介護状態は、介護保険法に規定される要介護状態とは別のものであり、別途基準が示されている。

　労働者は、その事業主に申し出ることにより、介護休業をすることができる。日雇労働者は除かれ、有期契約労働者については、①当該事業主に引き続き雇用された期間が1年以上、②介護休業開始予定日から起算して93日を経過する日から6月を経過する日までに、その労働契約（労働契約が更新される場合にあっては、更新後のもの）が満了することが明らかでない、のいずれにも該当する者が対象である。また、労働協定で定められた一定の労働者も除かれる。申出は、対象家族1人につき3回までであ

選択的措置義務
以下の、いずれかの措置を選択して講じなければならない。
①所定労働時間の短縮措置、②フレックスタイム制度、③始業・終業時刻の繰上げ・繰下げ、④労働者が利用する介護サービス費用の助成その他これに準じる制度。

介護休業等の取得要件
申込み時点で、①過去1年以上継続して雇用されていること、②介護休業を取得予定日から起算して93日経過する日から6ヵ月を経過する日までに、雇用契約がなくなることが明らかでないこと、である。なお、育児休業の場合は、②が子が1歳6ヵ月になるまでの間に雇用契約がなくなることが明らかでないこと、である。

個別周知の努力義務
育児関係も同様である。育児関連では、この他、育児休業の再々延長で最長2歳に達するまで取得可能に、育児目的休暇等の努力義務の創設、といった改正が行われた。

女性活躍推進法等改正法
正式名称は「女性の職業生活における活躍の推進に関する法律等の一部を改正する法律」（令和元年　法第24号）。

施行規則
正式名称は「育児休業、介護休業等育児又は家族介護を行う労働者の福祉に関する法施行規則」。

2週間以上の期間にわたり常時介護を必要とする状態（要介護状態）
育児・介護休業法2条および施行規則2条に規定されている。

対象家族
配偶者（事実上婚姻関係と同様の事情にある者を含む）、父母および子

（これらの者に準ずる者として厚生労働省令で定めるもの〔祖父母、兄弟姉妹および孫〕を含む）ならびに配偶者の父母、である。なお、2016（平成28）年法による改正に伴う省令の改正（平成28年　厚生労働省令137号）により、祖父母、兄弟姉妹および孫について、同居・扶養要件がなくなっている。

り、当該対象家族について介護休業した日数の合計が93日に達している場合は介護休業ができない。事業主は、労働者からの介護休業申出があったときは、例外を除き当該介護休業申出を拒むことができない。介護休業申出をした労働者は、介護休業開始予定日とされた日の前日までは、申出を撤回することができるが、当該対象家族について2回連続して撤回した場合には、その後になされる当該対象家族についての介護休業申出については、事業主は申出を拒むことができることになっている。

なお、介護休業については、雇用保険の介護休業給付により、休業開始時賃金の67％が保障される仕組みになっている。

［2］介護休暇

介護休暇は、負傷、疾病または身体上もしくは精神上の障害により、2週間以上の期間にわたり常時介護を必要とする状態（要介護状態）にある対象家族の介護その他の**厚生労働省令で定める世話**を行うための休暇である。

厚生労働省令で定める世話
①対象家族の介護、②対象家族の通院等の付添い、対象家族が介護サービスの提供を受けるために必要な手続きの代行その他の対象家族の必要な世話、である。

労働者は、その事業主に申し出ることにより、1年度において5日（要介護状態にある対象家族が2人以上の場合は10日）を限度として、介護休暇を取得することができる。介護休暇は1日単位または時間単位で取得できる。ただし、日雇い労働者は除かれ、また、①その事業主に継続して雇用された期間が6ヵ月に満たない労働者、②1週間の所定労働日数が2日以下の労働者、③時間単位で介護休暇を取得することが困難と認められる業務に従事する労働者、に該当する労働者について介護休暇を取得することができないこととする労使協定があるときは、事業主は介護休暇の申出を拒むことができ、拒まれた労働者は介護休暇を取得することができない（③の労働者については、1日単位で介護休暇を取得することは可）。

［3］所定外労働・時間外労働・深夜業の制限等

本項目の(1)〜(3)は、介護関係だけではなく、育児関係でも同様である。正確には、まず育児関係で規定し、介護関係も準用する形で規定されている。(4)については、育児関係と異なる部分もある。

(1) 所定外労働の制限

所定外労働の制限
所定労働時間を超える労働の制限、いわゆる「残業の免除」である。所定労働時間とは、就業規則等で定められた始業時刻から終業時刻までの時間から、休憩時間を差し引いた労働時間である[4]。

労使協定で請求をできないものとして定められた労働者
①勤続1年未満の労働者、②週の所定労働日数が2日以下の労働者、である。

要介護状態にある対象家族を介護する労働者（日雇労働者、**労使協定で請求をできないものとして定められた労働者**、は対象外）が、その対象家族を介護するために請求した場合に、事業主は所定労働時間を超えて労働させてはならないとするものである。1回の請求で請求できる期間は、1ヵ月以上1年以内であり、請求できる回数に制限は設けられていない。例

外として、事業の正常な運営を妨げる場合は、事業主は請求を拒めること
になっている。

(2) 時間外労働の制限

要介護状態にある対象家族を介護する労働者(日雇労働者、勤続1年未
満の労働者を除く)がその対象家族を介護するために請求した場合におい
ては、事業主は制限時間(1ヵ月24時間、1年150時間)を超えて労働時
間を延長してはならない。例外として、事業の正常な運営を妨げる場合は、
事業主は請求を拒めることになっている。

(3) 深夜業の制限

要介護状態にある対象家族を介護する労働者がその対象家族を介護する
ために請求した場合においては、事業主は午後10時〜午前5時(深夜)
において労働させてはならない。ただし、日雇労働者、勤続1年未満、**介
護ができる同居の家族**がいる労働者、週の所定労働日数が2日以下の労働
者、所定労働時間の全部が深夜にある労働者は対象外である。1回の請求
で請求できる期間は、1ヵ月以上6ヵ月以内であり、請求できる回数に制
限は設けられていない。

(4) 所定労働時間の短縮措置等

常時介護を要する対象家族を介護する労働者(日雇労働者、労使協定で
請求をできないものとして定められた労働者、は対象外)に関して、対象
家族1人につき、①所定労働時間の短縮措置、②フレックスタイム制度、
③始業・終業時刻の繰上げ・繰下げ、④労働者が利用する介護サービス費
用の助成その他これに準じる制度、の措置のいずれかを、利用開始から3
年以上の間で2回以上の利用を可能とする措置を講じなければならない。

これらの他、家族を介護する労働者に関して、介護休業制度または所定
労働時間の短縮等の措置に準じた措置を講ずる努力義務、休業等に関する
ハラスメントの防止措置を講ずる義務、労働者の配置に関して配慮する義
務、介護休業等について就業規則等にあらかじめ定めて周知し、労働者が
介護していることを知った場合などに、個別周知する努力義務、などが規
定されている。

[4] 不利益取扱いの禁止

介護休業、介護休暇、所定外労働の制限、時間外労働の制限、深夜業の
制限、所定労働時間の短縮措置等について、申出をしたこと、または取得
したこと、あるいは介護休業等に関するハラスメントについて相談を行っ
たこと等を理由とする解雇その他の不利益な取扱いを禁止することが規定
されている。

時間外労働の制限
時間外労働の制限(1ヵ
月24時間、1年150時
間)の対象となるのは、
法定労働時間(1週間に
つき40時間、1日につ
き8時間。一部特例あ
り)を超える時間外労働
である。変形労働時間制
やフレックスタイム制
(清算期間における法定
労働時間の総枠を超えた
時間)も対象となる[3]。

介護ができる同居の家族
①深夜において就業して
いない(深夜における就
業日数が1ヵ月について
3日以下の者を含む)、
②負傷、疾病または身体
上もしくは精神上の障害
により請求に係る対象家
族を介護することが困難
な状態にある者でない、
③6週間(多胎妊娠の場
合は14週間)以内に出
産する予定であるか、ま
たは産後8週間を経過し
ない者でない、のいずれ
にも該当する者である。

なお、**不利益取扱い**は、解雇の他、雇止め、正規から非正規へ変更を強要、などが「子の養育又は家族の介護を行い、又は行うこととなる労働者の職業生活と家庭生活との両立が図られるようにするために事業主が講ずべき措置に関する指針」で例示されている。

［5］育児・介護休業法の課題

　育児と介護は異なるので差異があることをもってただちに格差ということはできないが、**育児休業**と介護休業の取得可能な期間など、育児関連制度と介護関連制度の間には差違が存在している。また、育児・介護休業制度は、育児・介護休業法のみではなく、雇用保険法、健康保険法や厚生年金保険法などによって総体的に成り立っている。たとえば、雇用保険法における育児休業給付および介護休業給付、健康保険法や厚生年金保険法における産休や育児休の際の保険料免除などが挙げられる。現在、いわゆる介護離職が問題となっており、厚生労働省は、事業主が、仕事と介護の両立を支援する具体的取組み方法・支援メニュー「介護離職を予防するための両立支援対応モデル」を策定し、これを実践するための「仕事と介護の両立支援実践マニュアル」を作成している。他法との関連も含め必要な介護休業等をより実効性のあるものにしていくことが課題といえる。

注)
(1)　文部科学省ウェブサイト「学制百二十年史」.
(2)　厚生労働省ウェブサイト「男女雇用機会均等法の変遷」.
(3)　厚生労働省ウェブサイト「育児・介護休業法のあらまし」.
(4)　厚生労働省ウェブサイト「令和2年就労条件総合調査　結果の概況」.

7. 認知症施策

A. 認知症高齢者の現状と認知症ケアのあり方

[1] 認知症高齢者の現状と推計

筑波大学の朝田隆教授ら共同研究グループが 2013（平成 25）年に公表した厚生労働科学研究費補助金認知症対策総合研究事業採択研究「都市部における認知症有病率と認知症の生活機能障害への対応」[1] によれば、高齢者数 3,079 万人中、2012（平成 24）年の**認知症高齢者**の数は約 462 万人で、高齢者全体に占める割合は約 15％であった。また、**MCI（軽度認知障害）**は、正常と認知症の中間の人という位置づけであり、約 400 万人と推計され、高齢者全体に占める割合は約 13％である。なお、このまま推移すれば、団塊の世代がすべて後期高齢者の仲間入りをする 2025 年には、認知症高齢者の数は、675 万人（約 19.0％）、2040 年は 802 万人（約 21.4％）に到達すると予測されている[2]。

ここで注意すべき点は 2 つある。まず第 1 に、2025 年に認知症高齢者が 675 万人に達するとしても、症状の程度には差があり、軽度、中度、重度の 3 段階の数字を合わせたものである点を理解したい。

第 2 に、**大綱**の概要が示すように（詳細は後述するが、2019〔令和元〕年 6 月、政府が決定した**認知症施策推進大綱**のこと）、年齢階層によっても発症率に大きな開きがあるということである。65 〜 69 歳は、1.5％、70 〜 74 歳は 3.6％、75 〜 79 歳は 10.4％、80 〜 84 歳は 22.4％、85 〜 89 歳は 44.3％、90 歳以上は 64.2％という出現率である[3]。前期高齢者では低率であり、85 歳を超えると出現率が急激に上がるのが特徴である。

前述の朝田隆教授らの研究成果によれば、認知症の種類は**アルツハイマー型認知症**が最も多く 67.6％、以下、**血管性認知症**の 19.5％、**レビー小体型認知症**の 4.3％、**前頭側頭型認知症**（ピック病）の 1.0％という分布である（その他が、7.6％）[1]。

[2] 若年性認知症の現状と推計

東京都健康長寿医療センターが、2017（平成 29）年度から 2019（令和元）年度にかけて実施した**若年性認知症**の調査が最新である。同調査は、北海道、山形県、東京都など全国 12 都府県の約 1 万 7,000 ヵ所の医療機

筑波大学・朝田隆教授らの共同研究
地域限定型の研究である。茨城県つくば市、福岡県大牟田市、福岡県久山町の高齢者を対象に数千人規模の調査研究を行った。大都市部は研究対象に入っていない。日本全体を代表するサンプリング調査は未だに実施されておらず、大きな課題である。

軽度認知障害
MCI: mild cognitive impairment
➡ p.57 第3章3節参照。

関や介護サービス事業所などの協力により実施された。この調査によれば、18歳以上64歳以下の若年性認知症の人びとは全国に約3.6万人いると推計されている。18歳から64歳の人口10万人当たりでは、50.9人である。アルツハイマー型認知症が最も多く52.6％を占め、血管性認知症は17.1％に留まっている[4]。

　若年性認知症の人びとは、就労している場合も多いと考えられ、病気の罹患に伴う退職や解雇など家族生活や経済生活など生活環境の大きな変化が懸念される。若年性認知症の人びとおよび介護者への社会的支援のさらなる充実が望まれる。なお、2015（平成27）年の新オレンジプランに基づき、**若年性認知症支援コーディネーター**が各都道府県に設置された。厚生労働省の「若年性認知症支援コーディネーター配置の手引き」によれば、業務として、①相談窓口（相談内容の確認と整理／適切な専門医療へのアクセスと継続の支援／利用できる制度・サービスの情報提供／関係機関との連絡調整／本人・家族が交流できる居場所づくり）、②市町村や関係機関との連携体制の構築、③地域や関係機関に対する若年性認知症にかかる正しい知識の普及、が想定されている。

［3］認知症高齢者の生活場所

　2010（平成22）年に厚生労働省が発表した「認知症高齢者の現状」（2010）によれば、全国の認知症高齢者の**日常生活自立度Ⅱ**以上についてみると、該当する280万人の認知症高齢者のうち、居場所が居宅（自宅）である人が50.0％（140万人）、以下、介護老人福祉施設の14.6％（41万人）、医療機関の13.6％（38万人）、介護老人保健施設等（介護療養型医療施設を含む）の12.9％（36万人）、グループホームの5.0％（14万人）、特定施設の3.6％（10万人）となっている[5]。

　東京都が2019（令和元）年に実施した「認知症高齢者等の分布調査」によれば、認知症高齢者の居所については2019年度実績で居宅が62.6％（28.1万人）と最も多くなっている。認知症当事者への支援はもとより、在宅介護者への支援の必要性が一層高まっている。次に多いのが、療養以外の医療機関で9.3％（4.2万人）、以下、指定介護老人福祉施設の8.4％（3.8万人）、特定施設入所者生活介護適用施設の7.0％（3.2万人）と続いている[6]。

［4］認知症ケアと当事者の活動

　認知症の人の症状には、**中核症状**とその結果として二次的に現れる**行動・心理症状（BPSD）**がある。中核症状は、脳の器質的障害に直接起因

するとされる症状であり、記憶障害、見当識障害、失認、失語等が挙げられる。これらの症状が網羅的に共通して現れるという特徴があるが、これらすべての症状が同時に現れるのではなく、たとえば、早期の段階では過去の記憶が比較的保持されることもある[7]。

　行動・心理症状については、行動症状として徘徊、多動、不潔行為、収集癖、暴言・暴力などがある。心理症状としては不安、抑うつ、妄想、幻視、誤認などの症状が見られる。BPSDのこうした症状の組み合わせや症状の頻度・程度など個人による差が極めて大きい。そのため、家族や介護職員にとってケアの負担感が強いと言われている。

　認知症ケアに関する重要な理念として、**パーソン・センタード・ケア**がある。イギリスの臨床心理学者**キットウッド**が1980年代末に提唱した考え方で、認知症ケアは一人ひとりの視点や立場に立ち、その人らしさを維持する全人的ケアであるべきとした[8]。

　一人ひとりの視点に立ちその人らしさを尊重するという理念は、介護する側の姿勢・方針にとどまらず、認知症当事者の活動の原動力としても具現化している。たとえば、丹野智文氏や藤田和子氏らの若年性認知症当事者および認知症当事者からなるグループが2017（平成29）年に一般社団法人「日本認知症本人ワーキンググループ（IDWG）」を作り、講演や出版など積極的な社会活動を展開している[9]。

　2017年には、日本の認知症医療の第一人者である長谷川和夫氏（当時88歳）が認知症であることを公表した[10]。長谷川氏は認知症の測定スケールである「長谷川式簡易知能評価スケール」（1974年）を開発した研究者として有名である。そうした認知症当事者の積極的な活動は特筆に値する。

B. 認知症施策・制度

［1］日本における認知症施策・制度

（1）これまでの認知症施策の流れ

　国が策定した高齢者福祉に関するプランの中から、認知症に関連する施策についてその流れを簡略に確認する。

① 1980年代以前

　認知症への社会的な関心を高めたのは、1972（昭和47）年に発刊された**有吉佐和子**の小説『**恍惚の人**』である[11]。この小説では、認知症の舅である立花茂造を法律事務所に勤める嫁の昭子が在宅で介護する姿、そしてその介護に実の息子である夫・信利が全く関わらない様子を描いており、

見当識障害
日時、季節、場所、人物などに関する見当が失われた状態である。

失認
高次脳機能障害の1つであり、視覚、聴覚、触覚などの感覚に障害が現れる。

失語
話す、聞く、読む、書くといった機能がすべて障害された状態である。

パーソン・センタード・ケア
person-centered care

キットウッド
Kitwood, Tom
1937～1998

若年性認知症当事者および認知症当事者からなるグループによる積極的な社会活動
丹野智文『笑顔で生きる』文藝春秋，2017．や藤田和子『認知症になってもだいじょうぶ！』徳間書店，2017．などを参照。

長谷川式簡易知能評価スケール
現在は「改訂版長谷川式簡易知能評価スケール」が使われている（HDS-R: Hasegawa's Dementia Scale-Revised、1991年）。なお2004（平成16）年に、認知症という用語が誕生したのを契機に、「長谷川式認知症スケール」と改称された。長谷川式認知症スケールは全部で9項目、30点満点のスケールであり、記憶障害の程度を図る項目が多い。20点以下で認知症の疑いがあるとされる。

ベストセラーになった。

② 1990 年代前半

　1989（平成元）年に、政府は、「高齢者保健福祉推進 10 か年戦略（ゴールドプラン）」[12] を策定した。今後 10 年間の在宅サービス、施設サービスの数値目標が示された。なお、このプランでは、認知症関連の数値目標は示されなかった。

③ 1990 年代後半

　1994（平成 6）年に「新・高齢者保健福祉推進 10 か年戦略（新ゴールドプラン）」[13] が策定された。政府は、予想以上の高齢化と各サービスの整備が進んだことから、ゴールドプランを見直し新しい数値目標を織り込んだ後半 5 年間の整備計画を新ゴールドプランとして作成した。1995（平成 7）年に、痴呆性老人（当時の名称）のグループホームのあり方についての調査研究委員会が設置され、また 1997（平成 9）年には痴呆対応型老人共同生活援助事業が制度化された。さらに、スウェーデンのグループホームが翻訳を通じて紹介されたことも影響して、1990 年代後半には、日本全国に 300 ヵ所程度のグループホームが誕生している。

　引き続き 1999（平成 11）年には、「今後 5 か年間の高齢者保健福祉施策の方向（ゴールドプラン 21）」[15] が策定された。痴呆対応型共同生活介護（痴呆性グループホーム、当時の名称）について、2004（平成 16）年までに 3,200 ヵ所を整備することが目標とされた。

④ 2000 年以降

　2000（平成 12）年 4 月に介護保険制度が施行され、認知症高齢者グループホーム（**認知症対応型共同生活介護**）が居宅サービス事業として位置づけられた。

　認知症高齢者グループホームは、「定員 9 人の認知症高齢者が個室に住み、家庭的な環境で、介護の必要な認知症高齢者を介護スタッフが支援することにより、その人らしい充実した生活を送ってもらうための場所である」[7]。

　2004（平成 16）年には、政府が、「『痴呆』に替わる用語に関する検討会」を設け、国民や関連学会に意見を求めた。検討の結果、痴呆という侮蔑的・差別的な表現が廃止され「認知症」に統一された[16]。2005（平成 17）年には、厚生労働省は「認知症を知り地域をつくる 10 ヵ年」の構想を発表し、認知症に対する社会的に良好な環境を整備するキャンペーンを始めた。

　2006（平成 18）年には、介護保険法の改正により、「**地域包括ケア**」が目指されることになった。また、その一環として、高齢者本人が住み慣れ

グループホーム
もともと、発祥の国はスウェーデンである。1977 年にグループホームという介護の形態が試みられ、1985 年にスウェーデンで 2 番目となるグループホーム、バルツァゴーデンがバルブロ・ベック＝フリス医師により開設された。1992 年のエーデル改革以後、各地方自治体（コミューン）にユニットケアの介護施設が誕生した。「介護の付いた特別住宅」と呼ばれ、利用者は 8 名から 12 名程度がユニットとなり、個室（28 ～ 40 m²）で生活する。食事や寛ぐためのオープンスペースがある。入居するためには、コミューンの援助判定員による措置決定が必要であるが、認知症であることは前提条件ではない[14]。

た地域で自分の生活を継続することを支援するサービスとして**地域密着型サービス**が創設された。その結果、認知症高齢者グループホームは従前の居宅サービスから地域密着型サービスへ移行している。

(2) 認知症に対する国家戦略としての2つのプラン

2012（平成24）年に、厚生労働省は、「**認知症施策推進5か年計画（オレンジプラン）**」をスタートさせた。国家として初めて認知症高齢者に焦点を絞ったプランが公表されたことになる。同プランは、以下の7つの項目に関する認知症施策推進を目的とする5か年計画である。①標準的な認知症ケアパスの作成・普及、②早期診断・早期対応（認知症サポート医の増員、認知症初期集中支援チームの設置等）、③地域での生活を支える医療サービスの構築、④地域での生活を支える介護サービスの構築、⑤地域での日常生活・家族の支援の強化（認知症地域支援推進員、認知症サポーターの増員等）、⑥若年性認知症施策の強化、⑦医療・介護サービスを担う人材の育成[17]。

同プランは、認知症施策を加速させるための戦略として2015（平成27）年に改正され、同年から「**認知症施策推進総合戦略（新オレンジプラン）**」としてスタートしている。新オレンジプランは、7つの具体的な施策から構成されている。①認知症への理解を深めるための普及・啓発の推進、②認知症の容態に応じた適時・適切な医療・介護等の提供、③若年性認知症施策の強化、④認知症の人の介護者への支援、⑤認知症の人を含む高齢者にやさしい地域づくりの推進、⑥認知症の予防法、診断法、治療法、リハビリテーションモデル、介護モデル等の研究開発およびその成果の普及の推進、⑦認知症の人やその家族の視点の重視である[18]。

(3) 最新の認知症施策推進計画としての大綱

2019（令和元）年6月、政府は認知症施策を強化するために2025年までの施策を盛り込んだ新たな**認知症施策推進大綱**（以下、大綱）を閣議決定した[3]。団塊の世代がすべて75歳以上となる2025年には、認知症の人の数が675万人に上昇するという予測を受けて、大綱では、認知症になっても地域で安心して暮らせる「**共生**」と認知症の発症や進行を遅らせる「**予防**」を車の両輪として位置づけた。新オレンジプランは、共生に重点を置いているのに対し、同大綱では予防にも重点を置いていることが特徴である。

同大綱の2本柱のうち、共生については、第1に、認知症の人が尊厳と希望を持って認知症とともに生きること、第2に、認知症があってもなくても同じ社会でともに生きることの2つの意味が内包されていることに留意したい。すなわち1つ目の意味は、当事者の中で認知症を受け入れ自ら

「共生」領域での主なポイント
①認知症本人大使を創設し、当事者の発信の機会を増やすこと、②鉄道やバスなど公共交通機関事業者に認知症の人への対応計画の作成と報告を義務づけること、③成年後見制度の中核機関（家庭裁判所など関係機関同士の調整役を担う）を市町村に新しく設置すること、である。

「予防」領域での主なポイント
①誰もがなりうることを前提に、予防を認知症になるのを遅らせる、進行を緩やかにすると新たに定義づけること、②発症や進行の仕組みを解明するため、科学的な証拠（エビデンス）を収集すること、③地域の公民館など「通いの場」を拡充し、高齢者の社会参加率を8％程度に増やすこと（2017年度では4.9％）、である。

に尊厳の意識を抱き認知症という疾患と共生するという意味である。2つ目の意味は、認知症の人も認知症でない人も自分らしく生きるという共生の意味である。「共生」という言葉の中に、意味の異なる2つの要素が込められていることを理解することは重要である。

(4) 認知症サポーター

2005（平成17）年に開始された**認知症サポーター**は、認知症について正しく理解し、認知症の人や家族を温かく見守り、支援する応援者である。認知症サポーターは、後述のキャラバンメイトが開催する「認知症サポーター養成講座」を受講した人を指す。同サポーターは、認知症をめぐる地域社会資源としては極めて重要であり、2017（平成29）年度末までに800万人養成することが計画され、2020（令和2）年度末までに1,200万人養成することが目標であった。

同サポーターの養成講座の実施主体は、都道府県、市町村、職域団体等である。対象者は、自治会、老人クラブ、民生委員や企業、金融機関等あるいは小中高等学校等であり、各組織での受講生は、**全国キャラバンメイト連絡協議会**[19]を通じて、**オレンジリング**というブレスレット（オレンジ色のゴム製ブレスレット）を無償で受け取る。ただし、同協議会によれば、2021（令和3）年度よりオレンジリングは有償となり、自治体ごとに無償の「認知症サポーターカード」を講座修了時に配布することとなる。

2020年9月末現在、認知症サポーターの数は、約1,277万人にのぼっている。このうち、性および年齢階層がわかっている1,254万人についてみると、女性は766.9万人（61.1%）、男性が487.5万人（38.9%）で女性のほうが多い。年齢階層別では、60歳以上が全体の36.5%を占め、10代以下が25.0%に達している。前述の通り、2020年度の目標が1,200万人であったので、すでに目標に到達している。

今後の大きな課題は、認知症サポーター養成講座が90分の講座1回のみの学習で終わってしまう点である。本来は、連続講座を設けるなど学習を深める必要があり、サポーターとしての地域での具体的な役割までイメージできるような本格的なカリキュラムにすることが不可欠である。

2019（令和元）年度には、「チームオレンジ」という新しいプログラムが開始された。各自治体で、認知症サポーターと**認知症キャラバンメイト**が**認知症当事者**と連携しながら、地域で認知症に優しい街づくりをしていくことが期待されている。

(5) 認知症カフェ

認知症の人とその家族、地域住民、ボランティア、介護・医療の専門家等が定期的に集まり、情報を共有し、相互理解を深める場所のことである。

認知症キャラバンメイト
都道府県、市区町村などの自治体や企業・団体等と協催で開催される認知症サポーター養成講座の講師を務める役割である。キャラバンメイト養成研修では、認知症の基礎知識のほか、サポーター養成講座の展開方法、対象別の企画手法、カリキュラムなどをグループワークにより学ぶ。全国キャラバンメイト連絡協議会のウェブサイトによれば、2015（平成27）年9月に11.4万人に達し、2019年9月末現在、16.8万人と増えている[19]。

大綱では、2020（令和2）年度末に全国の市町村に普及させることが目標とされた。介護サービス事業者、地域包括支援センター、NPO、ボランティア組織が月に1回程度開催することが多い。認知症サポーターが運営に携わるケースも増えている。チームオレンジが役割を発揮する場所としても期待が大きい。カフェの運営内容に関しては、多様である。お茶代は200円程度のところが多い。ミニレクチュアが行われる場合もあれば、お茶を飲みながら情報交換をする場合もある。

オランダのアルツハイマーカフェがモデルと紹介されることがあるが、オランダでは、認知症に関する本格的なレクチュアが行われ、その後に話し合いによる交流となることが一般的なので、運営の仕方は異なっている。

（6）認知症ケアパス

認知症ケアパスは、2012（平成24）年のオレンジプランおよび2015（平成27）年の新オレンジプランにおいて提案された社会資源マップである。これは、認知症の人が日常生活圏域の中で利用できるサービスの基盤を明示した資料であり、認知症の人や家族がいつ、どこで、どのような医療や介護サービスが受けられるのかについて、各市区町村が認知症の様態に応じたサービス提供の流れをまとめたものである。多くの場合イラストで作成されている。2018（平成30）年現在、全国の市区町村の約80％が認知症ケアパスを作成済みである[20]。課題としては、こうした重要な情報が詰まった資料が、情報を必要としている認知症の人や家族に適切に行き渡らない場合が存在することである。

（7）認知症と専門的医療機関

認知症に関する専門的医療機関としては、**認知症疾患医療センター**があり、重要な役割を担っている。同センターは、認知症に関する詳しい診断、行動・心理症状（BPSD）や身体の合併症への対応、専門医療相談などを行う医療機関であり、かかりつけ医や地方自治体、介護施設とも連携し、地域の中で認知症の人やその家族に、もの忘れ相談、診断、治療など専門医療を提供する役割を担う。規模や医療機器の整備等の条件により、3つに分類される。

（8）認知症と専門職

認知症に関わる代表的な専門職は、3種類存在する。1つ目は、**認知症サポート医**である。同サポート医は、認知症の人の診療に習熟し、かかりつけ医への助言を行い、認知症疾患医療センターや**地域包括支援センター**等との連携の推進役となる専門医である。認知症初期集中支援チームのメンバーになることもある。2016（平成28）年現在で0.6万人であったが、2020（令和2）年には、認知症サポート医養成研修受講者の合計を1万人

認知症疾患医療センター
①基幹型（主に総合病院。検査機器・入院設備などが整っており、行動・心理症状〔BPSD〕や合併症に対応できる施設）、②地域型（単科精神科病院など。基幹型と同等の人員を確保しており、CT以外の検査機器や入院体制は、他の医療機関との連携体制で対応できる施設）、③連携型（診療型。独自の検査や入院設備がない代わりに、急性期への対応ができる他の医療機関との連携体制を確保する施設）の3つに分類される。2018（平成30）年11月現在、基幹型が16ヵ所、地域型が365ヵ所、連携型が59ヵ所ある。2019（令和元）年策定の認知症施策推進大綱では、2020（令和2）年度末に3つのタイプ合わせて約500ヵ所にするのが目標とされた[3]。

認知症初期集中支援チーム

次の①と②から構成される。

①以下の要件をすべて満たす2名以上の専門職。
・医師、歯科医師、薬剤師、保健師、助産師、看護師、准看護師、理学療法士、作業療法士、社会福祉士、介護福祉士、視能訓練士、義肢装具士、歯科衛生士、言語聴覚士、あん摩マッサージ指圧師、はり師、きゅう師、柔道整復師、栄養士、精神保健福祉士、介護支援専門員またはこれらに準ずる者であり、かつ、認知症の医療や介護における専門的知識および経験を有すると市町村が認めた者
・認知症ケアや在宅ケアの実務・相談業務等に3年以上携わった経験がある者
②日本老年精神医学会もしくは日本認知症学会の定める専門医または認知症疾患の鑑別診断等の専門医療を主たる業務とした5年以上の臨床経験を有する医師のいずれかに該当し、かつ認知症サポート医である医師1名。

認知症地域支援推進員

以下のいずれかの要件を満たす者を1名以上配置する。

①認知症の医療や介護における専門的知識および経験を有する医師、歯科医師、薬剤師、保健師、助産師、看護師、准看護師、理学療法士、作業療法士、社会福祉士、介護福祉士、視能訓練士、義肢装具士、歯科衛生士、言語聴覚士、あん摩マッサージ指圧師、はり師、きゅう師、柔道整復師、栄養士、精神保健福祉士または介護支援専門員。
②上記①以外で認知症の介護や医療における専門的知識および経験を有する者として市町村が認めた者。

とするのを目標とし、一般診療所10ヵ所に1名の配置を目標としていた。

2つ目は、**認知症初期集中支援チーム**である。同チームは、医師、看護師、保健師、社会福祉士、介護福祉士などの専門職2名以上、および専門医1名の、計3名以上の専門職から構成される。地域包括支援センター、病院（認知症疾患医療センター）、診療所等に設置され、家庭訪問を行い認知症に関するアセスメントや家族支援を、6ヵ月間をめどに継続して行うことが役割である。その後は、本来の医療施設やケアチームにつなげていく。課題は、認知症の初期の段階では家族も本人も病気を受容するのが難しく、初期集中支援が困難な点である。同支援チームは、2016年度末に703ヵ所あったが、2018（平成30）年度以降に全市町村に整備することが目標とされた[21]。

3つ目は、**認知症地域支援推進員**である。市町村ごとに、地域包括支援センター、市町村、認知症疾患医療センター等に配置され、認知症の人やその家族を支援する相談業務等を行う。また、**認知症カフェ**の企画をしたり、介護教室を開くなどの役割も大きい。同推進員は、医療領域、介護領域の国家資格を有すること等が求められている。2017（平成29）年末には1,462市に整備されたが、2018年度以降はすべての市町村で整備されることが計画された[21]。

［2］これからの認知症施策のあり方と方向性

認知症施策の今後の方向性に関連し、2つの課題を指摘したい。

まず、近年認知症の人が行方不明になるケースが増加しており、こうしたケースに対し適切に対処する方法を構築することが課題である。2019（令和元）年度において警察に届けがあった認知症の**行方不明者**が約1万7,500人で増加傾向にあり、全行方不明者の20％を超えている[22]。自治体がGPS端末を貸し出すなどしているが、認知症の人がGPSをはめ込んだ靴を履かずに外に出る場合も多く、その点が課題である。アプリ等を駆使し、行方不明になった認知症の人を登録協力者にいち早く捜索してもらうというシステムの普及に期待したい。また、これまでの認知症高齢者SOSネットワーク模擬訓練のモデルとなった「**大牟田方式**」[23]の拡大も望まれる。

第2に、最も大切なことは、認知症高齢者の人権が最大限尊重される社会システムが形成されなければならないということである。そういう社会が形成されてこそ認知症になっても安心して暮らせる地域づくりや**認知症フレンドリー社会**が実現できる。認知症高齢者の人権が最も蹂躙されるのが、認知症高齢者に対する虐待であり、**身体拘束**である。毎年厚生労働省

が公表する調査の結果によれば、**高齢者虐待**は、自宅でも介護施設でも増加しており、一定の割合で認知症高齢者が被害を受けている。こうした現実を直視し、問題を解決していくことが喫緊の大きな課題であり、**認知症に優しい社会**に一歩近づくことになる。

注）

　　　ネット検索によるデータの取得日は，いずれも 2020 年 9 月 8 日．

(1)　厚生労働科学研究費補助金ウェブサイト「都市部における認知症有病率と認知症の生活機能障害への対応（平成 23 年度～平成 24 年度）」厚生労働科学研究費補助金総合研究報告書，2013.

(2)　厚生労働省認知症施策推進室ウェブサイト「認知症施策の方向性と今後の展開」2018.

(3)　認知症施策推進関係閣僚会議ウェブサイト「認知症施策大綱」2019.

(4)　東京都健康長寿医療センターウェブサイト「我が国の若年性認知症の有病率と有病者数」2020.

(5)　厚生労働省ウェブサイト「認知症高齢者の現状（平成 22 年）」．

(6)　東京都福祉保健局高齢社会対策部ウェブサイト「東京の高齢者と介護保険　データ集」2020.

(7)　一般社団法人日本認知症ケア学会　認知症ケア用語辞典編纂委員会編『認知症ケア用語辞典』ワールドプランニング，2016，pp.213-214，p.251，p.252.

(8)　キットウッド，トム著／高橋誠一訳『認知症のパーソンセンタードケア―新しいケアの文化へ』クリエイツかもがわ，2017.

(9)　日本認知症本人ワーキンググループウェブサイト．

(10)　読売新聞「認知症　ありのままの僕」（2017 年 11 月 16 日付け朝刊）．

(11)　有吉佐和子『恍惚の人』新潮社，1972.

(12)　厚生労働省ウェブサイト「厚生白書（平成 7 年版）」．

(13)　厚生労働省ウェブサイト「高齢者保健福祉推進十か年戦略の見直しについて（新ゴールドプラン）」．

(14)　西下彰俊『スウェーデンの高齢者ケア―その光と影を追って』新評論，2007，pp.27-29.

(15)　厚生労働省ウェブサイト「今後 5 か年間の高齢者保健福祉施策の方向～ゴールドプラン 21 ～」．

(16)　厚生労働省ウェブサイト「痴呆に替わる用語に関する検討会報告書」．

(17)　厚生労働省ウェブサイト「認知症施策推進 5 か年計画（オレンジプラン）」．

(18)　厚生労働省ウェブサイト「認知症施策推進総合戦略（新オレンジプラン）～認知症高齢者等にやさしい地域づくりに向けて～」．

(19)　全国キャラバンメイト連絡協議会ウェブサイト．

(20)　厚生労働省ウェブサイト「認知症ケアパス」．

(21)　厚生労働省老健局認知症施策推進室ウェブサイト「認知症施策の動向と自治体の取組への期待」2019.

(22)　警察庁生活安全企画課ウェブサイト「令和元年における行方不明者の状況」2020.

(23)　大牟田市ウェブサイト「大牟田市　ほっと安心ネットワークを知っていますか？」．

大牟田方式
2004 年に市内で高齢者が行方不明となり亡くなったことがきっかけとなり、地域住民同士の助け合いを活性化させるために、1 人で外出をした認知症高齢者役の方に参加者が声掛けをして発見するという模擬訓練を開始したのが始まりである。年に一度、市内のすべての 21 校区で同時に訓練を行う。毎回の参加者は 2,000 ～ 3,000 人に及ぶ大規模な訓練である。同訓練は「ほっとあんしんネットワーク模擬訓練」と現在呼ばれている。認知症の方が住み慣れた街で安心して暮らし外出できるまちづくりを目指す施策としては画期的であり全国のモデルとなっている（西日本新聞 2013 年 10 月 10 日付け）。なお、大牟田方式を定着させるにあたっては、行政に積極的に働きかけた NPO 法人福岡県高齢者グループホーム協議会会長の大谷るみ子氏（グループホームふぁみりえホーム長）の功績が大きい。

理解を深めるための参考文献

● 徳田雄人『認知症フレンドリー社会』岩波書店，2018.
　認知症の人の視点に立ち、まちづくりをどう進めるのかについて実践事例がわかりやすく書かれている。
● 藤田和子『認知症になってもだいじょうぶ！』徳間書店，2017.
　看護師として働いていた2007年、著者の藤田和子さんは、若年性認知症と診断された。認知症の人が安心して生きられる社会を創るために、認知症の義母を介護した体験や自らの心情を交えて多くの提案をしている。

アルツハイマー型認知症

認知症で最も多いタイプの変性疾患による認知症で、記憶障害から始まる場合が多い。他の主な症状は、段取りが立てられない、気候に合った服が選べない、薬の管理ができないなどである。

育児・介護休業法（育児休業、介護休業等育児又は家族介護を行う労働者の福祉に関する法律）

育児休業、介護休業、子の看護休暇、介護休暇、に関する制度を設け、また、子の養育、家族の介護、を容易にするため、所定労働時間等に関し事業主が講ずべき措置、労働者等に対する支援措置などを規定する。これらにより、雇用の継続および再就職の促進を図り、職業生活と家庭生活との両立に寄与することを目的とする。

一般介護予防事業

総合事業（介護予防・日常生活支援総合事業）の1つで、介護保険制度の2014年制度改正により、介護予防把握事業、介護予防普及啓発事業、地域介護予防活動支援事業、一般介護予防事業評価事業、地域リハビリテーション活動支援事業に見直し・新設された。

介護医療院

要介護者であって、主として長期にわたり療養が必要である者（その治療の必要の程度につき厚生労働省令で定めるものに限る）に対し、施設サービス計画に基づいて、療養上の管理、看護、医学的管理の下における介護および機能訓練その他必要な医療ならびに日常生活上の世話を行うことを目的とする施設として、都道府県知事の許可を受けたものである。

介護休業

「育児・介護休業法」において、労働者が、同法の規定により、その要介護状態にある対象家族を介護するためにする休業と定義されている。

介護給付

被保険者の要介護状態に関する保険給付であり、要介護被保険者が対象である。

介護支援専門員（ケアマネジャー）

〔care manager〕

要介護者等からの相談に応じ、要介護者等がその心身の状況等に応じ、適切な居宅サービス、地域密着型サービス、施設サービス、介護予防サービス、地域密着型介護予防サービスを利用できるよう市町村や、これらの事業を行う者等との連絡調整等を行う者である。「介護保険法」に規定されている専門職で、一定の実務経験、実務研修受講試験、研修を経た上で登録が必要である。

介護認定審査会

原則的に市町村が設置する要介護等認定の審査判定業務を行う機関。市町村は審査判定の結果に基づき要介護等の認定を行う。

介護報酬

事業者が利用者にサービスを提供した場合に、その対価として事業者に支払われるサービス費用である。

介護保険事業（支援）計画

「介護保険法」に規定される市町村および都道府県に策定が義務づけられている計画（市町村介護保険事業計画、都道府県介護保険事業支援計画）であ

る。厚生労働大臣の定める基本指針に即して、3年を1期とする介護保険事業に係る保険給付の円滑な実施（の支援）に関する計画である。

介護保険施設
「介護保険法」8条24項に規定されている、指定介護老人福祉施設、介護老人保健施設、介護医療院である。なお、指定介護療養型医療施設については同項からは削除されており、2018（平成30）年度から順次介護医療院に転換されている（6年間の経過措置あり）。

介護保険審査会
都道府県に設置される介護保険制度における不服申立についての審査庁（第三者機関）である。

介護保険法
1997（平成9）年制定、2000（平成12）年施行。従来の福祉サービスの提供方法と異なり、措置から利用（契約）への移行、社会保険方式に特徴がある。

介護予防サービス計画
居宅サービス計画を参照。

介護老人保健施設
介護保険施設の1つ。要介護者に対し、施設サービス計画に基づいて、看護、医学的管理の下における介護および機能訓練その他必要な医療ならびに日常生活上の世話を行うことを目的とする施設。

共生型サービス
介護保険または障害福祉のいずれかの居宅サービスの指定を受けている事業所が、もう一方の制度における居宅サービスの指定も受けやすくするために、2017年制度改正で「（共生型）居宅サービスの指定の特例」として設けた。

居宅サービス〔介護保険〕
訪問介護、訪問入浴介護、訪問看護、訪問リハビリテーション、居宅療養管理指導、通所介護、通所リハビリテーション、短期入所生活介護、短期入所療養介護、特定施設入居者生活介護、福祉用具貸与および特定福祉用具販売のことをいう。

居宅サービス計画
指定居宅サービス等の適切な利用等をすることができるよう、依頼を受けて、その心身の状況、その置かれている環境、当該居宅要介護者およびその家族の希望等を勘案し、利用する指定居宅サービス等の種類および内容、これを担当する者その他厚生労働省令で定める事項を定める計画。要支援者の場合は、介護予防サービス計画。

ケアマネジメント
〔care management〕
日本における伝統的な社会福祉援助技術の分類では、間接援助技術または関連援助技術に位置づけられ、さまざまな社会資源と利用者を結びつける。介護保険制度下では、介護支援専門員が行う業務のことを指す。

軽費老人ホーム
「老人福祉法」に規定される老人福祉施設の1つで、無料または低額な料金で、老人を入所させ、食事の提供その他日常生活上必要な便宜を供与することを目的とする施設。

血管性認知症
脳梗塞や脳出血、脳動脈硬化などによる、神経細胞の死亡や神経のネットワーク破壊に起因する。記憶障害や言語障害などが現れやすく、アルツハイマー型認知症と比べて早いうちから歩行障害が出やすい。

健康増進計画
「健康増進法」に定められる計画で、都道府県は、住民の健康の増進の推進に関する施策についての基本的な計画（都道府県健康増進計画）を定めるもの（策定義務）、市町村は、住民の健康の増進の推進に関する施策についての計画（市町村健康増進計画）を定めるよう努めるもの（努力義務）とされている。

健康増進法
国民の健康の増進の総合的な推進に関し基本的な事項を定め、国民保健の向上を図ることを目的とした

法律。制定は 2002（平成 14）年。

健康手帳
けんこうてちょう

「健康増進法」に規定される、自らの健康管理のために必要な事項を記載する手帳。以前は「老人保健法」に規定されていた。

行動・心理症状（BPSD）
こうどう　しんりしょうじょう　ビービーエスディー

〔behavioral and psychological symptoms of dementia〕

認知症の進行に伴い、記憶障害、判断力低下、見当識障害、言語障害（失語）、失行、失認などの中核症状に加え、環境や周囲の人びととの関わりの中で、感情的な反応や行動上の反応が症状として発現する、せん妄、抑うつ、興奮、徘徊、睡眠障害、妄想などの症状。周辺症状とも呼ばれる。

高年齢者雇用安定法（高年齢者等の雇用の安定等に関する法律）
こうねんれいしゃこようあんていほう　こうねんれいしゃとう　こよう　あんていとう　かん　ほうりつ

定年の引上げ、継続雇用制度の導入等による高年齢者の安定した雇用の確保の促進、高年齢者等の再就職の促進、定年退職者その他の高年齢退職者に対する就業の機会の確保等の措置を総合的に講じ、もって高年齢者等の職業の安定その他福祉の増進を図るとともに、経済および社会の発展に寄与することを目的としている。

高齢化率
こうれいかりつ

総人口に占める 65 歳以上人口の割合が高齢化率である。高齢化率が 7％を超えた社会を「高齢化社会」、14％を超えた社会を「高齢社会」、21％を超えた社会を「超高齢社会」という。

高齢者医療確保法（高齢者の医療の確保に関する法律）
こうれいしゃいりょうかくほほう　こうれいしゃ　いりょう　かくほ　かん　ほうりつ

「老人保健法」を、改正・改称した法律。後期高齢者医療制度、前期高齢者に係る保険者間の費用負担の調整、医療費適正化計画、特定健康診査、などについて規定している。

高齢社会対策基本法
こうれいしゃかいたいさくきほんほう

①国民が生涯にわたって就業その他の多様な社会的活動に参加する機会が確保される公正で活力ある社会、②国民が生涯にわたって社会を構成する重要な一員として尊重され、地域社会が自立と連帯の精神に立脚して形成される社会、③国民が生涯にわたって健やかで充実した生活を営むことができる豊かな社会を基本的理念とした法律。1995（平成 7）年制定。

高齢社会対策大綱
こうれいしゃかいたいさくたいこう

「高齢社会対策基本法」に規定され、政府が定めなければならないとされている。これまでに 1996（平成 8）年、2001（平成 13）年、2012（平成 24）年、2018（平成 30）年の 4 回閣議決定されている。

高齢社会白書
こうれいしゃかいはくしょ

「高齢社会対策基本法」に基づき、毎年政府が国会に提出している年次報告書であり、高齢化の状況や政府が講じた高齢社会対策の実施の状況、また、高齢化の状況を考慮して講じようとする施策について明らかにしているものである。

高齢者虐待防止法（高齢者虐待の防止、高齢者の養護者に対する支援等に関する法律）
こうれいしゃぎゃくたいぼうしほう　こうれいしゃぎゃくたい　ぼうし　こうれいしゃ　よう　ごしゃ　たい　しえんとう　かん　ほうりつ

高齢者虐待の防止等に関する国等の責務、高齢者虐待を受けた高齢者に対する保護のための措置、「養護者に対する支援」により、高齢者の権利利益の擁護に資することを目的とする法律。

高齢者住まい法（高齢者の居住の安定確保に関する法律）
こうれいしゃす　ほう　こうれいしゃ　きょじゅう　あんていかくほ　かん　ほうりつ

高齢者が日常生活を営むために必要な福祉サービスの提供を受けることができる良好な居住環境を備えた高齢者向けの賃貸住宅等の登録制度を設けるなど、高齢者の居住の安定の確保を図り、もってその福祉の増進に寄与することが目的の法律。

国民生活基礎調査
こくみんせいかつきそちょうさ

「統計法」に基づく基幹統計調査で 3 年ごとに大規模な調査、中間の各年には簡易な調査が実施されている。保健、医療、福祉、年金、所得等国民生活の基礎的事項を調査し、厚生労働行政の企画および運営に必要な基礎資料を得ること等を目的としている。

財政安定化基金

「介護保険法」に規定される、介護保険の財政の安定化に資する事業に必要な費用に充てるため、都道府県が設ける基金。

在宅介護支援センター

「老人福祉法」に規定される老人介護支援センター。高齢者や家族からの相談に応じ、必要な保健・福祉サービスが受けられるように行政機関やサービス事業者等との連絡調整を行う機関。2005年制度改正によって2006（平成18）年度からは「介護保険法」に基づく地域包括支援センターが設置されるようになり、在宅介護支援センターの統廃合が進んでいる。

サービス付き高齢者向け住宅

「高齢者住まい法」に規定される高齢者向けの賃貸住宅または有料老人ホームで、居住の用に供する専用部分を有するものに高齢者を入居させ、状況把握サービス、生活相談サービスその他の高齢者が日常生活を営むために必要な福祉サービスを提供する事業として都道府県に登録した事業。2011（平成23）年に従来の高齢者円滑入居賃貸住宅（高円賃）、高齢者専用賃貸住宅（高専賃）、高齢者向け優良住宅（高優賃）を統合して創設された。

施設サービス計画

介護老人福祉施設、介護老人保健施設、介護医療院に入所している要介護者について、これらの施設が提供するサービスの内容、これを担当する者その他厚生労働省令で定める事項を定める計画である。

市町村特別給付

介護保険制度における法定給付（介護給付・予防給付）の他に行うことができるとされている市町村の独自給付。財源は原則第1号被保険者の保険料で賄う。

指定介護予防支援事業者

地域包括支援センターの設置者の申請により、市町村が指定する要支援者に対するケアマネジメント（介護予防支援事業）を行う事業所。

指定介護老人福祉施設

介護保険施設の1つ。特別養護老人ホームのうち、その入所定員が30人以上で開設者の申請があったものについて申請に基づき都道府県知事が指定する。なお、29人以下は、地域密着型指定介護老人福祉施設である。

指定居宅介護支援事業者

居宅介護支援事業（ケアマネジメント）を行う事業所で、市町村が指定する。

終身建物賃貸借

「高齢者住まい法」に規定される、自ら居住するため住宅を必要とする高齢者または同居するその配偶者を賃借人とし、当該賃借人の終身にわたって住宅を賃貸（賃借人が死亡したときに終了する借契約）する事業。

シルバーサービス振興会

シルバーサービスの質の向上とその健全な発展を図ることを目的に1987（昭和62）年3月に設立された団体。認定基準を満たした良質なサービスに対してシルバーマークを交付している。

シルバー人材センター

「高年齢者雇用安定法」に規定される、原則として市町村単位に置かれている都道府県知事の認可を受けた一般社団法人または一般財団法人。定年退職者などの高年齢者に、そのライフスタイルに合わせた臨時的かつ短期的またはその他の軽易な業務の提供などを行う。

新オレンジプラン（認知症施策推進総合戦略）

2012（平成24）年に公表されたオレンジプラン（認知症施策推進5か年計画）を修正したもの。①認知症への理解を深めるための普及・啓発の推進、②認知症の容態に応じた適時・適切な医療・介護等の提供、③若年性認知症施策の強化、④認知症の人の介護者への支援、⑤認知症を含む高齢者にやさしい地域づくりの推進、⑥認知症の予防法、診断法、治療法、リハビリテーションモデル、介護モデル等の研究開発およびその成果の普及の推進、⑦認知症の人

やその家族の視点の重視、の7つを柱としていた。

新ゴールドプラン（新・高齢者保健福祉推進10か年戦略）

1994（平成6）年12月に当時の大蔵・厚生・自治の3大臣が合意した。1993（平成5）年に都道府県および市町村に老人保健福祉計画の策定が義務づけられたが、その結果ゴールドプランの目標では不十分なことがわかり、ゴールドプランが見直されたもので、計画期間はゴールドプランと同様に1999（平成11）年度末までであった。

身体拘束ゼロへの手引き

2001（平成13）年3月に厚生労働省「身体拘束ゼロ作戦推進会議」により作成された。身体拘束がもたらす弊害を述べる中で、身体拘束は、看護、介護スタッフ自身の士気の低下を招くばかりか、介護保険施設等に対する社会的な不信、偏見を引き起こす恐れがあることを指摘している。

全国医療費適正化計画

「高齢者医療確保法」に規定。厚生労働大臣は、国民の高齢期における適切な医療の確保を図る観点から、医療に要する費用の適正化を総合的かつ計画的に推進するため、医療費適正化基本方針を定めるとともに、6年ごとに、6年を1期として「全国医療費適正化計画」を定めるものとされている。

全国有料老人ホーム協会

1982（昭和57）年に入居者の保護と事業の健全な発展を目的に「社団法人 全国有料老人ホーム協会」として設立された。2013（平成25）年に社団法人から公益社団法人へ移行した。

前頭側頭型認知症

大脳の前頭葉と側頭葉が萎縮する非アルツハイマー型の変性疾患による認知症。会話中に突然立ち去る、万引きをする、同じ行為を繰り返すなどの性格変化や社交性の欠如が現れやすい。ピック病が代表例。

総合事業（介護予防・日常生活支援総合事業）

介護保険制度の地域支援事業の1つ。「第1号事業（介護予防・生活支援サービス事業）」と「一般介護予防事業」からなる。

第1号事業（介護予防・生活支援サービス事業）

介護保険制度の2014年制度改正で創設された「総合事業（介護予防・日常生活支援総合事業）」の1つで、居宅要支援被保険者等に対して行う事業。訪問型サービス、通所型サービス、生活支援サービス、介護予防支援事業がある。

ターミナルケア

終末期におけるケア。

地域ケア会議

地域支援事業の効果的な実施のために、介護支援専門員、保健医療および福祉に関する専門的知識を有する者、民生委員その他の関係者、関係機関および関係団体（関係者等）により構成される会議。2014年制度改正で、市町村に設置する努力義務が規定された。

地域支援事業

「介護保険法」に規定される、被保険者の要介護状態等となることの予防や、要介護状態等となった場合においても、可能な限り地域において自立した日常生活を営むことができるよう支援するために市町村が行う事業である。

地域包括ケアシステム

「医療介護総合確保法」で、地域の実情に応じて、高齢者が、可能な限り、住み慣れた地域でその有する能力に応じ自立した日常生活を営むことができるよう、医療、介護、介護予防、住まいおよび自立した日常生活の支援が包括的に確保される体制と定義されている。

地域包括支援センター

地域包括支援センターは、地域支援事業の第1号介護予防支援事業と包括的支援事業、その他厚生労働省令で定める事業を実施し、地域住民の心身の健康の保持および生活の安定のために必要な援助を行うことにより、その保健医療の向上および福祉の増進を包括的に支援することを目的とする施設。2005年制度改正で創設された。

地域密着型サービス

「介護保険法」に規定される、定期巡回・随時対応型訪問介護看護、夜間対応型訪問介護、認知症対応型通所介護、小規模多機能型居宅介護、認知症対応型共同生活介護、地域密着型特定施設入居者生活介護、地域密着型介護老人福祉施設入所者生活介護および複合型サービスのことをいう。

特定疾病

加齢に伴って生ずる心身の変化に起因する疾病であるとして、政令で定められるものである。介護保険の第2号被保険者が、保険給付を受けられるのは、特定疾病によって生じたものに限られる。16の特定疾病が定められている。

特別徴収

介護保険の第1号被保険者のうち、年金額が一定以上（年額18万円以上）の者は、年金から保険料が差し引かれる。制度創設当初は老齢給付のみが対象であったが、2005年制度改正で、障害給付、遺族給付も対象となった。

特別養護老人ホーム

老人福祉施設の1つ。「介護保険法」の規定による介護福祉施設サービスに係る施設介護サービス費の支給などに係る者等を入所させ、養護することを目的とする施設。

任意事業

地域支援事業には、「行うもの」とされている総合事業（介護予防・日常生活支援総合事業）、包括的支援事業の他に、「行うことができる」とされている任意事業として、介護給付費適正化事業、家族介護支援事業、その他の事業（成年後見制度利用支援事業、福祉用具・住宅改修事業、認知症対応型共同生活介護事業所の家賃助成事業など想定）が規定されている。

認知症

脳の細胞が死ぬ、働きが悪くなることなどにより、記憶・判断力の障害などが起こり、意識障害はないものの日常生活・社会生活や対人関係に支障が出て

いる状態（およそ6ヵ月以上継続）。変性疾患によるものと血管性認知症がある。

認知症施策推進大綱

2019（令和元）年6月に認知症施策推進関係閣僚会議において取りまとめられた。認知症の発症を遅らせ、認知症になっても希望をもって日常生活を過ごせる社会を目指し、認知症の人や家族の視点を重視しながら、「共生」と「予防」を車の両輪として施策を推進しようとするものである。

長谷川式簡易知能評価スケール（改訂版）

長谷川和夫が1974年に開発した認知症の診断指標。1991年に改訂された。9つの質問項目があり、5～10分程度で実施できる。

バリアフリー法（高齢者、障害者等の移動等の円滑化の促進に関する法律）

2006（平成18）年に、「ハートビル法（高齢者、身体障害者等が円滑に利用できる特定建築物の建築の促進に関する法律）」、「交通バリアフリー法（高齢者、身体障害者等の公共交通機関を利用した移動の円滑化の促進に関する法律）」を一本化する形で制定された法律。

包括的支援事業

介護予防マネジメントなど地域包括支援センターの運営として行われる事業。2014年制度改正では、地域包括支援センターの運営に加えて、在宅医療・介護連携の推進、認知症対策の推進、生活支援サービスの体制整備、を充実させることになった（新たに規定されたものは地域包括支援センター以外も可）。

有料老人ホーム

「老人福祉法」に規定され、老人を入居させ、入浴、排泄、食事の介護、食事の提供、その他の日常生活上必要な便宜で厚生労働省令で定めるもの（介護等）の供与をする事業を行う施設であり、老人福祉施設、認知症対応型老人共同生活援助事業を行う住居その他厚生労働省令で定める施設でないものである。

要介護者

65歳以上の要介護状態の者、または40歳以上65歳未満の要介護状態の者で要介護状態の原因が特定疾病により生じたもの。要支援者についても同様である。

要介護等認定（要介護認定または要支援認定）

介護保険の給付を受けるために必要な保険者（市町村）の（保険事故が発生したという）認定。

養護老人ホーム

老人福祉施設の1つ。65歳以上の者であって、環境上の理由および経済的理由により居宅において養護を受けることが困難な者を入所させる施設である。

予防給付

被保険者の要支援状態に関する保険給付であり、要支援被保険者が対象である。

利用者負担［介護保険］

介護保険制度では自己負担は原則1割である。2014年制度改正において、第1号被保険者で一定以上所得者は2割、2017年制度改正では2割負担者のうち特に所得の高い層は3割となった。居宅介護支援または介護予防支援については自己負担はなく10割が給付される。

レビー小体型認知症（DLB）

〔dementia with Lewy bodies〕
脳の神経細胞に「レビー小体」が発現する変性疾患による認知症。幻視や筋肉のこわばり（パーキンソン症状）などを伴う。アルツハイマー型認知症に次いで多い認知症で、男女比では男性のほうが多い。

老人医療費の無料化

1973（昭和48）年を福祉元年と政府が呼んだ理由の1つであり、「老人福祉法」を改正し老人医療費支給制度（医療保険の自己負担分を公費で負担）が実施された。「老人保健法」（1982〔昭和57〕年）は、自己負担分の復活を制定の趣旨の1つとしていた。

老人家庭奉仕員

訪問介護員（ホームヘルパー）の旧呼称。「老人福祉法」の制定時に法定化された。

老人福祉計画

「老人福祉法」により規定される計画。市町村は、老人居宅生活支援事業および老人福祉施設による事業の供給体制の確保に関する計画（市町村老人福祉計画）を、都道府県は市町村老人福祉計画の達成に資するため、各市町村を通ずる広域的な見地から、老人福祉事業の供給体制の確保に関する計画（都道府県老人福祉計画）を定めるものとされている。

老人福祉指導主事

「老人福祉法」6条、7条に規定される社会福祉主事のことである。市町村福祉事務所には必置、都道府県福祉事務所には任意設置である。

老人福祉法

「老人の福祉に関する原理を明らかにするとともに、老人に対し、その心身の健康の保持及び生活の安定のために必要な措置を講じ、もつて老人の福祉を図ること」（老人福祉法1条）を目的とする法律。

老年人口

65歳以上の人口。一般向けには「高齢者（65歳以上）人口」などという場合もある。

高齢者福祉
【新・社会福祉士シリーズ13】

2021(令和3)年6月15日　初　版1刷発行

編　者　原　葉子・東　康祐

発行者　鯉渕友南

発行所　株式
　　　　会社　弘文堂　　　101-0062　東京都千代田区神田駿河台1の7
　　　　　　　　　　　　　TEL 03(3294)4801　振替 00120-6-53909
　　　　　　　　　　　　　https://www.koubundou.co.jp

装　丁　水木喜美男

印　刷　三美印刷

製　本　井上製本所

ISBN978-4-335-61218-3

新・社会福祉士シリーズ 全22巻

福祉臨床シリーズ編集委員会/編

新・社会福祉士シリーズ 1
医学概論

2021年度からスタートする新たな教育カリキュラムに対応！

シリーズの特徴

社会福祉士の新カリキュラムに合致した科目編成により、社会福祉問題の拡大に対応できるマンパワーの養成に貢献することを目標とするテキストです。
たえず変動し拡大する社会福祉の臨床現場の視点から、対人援助のあり方、地域福祉や社会福祉制度・政策までをトータルに把握し、それらの相互関連を描き出すことによって、社会福祉を学ぶ者が、社会福祉問題の全体関連性を理解できるようになることを意図しています。

◎＝精神保健福祉士と共通科目